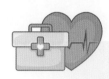

儿童先天性心脏病心导管介入基础与进展

主 编 泮思林 高 伟

北京大学医学出版社

ERTONG XIANTIANXING XINZANGBING XINDAOGUAN JIERU
JICHU YU JINZHAN

图书在版编目（CIP）数据

儿童先天性心脏病心导管介入基础与进展 / 泮思林，
高伟主编 . —北京：北京大学医学出版社，2023.9
ISBN 978-7-5659-2686-0

Ⅰ. ①儿… Ⅱ. ①泮… ②高… Ⅲ. ①小儿疾病 - 先
天性心脏病 - 介入性治疗 Ⅳ. ① R725.4

中国国家版本馆 CIP 数据核字（2023）第 034785 号

儿童先天性心脏病心导管介入基础与进展

主 编：泮思林 高 伟
出版发行：北京大学医学出版社
地 址：（100191）北京市海淀区学院路 38 号 北京大学医学部院内
电 话：发行部 010-82802230；图书邮购 010-82802495
网 址：http://www.pumpress.com.cn
E-mail：booksale@bjmu.edu.cn
印 刷：北京信彩瑞禾印刷厂
经 销：新华书店
责任编辑：法振鹏 责任校对：靳新强 责任印制：李 啸
开 本：787 mm×1092 mm 1/16 印张：20.75 字数：520 千字
版 次：2023 年 9 月第 1 版 2023 年 9 月第 1 次印刷
书 号：ISBN 978-7-5659-2686-0
定 价：98.00 元

主编简介

泮思林，主任医师、二级教授，博士生导师、博士后合作导师。现任青岛大学附属妇女儿童医院院长，美国心脏病学会会员（FACC）、欧洲心脏病学会会员（FESC）、中华医学会儿科学分会心血管学组委员兼新生儿心脏病协作组组长、中国医师协会儿科医师分会心血管委员会委员兼胎儿心脏病协作组组长、山东省医师协会儿科医师分会副主任委员。

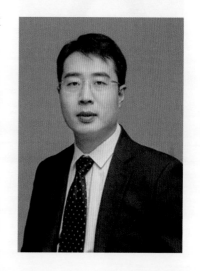

带领团队完成国内首例单中心胎儿右心发育不良介入手术，创造了国内最小 26 孕周的胎儿心脏手术纪录，累计手术量持续居国内首位。多次应邀赴印度尼西亚、马来西亚、俄罗斯、哈萨克斯坦等国家指导先天性心脏病介入手术。在国内协助多家卫健委委属医院开展胎儿心脏介入手术，主持制定我国首部胎儿心脏介入手术专家指导意见，此意见成为我国该技术的操作规范。主编《胎儿先天性心脏病介入治疗》填补了我国本领域空白，被公认为中国胎儿心脏介入手术领军人才。近 5 年以通讯作者、第一作者发表 SCI 及中文核心期刊论文 110 余篇。先后主持国家自然科学基金项目 4 项、青岛市科技局重大课题 3 项。拥有国家专利 7 项。荣获全国妇幼健康科学技术奖、三等奖 2 项，山东省科技进步奖二等奖 2 项、三等奖 1 项，青岛市科技进步奖一等奖 3 项、二等奖 1 项。

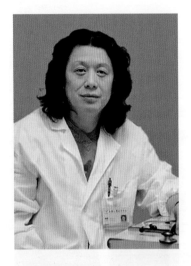

高伟，男，1987年毕业于上海第二医科大学（现上海交通大学医学院）儿科系。教授、主任医师，上海交通大学医学院附属上海儿童医学中心心血管内科副主任。现任中国医师协会心血管内科医师分会儿童心血管专业委员会副主任委员，中国医师协会心血管内科医师分会先天性心脏病工作委员会委员，亚太心脏联盟结构性心脏病分会常委。

主编了《先天性心脏病及瓣膜病的介入治疗》和《结构性心脏病介入诊疗病例分析》，并参与了多部心血管疾病专著的编写工作。牵头肺动脉瓣狭窄国产扩张球囊的研发和推广。获卫生部科技进步奖三等奖和中国高校科技进步奖二等奖。近5年以第一/共同第一作者发表SCI论文4篇，以通讯作者发表中文核心期刊论文11篇，5篇中华系列论著。

编者名单

主　编　泮思林　高　伟

副主编　刘　芳　陈　笋　周开宇　吴蓉洲

编　者（按姓名汉语拼音排序）

陈　笋（上海交通大学医学院附属新华医院）

高　伟（上海交通大学医学院附属上海儿童医学中心）

郭　颖（上海交通大学医学院附属上海儿童医学中心）

胡海波（中国医学科学院阜外医院）

黄　洁（苏州大学附属儿童医院）

李大勇（天津医科大学朱宪彝纪念医院）

刘　芳（复旦大学附属儿科医院）

刘廷亮（上海交通大学医学院附属上海儿童医学中心）

吕铁伟（重庆医科大学附属儿童医院）

泮思林（青岛大学附属妇女儿童医院）

钱明阳（广东省人民医院）

任悦义（青岛大学附属妇女儿童医院）

孙　凌（苏州大学附属儿童医院）

汪　伟（浙江大学医学院附属儿童医院）

王琦光（中国人民解放军北部战区总医院）

王树水（广东省人民医院）

王霄芳（首都医科大学附属北京安贞医院）

吴蓉洲（温州医科大学附属第二医院）

吴洋意（中国医科大学期刊中心）

周开宇（四川大学华西第二医院）

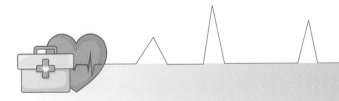

先天性心脏病（简称先心病）是儿童时期最常见的心脏疾病，占我国重大出生缺陷发病率和死亡率的首位。近30年来，随着医学科学的发展，介入医学发展取得了长足进步，新一代介入器材的不断研发、操作技术的不断提高，推动着先心病介入治疗不断有重大突破，扩大了治疗病种的适应证，治疗病例数迅速增长，成功率大大提高。

当前，介入治疗与外科联合治疗复杂先心病已取得了重大进展，在解决外科治疗复杂先心病遗留远期瓣膜问题方面，介入治疗突显优势；胎儿心脏介入治疗也正在快速发展。目前先心病介入治疗面临着一系列新课题、新挑战，迫切需要一本系统介绍先心病介入治疗技术新进展的权威书籍，以提高我国先心病介入治疗领域医师的专业水平。

高伟教授是我国先心病介入治疗的开拓者之一，特别是他在技术发展初期率先开展了一系列引领性新技术。泮思林教授是一位极富探索精神的青年新锐，在胎儿心脏病、新生儿心脏病介入领域成绩卓著。两位教授通力合作，与来自上海交通大学医学院附属上海儿童医学中心、复旦大学附属儿科医院、浙江大学医学院附属儿童医院、中国医学科学院阜外医院等多家权威医疗机构的一线专家共同努力，完成了《儿童先天性心脏病心导管介入基础与进展》一书。该书注重临床实际应用，系统介绍了先心病的流行病学特点、介入治疗发展历程，详细阐释了先心病介入治疗疾病的适应证、禁忌证、操作要点、并发症防治和随访等内容。该书还涵盖了相关的儿童麻醉、经导管瓣膜植入及胎儿心脏介入治疗等技术和新进展。

本书可谓荟萃了我国当代先心病介入治疗领域高水平专家的宝贵临床经验，深入浅出，图文并茂，简明实用，不但有常用技术的经验分享，还有新技术的应用进展，是当代儿童先心病介入治疗医生不可或缺的实用参考书，适于先心病治疗领域中不同层次和相关各专业医生学习。相信该书还能进一步起到普及和提高儿童先心病介入治疗知识的作用，对推动我国儿童先心病介入治疗健康、快速、可持续性发展可起到重大作用。

中国医学科学院阜外医院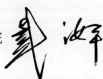

前　言

先天性心脏病（简称先心病）发病率和死亡率居于我国出生缺陷的首位。随着心外科手术技术和体外循环技术的发展，儿童先心病外科手术治疗成功率显著提高，但外科手术存在创伤大、恢复慢等不足，由此微创、安全的经导管介入治疗应运而生。近30年来，我国儿童先心病经导管介入治疗技术发展迅速，大多数先心病可通过经导管介入治疗取得良好效果。

纵观当下，儿童先心病心导管介入治疗的新技术、新器械不断涌现，技术突飞猛进，这些是近年来儿童心血管治疗领域的亮点之一。然而，先心病心导管介入治疗是一项复杂而精细的技术，各地医疗条件及水平不同，先心病介入治疗发展也不平衡。因此，加强介入医师培养，规范经导管介入治疗的操作要点，是我国儿童先心病介入技术持续、健康发展的核心保障。我和高伟教授亦师亦友，多年存有传承先心病介入治疗经验的心愿。这次联合国内多家医疗机构的权威专家针对当代儿童先心病介入治疗现状编写本书就是为了达成这个夙愿。在本书的编写中，每位专家所撰写章节内容皆为他们多年心血经验，因此本书可谓集众家所长而成。

本书系统介绍了先心病的流行病学特点、筛查与诊断、介入治疗发展历程和解剖学基础，重点阐释了经导管介入治疗疾病的适应证、禁忌证、操作要点、并发症防治和术后随访等内容。本书还特别邀请了复旦大学附属儿科医院刘芳教授编写了心导管操作和理论基础，涉及心导管室的管理、儿童麻醉、超声心动图等与介入治疗密切相关的基础知识和基本理论，以及胎儿心脏介入治疗等方面的新进展。

本书较为全面地涵盖了当前儿童先心病介入治疗技术的要点和难点，适用于儿科（心血管内科、心脏外科和体外循环科等）、超声科以及其他与儿童先心病诊疗和管理相关学科的专业人员，具有较强的临床指导意义。希望本书成为国内儿童先心病介入治疗专业相关领域培训学习和提高专业水平的常用参考书。

最后，对参与撰写本书的各位专家表示衷心的感谢，感谢他们在百忙之中撰写本书，感谢他们将自己的经验和见解无私地奉献给大家。在编写过程中，专家们虽已相当严谨、群策群力，但疏漏和不足之处仍旧难免，欢迎广大读者提出宝贵的意见，以利改进。

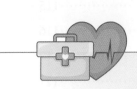

目 录

第一章　概　论

第一节　先天性心脏病的流行病学

先天性心脏病（先心病）是指出生时即存在的心脏和胸腔内大血管的结构上和功能上的异常，是由于各种原因引起的心脏和血管组织胚胎发育异常或胚胎早期发育停止所致。危重先心病可导致胎儿流产、死胎、死产，新生儿期死亡，以及儿童、青少年和成人残疾。随着现代医学的发展，人类疾病谱和死亡谱发生了很大的变化，出生缺陷已逐渐成为我国婴儿死亡的主要原因，而先心病几乎占了出生缺陷的 1/3，已成为影响儿童身心健康及人口质量的重大公共卫生问题，给家庭和社会造成了严重的经济和精神负担。

一、先心病的发病率

先心病是出生时就存在的心脏和胸腔内大血管的结构异常，是最常见的先天性出生缺陷。据估计，每 1000 名活产婴儿中有 6～8 名患有先心病。各个国家和地区在先心病发病率方面存在差异，美国为 10.8‰，欧洲为 7.2‰，澳大利亚为 7.6‰，非洲等中低收入国家为 6.7‰。欧美等发达国家的先心病发病率高于发展中国家的先心病发病率的原因较多。首先，不同种族间先心病发病率存在差异。国外学者调查了 379 561 名新生儿（其中包括白种人、黑种人和墨西哥人）先心病发病率，先心病总发病率为 6.6‰，其中白种人发病率为 7.2‰，黑种人为 5.6‰，墨西哥人为 5.9‰。其次，非洲等中低收入国家先心病发病率较低是因为流行病学数据少，医疗条件差，先心病检出率较低，以及新生儿死亡率较高。如今，高达 1/3 的出生缺陷和 57%～85% 的危重先心病在孕期即可被发现。在美国、加拿大以及欧洲国家，孕妇在妊娠期间补充叶酸，可能会进一步降低先心病发病率。

2000—2011 年，我国围生期先心病发病率呈上升趋势，2011 年的围生期先心病发病率约为 4.1‰。受限于当时我国基层卫生服务能力不足，先心病早期诊断率可能被低估。《中国心血管健康与疾病报告 2019》公布的我国先心病检出率为 2.4‰ ~ 10.4‰，存在地区差异。我国国家统计局数据显示，自 2016 年以来，我国人口出生率及每年出生人口均呈下降趋势。由此推算，我国近年每年出生的先心病患者为 9 万 ~ 15 万，且近年来每年出生的先心病患者数量呈下降趋势。

二、先心病的死亡率

在过去的几十年里，先心病死亡率显著下降了。挪威学者的研究显示，复杂性先心病患者 16 岁以下的存活率从 1971—1989 年的 62% 上升至 1990—2011 年的 87%。荷兰先心病数据显示，从 18 岁开始，患有轻度先心病的成年人中位生存时间为 84 年，与正常人没有区别；患有中度或危重先心病的成年人的中位生存期分别为 75 年和 53 年。我国近年先心病死亡率呈逐年下降趋势。2018 年，我国城市居民先心病死亡率为 0.84/10 万，农村居民为 1.02/10 万。总体上，城市居民先心病死亡率低于农村居民，女性先心病死亡率低于男性。而 1 岁以下婴儿先心病死亡率城市高于农村。城市 1 岁以下婴儿先心病死亡率由 2014 年的 78.3/10 万下降至 2018 年的 39.1/10 万，农村 1 岁以下婴儿先心病死亡率由 2014 年的 65.65/10 万下降至 2018 年的 35.81/10 万，这可能与部分农村地区 1 岁以下先心病患儿无法得到早期诊断有关。

三、先心病的危险因素

先心病的病因很大程度上仍是未知的。影响心血管系统发育的可能因素众多，目前研究较多的危险因素主要有两类，即遗传因素（染色体异常、基因突变等）和环境危险因素（包括风疹病毒感染及其他感染、辐射、用药和环境污染等）。

（一）遗传因素

染色体非整倍体导致的畸形综合征占先心病的 8% ~ 10%，如 21- 三体综合征（唐氏综合征）、13- 三体综合征、18- 三体综合征、Turner 综合征和 DiGeorge 综合征。单基因缺陷导致的畸形综合征占先心病的 3% ~ 5%，常有心脏以外畸形，如 Alagille 综合征、Holt-Oram 综合征和 Noonan 综合征。非综合征先心病的病因尚不清楚。

1. 单基因缺陷　基因突变可以是一对染色体中的某一条染色体的基因发生突变，也可以是一对染色体的两条染色体的基因都发生突变。单基因缺陷所致的遗传缺陷的发生率仅为 1/2000。引起心脏发育异常的单基因缺陷大多发生在那些对胎儿各系统发育有较大影响的基因，因此患者常表现为某个综合征而不是单独存在心脏畸形。临床上常见的有以下单基因遗传性先心病。

（1）Noonan 综合征：是与先心病相关的常见的遗传综合征之一，为常染色体显性遗传，活产婴儿的发病率为 1：1000 至 1：2500。约 50% 的 Noonan 综合征是由 *PTPN11* 基因突变导致。其临床特征包括身材矮小、畸形（眼距宽、耳朵畸形和上眼睑下垂），以及淋巴、血液、骨骼和外胚层缺陷。此外，患者还会出现不同程度的智力低下。其最常见的心脏畸形是肺动脉狭窄、房室间隔缺损等。

（2）Holt-Oram 综合征：是一种先心病合并上肢畸形的综合征。1960 年，首先由 Holt 与 Oram 对一个伴有房间隔缺损（atrial septal defect，ASD）和拇指畸形的四代家系进行了描述。其患病率为总出生婴儿的 1/10 万。其先心病常为 ASD 和室间隔缺损（ventricular septal defect，VSD）。*TBX5* 基因是该综合征的致病基因。*TBX5* 为 T-box 转录因子家族的一员，是心脏发育的关键调控因子。

2. 染色体异常　染色体异常可分为染色体数目异常和结构异常两大类，所致疾病均称为染色体病。染色体数目异常是由于细胞有丝分裂或减数分裂过程中染色体不能平均分配或细胞受阻不能完成分裂所致。典型的染色体数目异常包括 21- 三体综合征、13- 三体综合征、18- 三体综合征和 Turner 综合征。染色体结构异常是指基因拷贝数变异（copy number variation，CNV），即指基因内部大于 1 kb 的碱基缺失、插入、重复导致的染色体结构变异而影响基因的表达。与先心病有关的染色体结构异常有 22q11.2 微缺失综合征、5p 部分单体综合征等。

（1）染色体数目异常

1）21- 三体综合征：又称唐氏综合征或先天愚型，是染色体疾病中最常见的一种，主要表现为不同程度的智力低下、特殊面容、生长发育障碍和多发畸形。21- 三体综合征患者中高达 50% 合并有先心病，完全性房室共道是其最常见的心脏畸形，其次为 ASD 和 VSD，也可合并动脉导管未闭（patent ductus arteriosus，PDA）、法洛四联症、大动脉转位等。通过对其 21 号染色体的节段性三体影响因素进行的研究发现，其位于 21 号染色体上的 *DSCAM* 和 *COL6A* 表达异常，它们可能是导致 21- 三体综合征相关先心病的主要基因。

2）18- 三体综合征：又称为爱德华（Edward）综合征，是由于减数分裂过程中染色体分离异常导致患者具有 3 条 18 号染色体所致，是第 2 位高发的染色体三体疾病。其主要特征是生长发育障碍、智力低下、眼裂小、眼距宽。60% ~ 80% 的患者合并有先心病，以 ASD 和 VSD 最为多见，也可见 PDA、肺动脉狭窄、右位主动脉弓等。

3）13- 三体综合征：又称为帕托（Patau）综合征。其染色体核型分析显示：75% 为单纯 13- 三体型（47，XN，+13），5% 为嵌合型（46，XN/47，XN，+18），其余为易位型。其临床特征主要为严重智力低下、特殊面容、手足及生殖器畸形，并可伴有严重的致死性畸形，1 岁内病死率为 90%。13- 三体综合征患者合并的先心病以 VSD、ASD 最为多见。

（2）染色体结构异常

1）22q11.2 微缺失综合征：是指 22 号染色体长臂近着丝粒端 22q11 区域片段缺失，在活产婴儿中的发病率约为 1/5900。大部分 22q11.2 微缺失综合征是新生突变，6% ~ 28% 是常染色体显性遗传。其临床特征与腭 - 心 - 面综合征（velo-cardio-facial syndrome）、圆锥动脉干 - 面部异常综合征以及先天性胸腺发育不全综合征（DiGeorge syndrome）高度重叠，表现为先心病、颅面部畸形、腭裂、发育迟缓和免疫缺陷等多系统异常。与其相关的先心病的主要类型为圆锥动脉干畸形，包括法洛四联症、永存动脉干、B 型主动脉弓中断和其他主动脉弓异常。22q11.2 微缺失综合征相关先心病约占总先心病的 1.9%。

2）5p 部分单体综合征：又称为猫叫综合征，由 5 号染色体短臂缺失所致。大多数 5p 部分单体综合征是新生突变，12% 是双亲之一产生不平衡配子所致。其主要临床表现为生长发育迟缓、智力低下、特殊面容（上眼睑下垂、眼距宽、下颌小）、哭声轻而音调高似猫叫等，其中约 30% 合并有先心病，以房室间隔缺损最为常见。

（二）环境危险因素

约 2% 的先心病可归因于已知的环境危险因素。母亲因素（孕期感染、肥胖）和父亲因素（高龄、吸烟）是先心病的主要环境危险因素。其他环境危险因素主要包括暴露于空气污染物、孕妇饮酒、孕妇吸烟以及孕期摄入某些药物（如抗抑郁药物）等。然而，目前已知的先心病环境危险因素对其预防的帮助有限。

1. 母亲孕期感染　心脏胚胎发育的关键时期是妊娠第 2 ~ 8 周，也是先心病形成的危险时期。在这一时期，孕妇如发生风疹、麻疹、流行性感冒、流行性腮腺炎和柯萨奇病毒感染，则胎儿出现心血管畸形的风险明显升高。Grech 等通过对患先心病的婴幼儿的危险因素的季节性分布进行研究发现，母亲怀孕早期病毒感染及因感染接受相应的治疗与先心病发生有关。美国在 1965—1966 年的风疹大流行中，出现了超过 20 000 例先心病患者。美国自 1969 年起广泛进行了风疹疫苗接种，历经 30 年，先心病减少了 99% 以上。这充分说明了胎儿风疹病毒感染与先心病的相关性。此外，对其他宫内感染的常见病原体如巨细胞病毒、单纯疱疹病毒、梅毒螺旋体、柯萨奇病毒和人免疫缺陷病毒进行的研究提示，这些病毒感染与先心病的发生也有一定相关性，但仍有待进一步探索。

2. 母亲肥胖　母亲肥胖是某些特定亚型先心病的危险因素。母亲肥胖可增加 ASD 和流出道缺损发病率。此外，母亲肥胖（中度肥胖和重度肥胖）与左心发育不良综合征、法洛四联症、主动脉缩窄、ASD、VSD、圆锥动脉干畸形有关。其原因可能为肥胖母亲脂肪含量增加，导致其孕期出现胰岛素抵抗、高胰岛素血症、亚临床炎症、内皮功能障碍和氧化应激等。这些机体功能紊乱可能会对胎儿的发育产生不利影响。母亲肥胖还可诱发胚胎发生表观遗传学变化，增加干细胞受损和畸形的风险。

3. 母亲孕期药物摄入 母亲妊娠期前3个月摄入抗抑郁药如帕罗西汀、氟西汀，可能导致其后代先心病的发生。这些抗抑郁药可以穿过胎盘，影响胎儿体内5-羟色胺和5-羟色胺转运蛋白的水平。5-羟色胺对胎儿心脏发育有重要作用。有资料表明，妊娠早期服用阿司匹林使胎儿发生先心病的风险明显增加。相关的研究表明，母亲孕期应用氨苄西林与胎儿大动脉转位有关；应用四环素与胎儿主动脉缩窄有关；应用丙戊酸钠其胎儿心脏血管畸形发生率可达20%，且呈剂量依赖性。

4. 母亲饮酒与吸烟 母亲孕期饮酒和吸烟作为先心病的危险因素受到了广泛关注。在妊娠期间，母亲饮酒不足每周1次，其后代发生共同动脉干缺陷的风险是不饮酒母亲后代的1.3倍；母亲饮酒≥每周1次，其后代发生共同动脉干缺陷的风险是不饮酒母亲后代的1.9倍，且这种风险随着饮酒的频率和饮酒量的增多而增加。有学者观察到，母亲在妊娠期间吸烟与先心病发生风险呈正相关。母亲吸烟导致其后代先心病的潜在机制是胎儿宫内暴露于尼古丁可诱发其缺氧并导致其血压升高，而血压的长期变化可影响胎儿的心脏发育。此外，烟草中的某些有害物质可能会进一步影响胎儿心脏发育。

5. 父亲因素 除了母亲因素外，父亲因素也能影响胚胎发育并导致其后代先心病。父亲高龄、吸烟、饮酒都会对其后代先心病产生影响。父亲高龄导致其后代先心病的机制可能是，高龄父亲精子中基因突变和染色体畸变的风险增加，导致其后代发生出生缺陷的风险相应增加。烟草中的尼古丁会极大地影响精子活性，导致其染色体畸变，从而导致其后代心脏畸形的发生。此外，父亲吸烟可导致母亲被动吸烟，从而可能影响其后代胚胎发育。研究表明，男性和女性在先心病类型上也存在差异。女性ASD、PDA和VSD的患病率较高，而大动脉转位、主动脉瓣狭窄、主动脉缩窄、法洛四联症等在男性中更为常见。

四、小结

通过流行病学调查结果可以看出，可引起先心病发病的因素有很多，各种影响因素可能共同作用，通过抑制哪一种影响因素能更好地降低先心病的发病率目前还没有定论，不同的先心病类型的病因及影响因素也不尽相同。对于多因素影响的先心病而言，早期诊断和治疗显得尤为重要。

第二节　先天性心脏病的筛查及诊断

先天性心脏病（先心病）是最常见的先天性出生缺陷，是围产儿死亡的主要原因。因此，尽早发现先心病意义重大。先心病的筛查策略包括产前筛查及产后筛查两个方面。

一、产前筛查

胎儿心脏病学发展经历了 30 多年，已经从一个主要的诊断领域发展到一个包括产前诊断和产前治疗的全新领域。胎儿超声心动图已成为胎儿心脏检查的首选无创性影像学技术。

全面经腹胎儿超声心动图检查的最佳时机是妊娠 18 ~ 22 周。妊娠 30 周后，随着胎儿体重与羊水的比例增加，超声图像较难获取。在妊娠 15 ~ 18 周时一些心脏畸形可能不容易被发现或还没有表现出来，可能需要在妊娠 18 ~ 22 周时重新评估。

高频率探头能够提高对胎儿心脏畸形的检出能力，但会减少超声波的穿透力。若声波穿透力受限，可使用谐波成像改善图像质量。因此，应尽可能地选用高频率探头，通常使用 4 ~ 12 MHz 频率的相控阵探头。

依照国际胎儿超声心动图检查指南进行检查，胎儿超声心动图的基本组成见表 1-1。四腔心切面联合左、右心室流出道切面及三血管切面是目前国内外临床应用最广泛的胎儿先心病筛查方式。①四腔心切面：可分为心尖、胸骨旁和心底四腔心切面等。标准四腔心切面可获取心室和心房的位置、大小及各房室瓣形态及瓣口血流、房室连接顺序及心胸比，也可观察心包积液、各室壁运动及肺静脉连接等。②左、右心室流出道切面：从室间隔与声束相切的四腔心切面向胎儿头部方向倾斜探头即可获得流出道切面。观察重点是：两条大动脉的起始处是否有"交叉"存在，大动脉内径及其与心室的连接，以及主、肺动脉瓣情况。左心室流出道切面可明确主动脉前壁与室间隔的连续性、主动脉瓣活动和主动脉瓣无增厚。左心室流出道切面有助于发现室间隔缺损及锥干畸形，这些心脏畸形在常规四腔心切面中不能被发现。③三血管切面：三血管切面只需在四腔心切面基础上稍微移动探头即可获得，其显示率较高，可增加心脏左心室和右心室流出道和大动脉的信息，从而提高先心病检出率和诊断准确率。该切面显示的是肺动脉干、主动脉和上腔静脉，主要观察大血管有无数量增减、内径比例、空间方位和血管走向。

表 1-1 胎儿超声心动图的基本组成

项目	基本内容
解剖概述	胎儿数量及胎位、胎儿心脏位置、胃及腹部位置
基本参数	心胸比、双顶径、股骨长度
心脏成像切面	四腔心、四腔心朝向大动脉角度（"五腔心"）、左/右流出道长轴及短轴（三血管切面）、腔静脉长轴、动脉导管切面、主动脉弓切面
多普勒成像	上下腔静脉、肺静脉、肝静脉、静脉导管、卵圆孔、房室瓣、半月瓣、动脉导管、主动脉弓、脐动脉、脐静脉
测量数据	房室瓣环直径、半月瓣环直径、肺动脉干、升主动脉、肺动脉分支、主动脉弓、心室长轴、心室短轴
心律/率	心房和心室壁运动的 M 型曲线、心房和心室血流的多普勒曲线

近年研究发现，在妊娠 11～14 周通过颈项透明层（nuchal translucency，NT）测量有助于早期筛查胎儿心脏畸形。有先心病家族史、患糖尿病或接触致畸药物的孕妇以及 NT 厚度异常的胎儿需要更早进行详细的胎儿超声心动图检查，并规律随访。对于在产检过程中发现伴有心外畸形的先心病胎儿，应该建议行遗传学检查。通过分析母体血液中的细胞 DNA，对胎儿进行 21-三体综合征、13-三体综合征（Patau 综合征）和 18-三体综合征（Edward 综合征）的无创性筛查技术越来越普及。目前指南建议，遗传学检查应作为常规超声检查的重要辅助手段。

二、产后筛查

目前确诊先心病主要通过超声心动图检查，但目前尚无法对所有出生的新生儿进行常规的超声心动图筛查。出生后体格检查及脉搏血氧饱和度（SpO_2）测定两种筛查手段是非常有效的筛查手段。

出生后体格检查：新生儿常规体格检查包括：观察肤色、呼吸，听诊心脏和肺，触诊股动脉搏动等。如果新生儿存在心脏杂音、发绀、呼吸急促或股动脉搏动减弱，应进一步进行心电图、胸部 X 线正位片、超声心动图等检查。所有新生儿于安静情况下心脏听诊闻及 2/6 级或以上的杂音视为筛查阳性。

SpO_2 测定：大多数严重的先心病新生儿存在一定程度的低氧血症，但不一定会产生肉眼可见的发绀。因此，临床上一般采用 SpO_2 测定来判断其是否存在低氧血症，以帮助早期发现更多先心病患者。使用脉搏血氧仪进行先心病筛查的原则是：采用新生儿专用 SpO_2 测定探头，分别对其右手和任何一侧足进行 SpO_2 测定。建议将筛查推迟到新生儿出生后 24 h 进行，以便其从胎儿循环过渡到出生后循环，避免假阳性结果。如果存在以下情况，则认为筛查结果为阳性：①右手和任意一侧足的 SpO_2 测定<95%；②上、下肢 SpO_2 差值>3%。详见图 1-1。

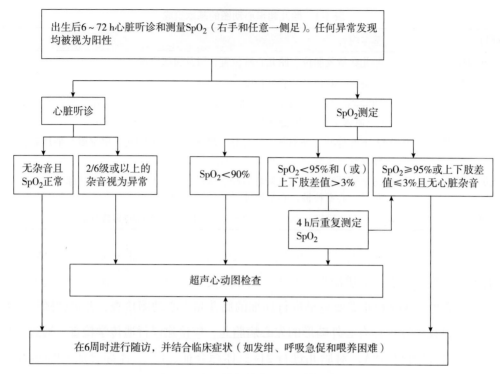

图 1-1　先天性心脏病出生后筛查流程

对于筛查结果呈阳性的新生儿，均行超声心动图检查，以明确是否合并有先心病。出生时有异常需经随访才能明确诊断的先心病包括：①动脉导管未闭，出生 3 个月以上仍未闭者；②卵圆孔未闭，分流束<5 mm，流速<0.5 m/s，因有双向分流易与房间隔缺损混淆，需随访后再诊断；③三尖瓣中度反流，无三尖瓣发育异常，不伴有其他心脏畸形，可自愈。

第三节　先天性心脏病的分类及转归

一、左向右分流型（潜伏青紫型）

左向右分流的先天性心脏病（先心病）约占先心病的 60%，其特点为心血管左、右两侧之间存在异常交通。一般情况下，由于体循环压力高于肺循环，故血液从左向右分流而不出现发绀。但在某种情况下，肺动脉或右心室压力增高并超过左心压力时，血液自右向左分流而出现发绀。

（一）房间隔缺损

房间隔缺损（atrial septal defect，ASD）是由于原始心房间隔的发育、融合、吸收异常导致，占所有先心病的 15%～20%。ASD 按解剖部位可分为第一孔型（原发孔）缺损、第二孔型（继发孔）缺损、冠状静脉窦型缺损及静脉窦型缺损。有血流动力学改变的继发孔型 ASD 首选介入封堵术治疗。原发孔型 ASD、冠状静脉窦型及静脉窦型 ASD 需施行外科手术修补。对于小型 ASD，如果肺循环血流量与体循环血流量之比 ≤1.5 者，不需要干预。

（二）房室间隔缺损

房室间隔缺损（atrioventricular septal defects，AVSD）是以房室瓣周围的间隔组织缺损及房室瓣异常为特征的先心病，是由于胚胎时期心内膜垫房室组织发育缺陷所致。AVSD 的预后主要决定于左向右分流量、肺循环阻力以及二尖瓣关闭不全的程度。第一孔型 ASD 可在体外循环下做直视手术，二尖瓣裂缺可经 ASD 缝合，缺损较大者需予以补片修补。心内膜垫缺损患者早期易发生肺动脉高压及充血性心力衰竭，故应早期行外科手术治疗。

（三）室间隔缺损

室间隔缺损（ventricular septal defect，VSD）是最常见的先心病，约占所有先心病的 25%。VSD 是由于室间隔组成部分的发育不良或发育障碍所致，根据缺损在室间隔的部位、缺损边缘特点及其与房室瓣、主动脉瓣关系，将 VSD 分为膜周型、肌部型、双动脉下型及邻近三尖瓣（非膜周）型。其中膜周型 VSD 最常见，约占 VSD 的 70%。对于膜周型 VSD 和肌部型 VSD 的患者，如果其左心房、左心室容量超负荷，或肺循环血流量与体循环血流量之比 >2：1 者，宜采用经皮导管介入治疗封堵缺损，亦可施行外科手术矫治。对于位于双动脉瓣下的 VSD，无论大小，应于婴儿期施行手术矫治，以免继发主动脉瓣脱垂，该型 VSD 几乎没有自行闭合的可能。对于婴儿期有血流动力学意义的肌部型 VSD，可采用经胸 VSD 封堵术，以避免外科手术所需的体外循环和经皮介入治疗血管损伤的风险。患有小型或中型膜周型 VSD 或肌部型 VSD 的新生儿、婴幼儿其缺损有可能变小或自然闭合。如果肺动脉由于长期血流量增加出现阻力型肺动脉高压，出现右向左分流者，则失去治疗机会，预后不良。

（四）动脉导管未闭

动脉导管未闭（patent ductus arteriosus，PDA）是指胎儿时期连接肺动脉和主动脉的动脉导管出生后持续开放并产生病理生理改变，占先心病发病总数的 15%。PDA 根据导管形态分为漏斗型、管型、窗型等不同类型。对于有明显血流动力学变化（中型或大型 PDA 伴左向右分流、生长发育落后及肺循环充血伴或不伴肺动脉高压）的患者，如解剖和体重合适，均宜首选经导管介入封堵治疗。外科闭合仅限于不适合介入治疗的 PDA。当 PDA 合并严重肺动脉高压时，可出现右向左分流伴发绀，介入封堵治疗或外科手术均属禁忌。

（五）主 - 肺动脉窗

主 - 肺动脉窗（aorto-pulmonary window，APW）是一种少见的先心病，是指在胚胎发育时期，动脉干融合异常导致主 - 肺动脉交通，按解剖特点分为近端缺损（Ⅰ型）、远端缺损（Ⅱ型）、混合型缺损和中间型缺损。近端缺损（Ⅰ型）位于升主动脉及肺动脉干之间，相当于半月瓣环上的位置，缺损通常呈窗形或细小管道；远端缺损（Ⅱ型），位于升主动脉及右肺动脉起源处，下缘较宽且上缘极短。由于缺损和分流量往往较大，APW 患者早期即可发生充血性心力衰竭，一经诊断应尽可能早期手术治疗，多以外科手术修补为主。

（六）部分型肺静脉异位引流

部分型肺静脉异位引流（partial anomalous pulmonary venous connection，PAPVC）指一根或数根（但非全部）肺静脉直接或间接与右心房连接，其血流动力学改变与 ASD 相似，左向右分流明显（肺循环血流量与体循环血流量之比＞2∶1者）或有临床症状者应予以外科手术治疗。具体手术方式取决于异常回流的发生部位，外科手术病死率＜1%。

二、右向左分流型（青紫型）

右向左分流的先心病是因一些原因致使右心压力升高于并超过左心，或心脏结构异常，静脉血入右心后不能全部进入肺循环进行氧合，使大量氧含量低的静脉血流入体循环而出现持续性青紫。该类患者的生命维持多依赖于动脉导管的开放以及肺循环和体循环血流的相对平衡和稳定。

（一）法洛四联症

法洛四联症（tetralogy of Fallot，TOF）是最常见的青紫型先心病，占先心病的12% ~ 14%。其主要病理变化有下列四项：①肺动脉狭窄，最多见的是右心室漏斗部狭窄，其次是肺动脉瓣膜合并漏斗部狭窄；肺动脉狭窄是 TOF 的主要畸形，对患者病理生理及临床表现有重要影响。②主动脉骑跨：主动脉起自左心室，但横跨室间隔，同时接受来自左心室及右心室的血液。③合并 VSD。④右心室肥厚。手术方法选择主要取决于左右肺动脉发育情况、左心室发育情况和冠状动脉情况。轻症患者可考虑行一期根治手术，重症患者可在婴儿期先行姑息手术，等肺血管发育好转后，再行根治术。

（二）肺动脉闭锁伴室间隔缺损

肺动脉闭锁伴室间隔缺损（pulmonary atresia with ventricular septal defect，PA/VSD）可由于肺动脉瓣闭锁或缺如而使右心室和肺动脉之间没有通道，肺动脉干本身亦可能闭锁或发育不良，以致左、右两侧心室的血液全部注入主动脉，肺循环的血液来自动脉导管和支气管动脉。如肺动脉发育良好，肺部血液主要由动脉导管供应，则可考虑早期恢复右心室和肺动脉干的通道，关闭动脉导管。如果肺部血液由主-肺侧支血管和动脉导管同时供应，则需应用导管介入或手术结扎方法关闭侧支血管，尽可能建立一个单一的肺部血液供应，然后恢复右心室和肺动脉的通道。少部分病例直接行外科根治手术。外科治疗方式的选择取决于肺动脉发育程度和主-肺侧支血管的供血情况。

（三）室间隔完整的肺动脉闭锁

室间隔完整的肺动脉闭锁（pulmonary atresia with intact ventricular septum，PA/IVS）是一种不常见的复杂发绀型先心病，多伴右心室发育不良，右心室壁厚，右心室腔狭小，三尖瓣发育不良；如三尖瓣关闭不全伴显著反流，则右心房扩大。由于右心室为盲腔，自腔静脉回到右心房的血液主要通过未闭卵圆孔或 ASD 进入左心房、左心室和主动脉，肺循环的血液来自动脉导管或支气管动脉侧支循环。当右心室压力很高时，右心室壁的窦状隙开放，右心室血可进入冠状血管循环，使后者血氧含量降低。治疗方法根据超声心动图所见的右心形态，特别是漏斗部的大小等情况决定。如右心室发育良好，可通过外科手术或经导管、激光或射频行肺动脉瓣打孔术，再用球囊导管扩张肺动脉瓣，建立右心室和肺动脉的交通。如右心室发育不良，则需采用体肺循环分流术、植入动脉导管支架等，后期施行 Gelnn 手术或 Fontan 手术。

（四）完全型大动脉转位

完全型大动脉转位（total transposition of the great arteries，TTGA）是由于胚胎期大动脉起始部发育异常而引起的先天性心血管畸形，其大动脉与心室之间的连接关系颠倒，即主动脉出自右心室，肺动脉出自左心室。在多数情况下，主动脉口位于肺动脉瓣口之前，位于肺动脉的右侧。如果不采取外科手术干预，90% 的患者在出生后出现进行性低氧血症、酸中毒和心力衰竭，可导致死亡。治疗的目的是纠正血液的流向并形成理想的远期血流动力学效果。除非早期不能行动脉换位术，否则一般不行姑息手术。目前首选在出生后 2 周内施行大动脉换位术。

（五）三尖瓣畸形

三尖瓣畸形包括三尖瓣闭锁和三尖瓣下移（Ebstein 畸形）。三尖瓣闭锁为三尖瓣先天性闭合，不存在瓣孔，常伴右心室发育不良。该病系因胎儿期房室通道发育畸形所致，常合并其他畸形，如 ASD、VSD、PDA、肺动脉发育不良或大动脉转位等。对于三尖瓣闭锁发绀严重者，可行上腔静脉与右肺动脉或体循环动脉与肺动脉吻合术。Ebstein 畸形是指三尖瓣隔瓣和后瓣下移，偶尔连同前瓣下移，附着于近心尖的右心室壁上，占先心病的 0.5% ~ 1.0%。未经治疗者患者的平均寿命为 20 岁左右，约 30% 的患者 10 岁以内死亡。对于右心室功能不良或右心室流出道梗阻者，可施行 Blalock-

Taussig 或 Glenn 分流手术，以增加其肺循环血流量。

（六）右心室双出口

右心室双出口（double outlet of right ventricle，DORV）是指两根大血管完全或接近完全起源于右心室，占先心病的比例不到 1%。DORV 不是一种单一的先天性心脏畸形，该诊断仅仅用于描述各种心脏畸形时大血管的起源位置。DORV 适宜行双心室修补，但是当伴有远离大动脉的 VSD 或伴有严重的左心室发育不良时，应该行单心室修补或行 Fontan 手术。

（七）完全型肺静脉异位引流

完全型肺静脉异位引流（total anomalous pulmonary venous connection，TAPVC）指所有肺静脉与左心房之间没有直接连接，而是直接或间接回流到体静脉分支或右心房。根据肺静脉回流的部位不同，可以将 TAPVC 分为心上型、心内型、心下型及混合型。TAPVC 约占先心病的 2%。大多患者在婴儿期即有严重症状，80% 的患者死于 1 岁内。所有伴肺静脉梗阻的患者都应在新生儿期诊断后即行手术。手术的原则是将左心房与其后的肺静脉总汇打通，并将异位管道阻断，同时修补 ASD。

三、无分流型（伴梗阻性病变）

无分流型是左、右心或动、静脉之间无异常通道或分流的先心病。

（一）肺动脉狭窄

肺动脉狭窄（pulmonary stenosis，PS）为右心室流出道梗阻性先心病。根据狭窄部位可分为漏斗部、瓣膜部、肺动脉干以及肺动脉分支狭窄，占先心病总数的 25% ~ 30%。其中以单纯肺动脉瓣狭窄最常见，肺动脉三个瓣叶在靠近瓣环的游离缘发生粘连，使瓣口呈鱼嘴状。介入治疗为单纯肺动脉瓣狭窄首选方法。有重度肺动脉瓣狭窄并有发绀的新生儿需要紧急治疗以减少死亡率。应用前列腺素 E_1 维持动脉导管开放，病情稳定后行经皮球囊肺动脉瓣成形术。有右心室漏斗部狭窄、右心室双腔等不适合介入治疗者首选手术治疗。

（二）主动脉缩窄

主动脉缩窄（coarctation of aorta，CoA）是较常见的一种主动脉局限性狭窄，占先心病的 6% ~ 8%。CoA 的部位大多数是在主动脉弓左锁骨下动脉开口远端，靠近动脉导管的连接处。在少数 CoA 患者，缩窄发生在左锁骨下动脉开口的近段或在降主动脉的一段。根据缩窄部位将先天性 CoA 分为导管前型和导管后型。未经治疗患者的自然预后很差。有单纯的 CoA 而不合并主动脉弓发育不良者，如收缩期缩窄前后压差＞20 mmHg，宜选择经导管介入治疗。患者经介入或外科手术治疗后如仍有复杂的主动脉弓梗阻，可考虑行主动脉支架植入术。

（三）主动脉狭窄

主动脉狭窄（aortic stenosis，AS）可分先天性和后天性两种。后天性 AS 多继发于风湿热和动脉粥样硬化，但小儿动脉粥样硬化罕见。先天性 AS 占先心病的 3% ~ 6%，分为瓣膜型、瓣下型及瓣上型。由于不少病例的病情较轻，症状出现迟，需行心导管检查及介入治疗的 AS 较少。一旦确诊为本病，需限制患者体力活动以减轻其左心负担。单纯 AS 跨瓣压差＞40 mmHg 时，建议行经导管球囊瓣膜成形术。瓣下型及瓣上型 AS 或球囊瓣膜成形术后主动脉关闭不全需行外科手术。

（四）主动脉弓畸形

主动脉弓畸形（anomalies of the aortic arch）分为以下几种：①右位主动脉弓，主动脉弓和降主动脉均位于脊柱的右侧，常伴有其他心脏畸形。右位主动脉弓单独存在时并不引起任何症状。②主动脉弓闭锁或中断，主动脉弓闭锁或中断的位置多半发生于主动脉弓的左颈总动脉和动脉导管的一段。升主动脉仍由左心室供血，右心室则除肺循环外，还经动脉导管和降主动脉向下半身供血。如果主动脉离断合并单纯的 VSD，推荐手术治疗。一期纠治主动脉弓离断并关闭 VSD。如果合并复杂心脏畸形，则先做肺动脉环束术并纠治主动脉弓离断，以后再修补 VSD 及其他畸形。

第四节　先天性心脏病介入治疗发展历程

一、总论

随着外科手术技术、体外循环技术和手术器材的进步，先天性心脏病（先心病）手术成功率明显提高，无数患者因此获益。然而，外科手术固有的创伤大、住院时间长、并发症发生率高以及术后瘢痕明显等问题，也促使学者们尝试寻找能尽可能规避外科手术的缺点及风险的新的方法，由此介入治疗应运而生。1953 年，Rubio 使用带导丝的弯头导管完成了一例肺动脉瓣成形术，这是公认的先心病介入治疗的最早报道。1966 年，Rashkind 实施的双球囊导管房间隔造口术成功替代了外科开胸手术，对 3 例完全型大动脉转位患者进行了姑息治疗。同期，Porstmann 使用泡沫塑料栓子成功经导管封堵了动脉导管。1976 年，King 和 Miller 使用双伞封堵器治疗了继发孔型房间隔缺损（ASD）。Rashkind 先后使用了单盘带锚钩封堵器、双伞形无锚钩封堵器以及改良 Rashkind 双伞形 ASD 封堵器等来治疗 ASD，由于治疗效果差，故障率高，并未得到广泛应用。20 世纪 90 年代，Amplatzer 研发了一系列基于镍钛合金的网状封堵器，推动了常见的分流型先心病介入治疗的常规开展。

我国的先心病介入治疗最早可以追溯到 1981 年，周爱卿为 1 例完全型大动脉转位患者实施了球囊房间隔造口术。随后，国内多家中心成功使用球囊导管治疗了肺动脉瓣狭窄、主动脉瓣狭窄和主动脉缩窄等疾病。20 世纪 90 年代末，戴汝平将 Amplazer 封堵器引入国内并成功应用于临床，此后我国的先心病介入治疗逐步开展起来。多年来，随着介入技术的不断成熟、各类新型介入器械的引入及国产化，我国先心病介入治疗步入飞速发展的阶段。

二、房间隔缺损的介入治疗

经皮 ASD 介入封堵术主要适用于继发孔型 ASD。20 世纪 70 年代，King 和 Miller 在成人中使用双面伞形装置治疗继发孔型 ASD 获得了良好的效果。Rashkind 先后使用了单盘带锚钩封堵器、双伞形无锚钩封堵器以及改良 Rashkind 双伞形 ASD 封堵器等来治疗 ASD，并取得了成功。由于以上封堵器使用的输送设备的直径大，只适用于大型中央型继发孔型 ASD，并且手术成功率低，限制了其在低年龄儿中的应用。1989 年，Lock 在 Rashkind 封堵器的基础上发明了蚌状夹式封堵器，明显降低了输送设备的直径；但由于该封堵器易发生断裂，残余分流发生率高，未在临床上推广。后来，众多学者在先前封堵器的基础上先后研发了 CardioSEAL、StarFlex、Das-Angel Wings、ASDOS、Helex 可调整螺旋状装置等多种继发孔型 ASD 封堵装置，Sideris 发明了纽扣式补片法，然而，这些方法在临床实验中均出现了易移位或折叠，手术操作难度大，术后残余分流量高以及适用范围有限等缺点，远期预后也不满意。直至 1997 年，Amplatzer 发明了双盘型封堵装置，自此经皮 ASD 介入封堵术在国内外广泛开展起来。

传统的介入治疗在术中需使用放射线，存在潜在的辐射损伤，因此超声引导下经皮 ASD 介入封堵术应运而生。2000 年 Ewert 提出，单纯经食管超声引导下行经皮 ASD 介入封堵术具有可行性。2012 年，Schubea 对 330 例 ASD 患者进行了单纯经食管超声引导下 ASD 介入封堵术，手术成功率为 98.2%。我国最早在 1999 年报道了经食管超声心动图或经胸超声心动图引导下 ASD 介入封堵术，效果良好。

三、卵圆孔未闭的介入治疗

长期以来，卵圆孔未闭（patent foramen ovale，PFO）一直被认为无明显临床意义，正常情况下 PFO 不会造成心房水平的分流。但有学者提出，PFO 可能与脑卒中相关，部分较大的 PFO 可在局部产生涡流、血栓和房间隔膨出瘤等，而且当右心房压力超过左心房时，静脉系统的栓子可以通过未闭的卵圆孔进入体循环，阻塞颅脑动脉或其他重要动脉，造成脑卒中。直至 1992 年，Bridges 等首次进行了经导管封堵 PFO 治疗不明原因脑卒中病例，自此相关研究迅速发展。国际多项随机对照试验显示，经皮封堵 PFO 可以显著降低反复脑卒中或短暂性脑缺血发作的发生率，成为临床经皮封堵 PFO 的重要依据。

经皮 PFO 封堵术已成为关闭 PFO 最常见的术式，为了避免射线的潜在损伤，超声心动图引导替代 X 线引导成为发展方向。近年来，专门用于封堵 PFO 的装置逐渐增多，美国食品药品监督管理局在 2016 年和 2018 年分别批准了 Amplatzer PFO 封堵器和 Helex Cardioform 封堵器用于封堵 PFO。德国的 Figulla Flex-II PFO 封堵器、Nit-Occlud PFO 封堵器以及国内的 CeraFlex PFO 封堵器、Cardi-O-FIX 封堵器也同样取得了满意的疗效。目前我国临床应用最广泛的是 Amplatzer PFO 封堵器。

四、室间隔缺损的介入治疗

室间隔缺损（VSD）的主要治疗方式为外科开胸手术或经胸微创封堵术，而膜周型 VSD 和肌部型 VSD 可通过介入方法进行封堵。1988 年，Lock 首次报道了使用 Rashkind 双伞封堵器封堵心梗后 VSD、先天性肌部型 VSD 和 VSD 术后残余分流。1994 年，Righy 报道了首次应用 Rashkind 双伞封堵器封堵膜周型 VSD。国内外也报道了使用 Sideris 纽扣式补片、Clamsell、star-FLEX、CardioSEAL 双面伞和弹簧圈等封堵 VSD，但由于操作难度大、并发症发生率高等缺点，这些未被广泛应用。1998 年和 2002 年，Amplatzer 和 Hijazi 分别使用 Amplatzer 封堵器成功封堵了肌部型 VSD 和膜周型 VSD，自此该技术才被推广开来。2007 年，美国食品药品监督管理局批准了 Amplatzer 肌部型 VSD 封堵器上市。而 Amplatzer 膜周型 VSD 封堵器由于其并发症发生率高，至今仍未获准上市。上海钢铁研究所成功研制出应用于膜部型 VSD 的对称型镍钛合金封堵器，其操作简便，并发症少，迅速在全国范围内推广应用；"细腰型"封堵器解决了室间隔膜部瘤造成的无法完全覆盖的问题；"零边偏心型" VSD 封堵器则解决了靠近主动脉瓣的嵴内型 VSD 的介入治疗问题。介入封堵术和传统外科手术治疗之间手术成功率和并发症发生率均无明显差异，而介入治疗可显著缩短住院时间和输血概率。经皮介入封堵 VSD 是外科手术的有效替代治疗方法，尤其适于解剖条件合适的膜周部型 VSD 和肌部型 VSD、外科手术后有残余 VSD 和无法耐受二次手术的 VSD 患者。

为了避免 X 线的潜在损伤，学者们尝试使用超声心动图来替代 X 线来引导 VSD 的介入治疗并取得了良好的效果。刘垚等对 42 例在单纯超声心动图引导下行介入 VSD 封堵术的患者与 100 例在 X 线引导下行 VSD 介入封堵术的患者进行了比较，发现两者的手术成功率无差异，而超声心动图引导组的总手术时间、VSD 封堵器直径、轻度并发症发生率及设备费用均降低。经食管超声心动图引导下的 VSD 介入封堵术相比经胸超声心动图引导下可以获得更好的手术效果。

五、动脉导管未闭的介入治疗

鉴于动脉导管未闭（PDA）的左向右分流有导致血流动力学改变和感染性心内膜炎的风险，目前认为所有无自愈可能的 PDA 均应行手术治疗。经皮介入封堵 PDA 起源于 1967 年，Porstmann 报道了使用泡沫海绵封堵 PDA。此后各国学者相继对该技术展开了探索研究，包括使用 Rashkind 双盘封堵装置、Lock 蚌壳状关闭式、Sideris 纽扣式双盘装置等。我国在 20 世纪 80 年代引入了该技术，受限于封堵器和输送装置，手术方法复杂、并发症发生率高，该技术未被广泛开展。直至 20 世纪 90 年代，Duct-Occlud 弹簧圈问世，该技术才在我国得到发展，该技术仅能封堵小型 PDA。1996 年，Amplatzer 封堵器问世，次年被引入我国。该封堵器安全、操作简便、残余分流极少，同时可以应用于中到大型 PDA，自此 PDA 的治疗获得了突破性进展。PDA 介入封堵术使 PDA 的闭合成功率和症状明显改善，在各年龄段的患者中的临床效果都不亚于外科手术。

随着超声心动图和介入技术的发展，PDA 介入封堵术也越来越多地应用于低体重新生儿。与 X 线引导相比，超声心动图引导的介入封堵术安全、有效，极大地降低了手术费用和时间。美国 AGA 公司研发的 II 代 PDA 封堵器的推广应用，使直径≤5.5 mm 的 PDA 均可经介入封堵术治疗，输送鞘管直径为 4 ~ 5F，明显降低了局部血管并发症的风险，可应用于婴儿，甚至新生儿。目前，经皮 PDA 封堵术已在世界范围内得到了广泛应用并已替代外科手术成为 PDA 治疗的首选术式，手术成功率高达 98%。

六、肺动脉瓣狭窄的介入治疗

肺动脉瓣狭窄（PS）是常见的先心病，且其发生率呈稳定上升的趋势，亚太地区人群的发生率高于欧美地区。PS 会导致右心室压力持续升高，最终引起右心代偿性增大，心室壁增厚，甚至发展为右心衰竭。1982 年，Kan 报道了使用球囊扩张导管扩张肺动脉瓣，将球囊送至狭窄的肺动脉瓣处，通过向球囊内加压产生张力，进而撕裂肺动脉瓣膜，从而解除狭窄，该术式被称为经皮球囊肺动脉瓣成形术。我国 1985 年引入了该技术，1986 年报道了国内首例经皮球囊肺动脉瓣成形术。随着手术器械和手术技术的不断进步，该术式的再狭窄率不断下降，手术成功率逐渐上升，已经替代外科手术成为治疗 PS 的首选术式。

随着介入、麻醉、监护等技术的不断成熟，对于危重型 PS，经皮球囊肺动脉成形术的适应证已逐渐放宽至新生儿。由于此类患者具有年龄小、体重低、病情重、外周血管细等特点，该手术技术难度极高，国内仅有 10 余家医疗中心常规开展该手术。随着"双导丝法"的逐渐推广，该手术的成功率也在逐步升高，相信在不久的将来，该手术会更加普及，造福更多的患者。

七、主动脉瓣狭窄的介入治疗

主动脉瓣狭窄（AS）可导致左心室流出道梗阻，左心室后负荷增加，左心室压力增大。1983 年，Lababidi 成功开展了首例经皮球囊 AS 扩张术，该术式可有效降低患者的跨主动脉瓣压差。自 1986 年已有众多学者将该术式用于姑息治疗新生儿及婴儿的危重 AS，该术式手术效果与外科瓣膜切开术相当，但创伤小，术后恢复快。20 世纪 80 年代末，该技术引入我国，伦恺陵首次报道了儿童经皮球囊 AS 扩张术治疗经验。2014 年，复旦大学附属儿科医院报道了 14 例 AS 患者的临床资料，提示经皮球囊 AS 扩张术短期疗效可靠，可作为一种有效的姑息性手术治疗为主动脉瓣植入或置换争取时间。

1998 年，Hijazi 提出治疗新生儿危重 AS 首选经皮球囊 AS 扩张术。2011 年，美国心脏协会发表的《儿童心脏疾病心导管检查与介入治疗适应证的科学声明》明确指出了经皮球囊 AS 扩张术的适应证。2015 年我国《中华儿科杂志》上发表的《儿童常见先天性心脏病介入治疗专家共识》也明确提出了经皮球囊 AS 扩张术的适应证及禁忌证。

八、主动脉缩窄的介入治疗

主动脉缩窄（CoA）在临床上会造成患者高血压、充血性心力衰竭和休克。1982 年，Singer 首次对 1 例 CoA 外科矫治术后再狭窄婴儿进行了球囊扩张术。1983 年，Lababidi 报道了首例对先天性 CoA 伴严重心力衰竭的婴儿进行球囊血管成形术。此后，球囊血管成形术被广泛应用于 CoA 的治疗。在我国，1990 年，周爱卿首次报道了 CoA 扩张术。CoA 球囊扩张术术后可出现血管弹性回缩、压差再次增大现象，而覆膜支架植入术可减少这类现象，这是目前介入治疗 CoA 的一线选择，国内多家心脏中心相继开展了 CoA 支架植入术，但病例数量有限。

九、支架的应用

血管内支架主要用于血管狭窄或发育不良的治疗。同时，在部分 PDA 依赖性先心病中用于维持 PDA 开放。传统的外科手术对部分血管狭窄性疾病效果较好，但手术难度大、风险高、创伤大。因此，介入植入血管内支架逐渐成为替代外科手术的选择。

1988 年，Mullins 首次报道了动物实验放置肺动脉支架和肺静脉支架成功。1991 年，O'laughlin 报道了在先心病患者中成功应用了血管内支架。自此，越来越多的血管内支架被研发和应用。目前，使用的球囊扩张支架和自膨式支架主要有 Palmaz 支架、覆膜支架、管状筛网支架和线圈式支架等。

先心病的支架植入主要用于治疗的疾病如下所述。①肺动脉分支狭窄或发育不良：自 O'laughlin 报道成功应用以来，支架植入术已广泛应用于治疗肺动脉分支狭窄。该术式安全有效，远期效果良好，少数患者经二次手术后也可以得到满意的效果。② CoA：20 世纪 80 年代以来，球囊血管成形术便逐渐替代了传统的外科治疗，该术式手术风险低，成功率高。但该术式在新生儿和小婴儿中效果不理想，因为动脉有弹性回缩，再狭窄率较高。植入支架则可以长期解除梗阻，降低二次手术率。对于难治性 CoA 或青少年和成人的 CoA，首选支架植入术。③人工管道狭窄：部分复杂先心病需要使用人工管道，然而随着时间的推移，人工管道会发生狭窄，而再次手术置换管道无疑会对患者造成巨大的创伤。Ovaert 证实，对于狭窄管道，植入支架效果良好。④ PDA 依赖性先心病：部分复杂先心病需要维持 PDA 开放，短期内使用前列腺素 E_1 效果良好，但对于需要保持 PDA 长期开放的患者，外科分流术创伤过大，在 PDA 植入支架无疑是最好的选择。⑤其他：体静脉和体静脉板障梗阻、主肺侧支动脉和分流、肺静脉梗阻、房间隔造口术、先天性冠状动脉狭窄等均可使用支架植入。

十、其他先天性心脏病的介入治疗

1966 年，Rashkind 研制了头端带有扩张球囊的专用房间隔造口导管，经股静脉途径完成了首例球囊房间隔造口术。1981 年，我国报道了第一例球囊房间隔造口术姑息治疗完全型大动脉转位。随着外科手术技术的提高，该术式临床应用逐渐减少。1990 年，Issenberg 首次报道了介入栓塞先天性冠状动脉瘘。1995 年，我国阜外医院在国内首次报道了该术式。但是，由于对该术式的临床经验不足，所用器械和技术不完善，适应证不明确，目前尚无大样本有关临床研究，且有可能发生严重并发症。因此，实施该手术仍需慎重挑选患者。1979 年，Taylor 等首先报道了介入栓塞肺动静脉瘘，我国在 1994 年报道了该术式。随着介入技术和器械的不断发展，该术式已成为肺动静脉瘘的主要治疗方法，但我国尚无相关的专家共识或指南。国内外有介入封堵治疗主动脉窦瘤的报道，但目前尚无专用的封堵器。2004 年，于波报道了国内首例经导管主动脉窦瘤破裂封堵术。主动脉窦瘤破裂封堵术目前尚无治疗指南，仍需进行进一步的多中心、大样本的临床研究以确定其治疗效果。

目前，先心病的治疗不仅仅可以在出生后实施，为了预防部分复杂性先心病出生后即出现的严重症状，促进心脏在宫内的发育，胎儿心脏介入手术应运而生。1989 年 Maxwell 施行了世界首例胎儿主动脉瓣球囊成形术，经过多年的临床实践，该技术已逐渐成熟。我国在 2016 年成功开展了国内首例胎儿心脏介入手术。2018 年，青岛大学附属妇女儿童医院完成了国内最小 26 周胎龄胎儿的心脏介入手术，且其完成的疾病种类和数量最多，成为推动我国胎儿心脏介入治疗发展的主力军。2018 年，上海交通大学医学院附属新华医院完成了亚洲首例胎儿主动脉瓣成形术。

目前，我国的先心病介入治疗在政府、各级心血管专业学术组织和专家的推动下，正向着积极、规范和有序的方向发展。加速培养更多合格的先心病介入医生，建立更多规范的诊疗中心和培训基地，对我国先心病介入治疗的发展具有重要意义。

第五节　先天性心脏病介入治疗现状和前景

我国每年新增先天性心脏病（先心病）患者 9 万～15 万，先心病可危及生命，严重影响生活质量，给患者及其家庭带来巨大的精神和经济压力。对医务人员而言，先心病救治工作长期而繁重，成为我国卫生健康事业的重要挑战。多年来，随着介入技术与器械的不断发展，我国先心病介入诊疗工作取得了巨大成绩，先心病经皮介入治疗的规模居世界首位。根据"中国大陆先天性心脏病介入注册数据"显示，我国 2019 年的先心病介入治疗达到 39 027 例，较 2018 年增加 2322 例，增幅为 6.30%，加上军队医院例数，估计总数已超 5 万例。国内现有 400 余家医院、500 多名医生开展此项技术，总成功率达 98.41%，严重并发症发生率为 0.12%，死亡率为 0.01%，治疗效果令人满意。目前，70%～80% 的房间隔缺损（ASD）、99% 的动脉导管未闭（PDA）和 70% 以上的室间隔缺损（VSD）均可在适当的时机经介入治疗而痊愈。我国先心病介入治疗技术已与国外同步，甚至在 VSD 介入治疗方面，无论理念还是临床实践方面均明显领先于国外。由我国自主研制的国产封堵器逐步应用于临床，积累了丰富的经验，使我国的先心病介入治疗发生了质的飞跃。

随着介入器材的改良和导管技术的进步，经皮 ASD 封堵术几乎无死亡发生，严重并发症发生率<1%，目前已成为解剖条件合适的继发孔型 ASD 的首选治疗方式。经皮肺动脉瓣球囊成形术及经皮 PDA 封堵术在世界范围内已得到广泛应用，并已分别成为肺动脉瓣狭窄和 PDA 的首选治疗方法，这大大降低了患者外科手术的概率，缩短了住院时间，减少了经济花费。2017 年，《新英格兰医学杂志》同期连续刊登了 REDUCE、CLOSE 和 RESPECT 卵圆孔未闭封堵术治疗偏头痛研究的远期随访结果。2018 年，《美国心脏病学会杂志》发表了一项有关隐源性卒中患者封堵治疗高危卵圆孔未闭的研究，这 4 项随机对照研究均证实了相比单纯抗血小板治疗，卵圆孔未闭封堵术可显著降低复发性脑卒中或短暂性脑缺血发作的发生率，成为临床开展卵圆孔未

闭封堵术的重要依据。近些年，国内卵圆孔未闭的介入治疗异军突起，是心血管专业与神经科学之间学科合作的硕果。尽管目前体外循环下直视修补手术仍是 VSD 治疗的"金标准"，但经皮 VSD 介入封堵术因其创伤小、恢复快、住院时间短和费用低等优势，已逐渐成为解剖条件合适的 VSD 患者的重要治疗方法。2020 年，欧洲心脏病协会发布的指南强调，经皮 VSD 介入封堵术是外科手术的有效替代治疗方法，尤其适用于解剖条件合适的膜周型 VSD 和肌部型 VSD、外科手术后残余 VSD 和无法耐受二次手术的 VSD 患者。低年龄、低体重仍是影响先心病救治成功率的主要危险因素，外科手术的巨大创伤一定程度限制其在低年龄、低体重患者中的应用。介入治疗技术的开展使越来越多低年龄、低体重先心病患者（如新生儿危重型肺动脉瓣狭窄、室间隔完整的肺动脉闭锁）的早期外科手术风险和手术死亡率降低。对于 ASD 而言，越来越多的较大缺损实现了经皮介入封堵治疗。随着国内专家的经验积累，操作技术的同步提升，他们陆续挑战了少见先心病高难度介入治疗，如先天性冠状动脉瘘封堵术、主 - 肺动脉间隔缺损封堵术、射频打孔并球囊扩张治疗室间隔完整的肺动脉闭锁、主动脉窦瘤破裂封堵术及高危急性心肌梗死后室间隔穿孔封堵术。国内学者也在不断尝试复杂先心病内外科镶嵌治疗，包括外科手术视野难以发现的主肺侧支封堵术和 ASD、VSD、PDA 外科术后残余分流的封堵治疗。

经过大量的临床实践，先心病的治疗从体外循环下外科直视修补到放射线引导下经皮介入封堵，再到单纯超声引导下经皮介入或经胸微创封堵术，我国学者们对"无创、无害"的追求从未停止。2002 年，西安交通大学第一附属医院张玉顺教授提出了经胸超声心动图选择 ASD 封堵器的标准，现在这已成为国内常规操作。2015 年，青岛大学附属妇女儿童医院泮思林教授分享了超声心动图在介入治疗筛孔样 ASD 介入封堵术中的应用经验，进一步拓展了超声引导下介入治疗的应用领域。2013 年起，中国医学科学院阜外医院潘湘斌教授先后开展了经胸超声心动图引导下 ASD、VSD、PDA、卵圆孔未闭及肺动脉瓣狭窄等常见先心病的"零射线"介入治疗，该技术更适用于低年龄、低体重儿。青岛大学附属妇女儿童医院邢泉生教授发明的经胸微创封堵术治疗先心病方法，融合了传统外科手术和心导管介入治疗的特点，应用经食管超声心动图引导封堵 VSD，避免了外科手术和体外循环可能造成的潜在并发症，且避免了射线的损伤和年龄、体重的限制，目前该方法居国际领先水平，它不但已经惠及国内万余名患者，而且已推广至欧美发达国家。目前笔者单位需联合国内较早开展该技术的多家心脏中心开展具备循证医学证据的大样本、多中心注册研究，以积累循证医学证据。目前非放射线引导经皮介入技术已成为发展热点，这种源于中国的技术使用经胸超声心动图或经食管超声心动图引导完全替代放射线引导进行经皮介入治疗，实现了先心病"无创、无放射线"治疗，弥合了外科技术与经皮介入技术之间的分歧，已以巨大的优势被推广到全球 20 多个国家和地区，初步建立起中国标准的技术体系。

从临床应用现状来看，在全部医疗器械中，中国先心病介入治疗器材的国产替代进程最快。目前中国的先心病介入治疗数量和技术水平均已走在世界前列，很大程度上得益于中国自主研制的众多先心病介入治疗器材的广泛应用。中国先心病介入治疗器材的研制经历了模仿、改良和创新过程。历经 30 多年的发展，封堵器的结构和性能均达到了比较完善的水平。临床数十万例应用和长期随访结果证明，国产先心病介入治疗器材性能稳定、疗效可靠。其中，国产 VSD 封堵器的研制和应用处于全球领先水平，满足了先心病患者介入治疗的具体需求，显著提高了手术成功率，极大改善了患者预后。1998 年，镍钛合金封堵器进入中国市场，国内厂家开始研制各种类型的先心病封堵器，其中最主要的是 ASD 和 PDA 封堵器，因此 ASD 和 PDA 的介入治疗在国内得以快速推广。由于国产器械价格较低，效果与国外产品类似，国产器械已逐渐替代了进口产品。除各型封堵器外，用于治疗肺动脉瓣狭窄的国产球囊扩张导管以及国产 Inoue 球囊的临床应用效果也较好。国产先心病封堵器的改进创新最早始于 VSD 封堵器的研制。2000 年，Amplatzer 对原双盘状封堵器的外形进行了改装，将左右两侧盘面改为不对称设计，即左心室面向主动脉侧突出 0.5 mm，而向室间隔肌部侧突出 5.5 mm，用于膜周型 VSD 封堵，但最终因术后传导阻滞高发而未能广泛应用于临床。针对这一问题，国内学者公认此款封堵器的结构设计欠合理，而上海钢铁研究所的专家团队经过不懈努力，成功研制出了应用于膜周型 VSD 的对称型镍钛合金封堵器。此款封堵器于 2001 年 12 月成功用于治疗膜周型 VSD 患者，因操作简便，并发症少，迅速在全国范围内推广应用，目前已累计治疗患者数万例，为 VSD 提供了除传统外科手术外的新选择。此后，介入治疗成为解剖位置合适的 VSD 的首选治疗方式，促使 VSD 治疗模式从巨创向微创转变。

针对传统封堵器镍离子析出的问题，广东省人民医院张智伟教授牵头研发了新型 Cera 陶瓷膜封堵器，该封堵器在原镍钛合金封堵器设计的基础上保持了原封堵器设计外形，利用等离子技术，在镍钛合金表面均匀包裹一层氮化钛薄膜，很大程度上提高了该封堵器的耐腐蚀性以及生物组织、血液相容性，该系列产品已开发至第三代。目前，Cera 封堵器已获得包括欧盟、中国、印度、巴西、俄罗斯等国家和地区的认可，已被应用于数千例先心病患者。而 IrisFITTMPFO 封堵器是在金属表面采用纳米结构氮化钛涂层技术以减少镍离子析出和加速内皮生长，且其左盘采用独特的支撑杆编织技术以减少金属材料的使用，其结果是其应用降低了左心房源性血栓事件的发生率。此外，氧化膜单铆房间隔缺损封堵器（Memo Carna）在左盘面采用独特的编织花型取代传统束丝铆头，更易于内皮化，且其镍钛丝表面采用氧化膜加工工艺有效减少了镍离子的析出。在促进封堵器表面内皮化方面，去除封堵器两侧盘面中央不锈钢铆的全镍钛合金封堵器，在动物实验中显示内皮化完全，在一定程度上可减少远期并发症的发生率，可能是一种理想的封堵器。2015 年，郑宏教授率先采用 3D 打印技术，使 PDA 封堵器成功应用于下腔型 ASD 封堵术，拓宽了常规 ASD 介入治疗的适应证，可使患者免于外科开胸手术，远期预后良好，推动了 3D 打印技术在先心病介入治疗中的发展。

在材料科学的发展推动下，先心病介入治疗器材的"中国智造"主要集中于可降解封堵器方面，使我国先心病介入治疗发生了质的飞跃，给患者带来更多的福音。据现有公布资料显示，我国多家公司已研发了可降解卵圆孔未闭封堵器。2019 年，张玉顺教授团队等完成了国际首例锦葵医疗的 Pancy 系列完全可降解卵圆孔未闭封堵器人体临床试验阶段的植入，患者正在接受随访中。MALLOW 输送系统和可降解 PDA 封堵器均已开始临床试验。2018 年，上海某公司研发的完全生物可吸收 VSD 封堵器也由中国医学科学院阜外医院潘湘斌教授完成了首例临床植入，该封堵器采用聚对二氧杂环己酮作为骨架，聚左旋乳酸作为阻流膜，无任何金属标记点和金属残留，并可在超声引导下操作。广东省人民医院张智伟教授团队主持研制的全球首款完全可降解 ASD 封堵系统已完成国内临床试验入组和随访。

在危重先心病干预时机方面，随着政府的推动、产前筛查的普及和产前诊断技术水平的提高，国内学者探索建立并不断完善危重先心病"产前产后一体化诊疗模式"，使患者出生后即可获得科学有效的诊治，大大提高救治成功率。Hanley 于 1994 年提出，复杂先心病是胎儿期简单先心病发展的不良结果，早期出现的胎儿心脏异常发育可导致不可逆的结构变化。胎儿心脏手术正是基于这种理念和思考，针对这种原发性异常，以恢复正常血流和血流动力学，最终恢复正常的心脏发育，力求降低复杂先心病发生率、提高复杂先心病救治率，把先心病的治疗提前到胎儿期。2016 年，国内张智伟教授团队与奥地利林茨儿童医院 Tulzer 教授团队合作为 1 例室间隔完整的肺动脉瓣闭锁胎儿实施宫内介入治疗，成为我国首例胎儿心脏介入治疗，迈出了国内胎儿宫内介入治疗临床探索第一步。2018 年，青岛大学附属妇女儿童医院泮思林教授团队为 1 例 26 孕周室间隔完整的肺动脉闭锁伴右心发育不良胎儿实施了胎儿肺动脉瓣成形术治疗，为国内首例由单中心团队独立完成的胎儿心脏介入手术，实现了国内胎儿心脏介入治疗最小孕周突破，技术接近国际水平。同年，上海交通大学医学院附属新华医院孙锟教授团队完成了亚洲首例胎儿先天性重度主动脉瓣狭窄经皮球囊主动脉瓣成形术。至此，国内胎儿心脏介入手术取得了突破性进展，技术已覆盖国际胎儿心脏介入治疗的主要病种。

随着先心病介入技术的井喷式发展，党和国家高度重视先心病的诊疗工作，各心血管专业学术组织为了加强对心血管介入诊疗技术管理，保证介入手术质量和医疗安全，制定了大量的诊疗规范并成立了相关组织，来指导先心病诊疗工作安全、有序的开展。2004年，中国医师协会儿科医师分会制定和发表了《先天性心脏病经导管介入治疗指南》；2007年，国家卫生健康委员会为规范心血管疾病介入诊疗技术临床应用，保证医疗质量和医疗安全，首次发布了《心血管疾病介入诊疗技术管理规范》，并于2011年发布了《心血管疾病介入诊疗技术管理规范（修订版）》；2011年，中国医师协会心血管内科分会先心病工作委员会组织专家起草并发布了《常见先天性心脏病介入治疗中国专家共识》，进一步规范了先心病介入治疗技术，提高了介入治疗的安全性；2015年，中国医师协会儿科医师分会先心病专家委员会联合中华医学会儿科学分会心血管学组发布了《儿童常见先天性心脏病介入治疗专家共识》。2017年，中华医学会心血管病学分会与中国医师协会心血管内科医师分会的结构性心脏病学组共同发布了《中国动脉导管未闭介入治疗指南2017》，2021年发布了《卵圆孔未闭相关卒中预防中国专家指南》。为了更好地适应学科发展，合理、规范应用先心病介入技术，进一步提高医疗质量，国家卫生健康委员会于2021年合并了国家先心病介入和经外科途径介入质控中心，成立了国家结构性心脏病介入质量控制中心。该中心组织国内该领域相关专家对先心病经皮介入技术的适应证、操作要点、并发症防治和术后随访进行了讨论，在广泛征求意见的基础上发布了《常见先天性心脏病经皮介入治疗指南（2021版）》，以保证先心病介入治疗技术在国内健康、有序开展。上述指南及共识的发布使国内对先心病介入治疗适应证、操作技术、并发症判断与处理等方面的规范与国外基本一致，有利于国内先心病介入治疗技术与国外保持同步，甚至在VSD介入治疗领域明显领先于国外。2008年，国家卫生健康委员会医院管理研究所根据《心血管疾病介入诊疗技术培训项目管理制度》认证并公布了首批心血管介入诊疗培训基地，以全面加强心血管疾病介入诊疗技术管理，对从事介入治疗领域的医师进行规范化、同质化培训，实现了适应证选择的标准化、操作技术的规范化，降低了并发症发生率，提高了治疗成功率，进而实现了从外科治疗、部分介入治疗到普遍介入治疗的成功突破。2021年，新增先心病介入诊疗培训基地21家。目前全国共有先心病介入诊疗培训基地72家，可以保证我国先心病介入治疗的队伍不断增加新鲜血液，队伍不断扩大，有利于我国先心病治疗的可持续发展。

先心病介入治疗是一项复杂而精细的技术，而我国地域辽阔，各地医疗条件及水平不同，先心病介入治疗发展也不平衡，因此严格、正规培训从业人员，制定先心病介入适应证和操作规范对减少介入治疗并发症有重要意义。先心病患者的介入治疗需要临床医师根据患者实际情况进行个性化处理。创新决定未来，目前 3D 打印技术、人工智能、可吸收封堵器等新技术、新器械在先心病介入治疗领域的应用层出不穷，其临床疗效还有待进一步验证，仍需要今后逐步更新。在先心病诊断与治疗达到国际领先水平的同时，我们应努力提高先心病介入治疗的成功率，尤其是新生儿危重先心病介入治疗的成功率，进一步降低严重并发症发生率。我国目前仍缺乏统一、规范的流行病学数据库，无法准确获得国人先心病群体的发病率、诊治及术后随访情况，这将严重影响我国先心病事业的发展。因此，未来应建立我国注册登记数据库以及完整的长期随访制度，并将临床应用的经验进行科学总结，以保证先心病介入治疗的长期安全性及可持续性发展，在此基础上，我国先心病介入治疗必将取得更大突破，更好地造福患者。

（泮思林）

第二章 先天性心脏病介入治疗的解剖基础

第一节 心脏与大血管的位置毗邻关系

一、心脏的位置与形态

心脏位于中纵隔内，处于胸腔正中偏左，前与胸骨体及第 2 ~ 6 肋软骨相对，后平对第 5 ~ 8 胸椎。心脏约有 2/3 位于正中线左侧，1/3 位于正中线右侧，其位置可因体形、呼吸和体位不同而改变。心脏前面大部分被肺和胸膜覆盖，小部分与胸骨及肋软骨相邻，下方是相对宽阔的膈面，后方紧邻食管和支气管。婴幼儿心脏表面大部分被肥大的胸腺覆盖。

心脏整体如一倒置的、前后略扁的圆锥体，可分一尖、一底、三面和三缘。心尖朝向左前下方，由左心室（left ventricle）构成。心底朝向左后下方，大部分由左心房（left atrium）、小部分由右心房（right atrium）构成。心脏胸肋面向前膨隆，大部分由右心房和右心室（right ventricle）构成，小部分由左心房和左心室构成。心脏膈面近于水平位，朝向后下方，大部分由左心室构成，小部分由右心室构成。心脏肺面位于左侧，主要由左心室构成，小部分由左心房构成。心脏右缘较垂直，由右心房构成；左缘位于胸肋面和肺面之间，大部为左心室构成，上端小部分为左心房；下缘接近于水平面，介于膈面和胸肋面间，大部为右心室构成，心尖部分为左心室构成。

心表面有 4 条沟，近似环形的冠状沟（coronary sulcus）将心脏分为心房部和心室部；前室间沟（anterior interventricular groove）和后室间沟（posterior interventricular groove）分别位于心室的胸肋面和膈面，与室间隔的前后缘一致，是左、右心室在心表面分界的标志。前、后室间沟从冠脉沟延伸至心尖右侧，汇合处稍凹陷，称心尖切迹（cardiac apical incisure）。后房间沟（posterior interatrial groove）位于右心房与右上、下肺静脉交界处，与房间隔后缘一致，是左、右心房在心表面分界的标志。

二、心包的形态与毗邻

心包（pericardium）覆盖于整个心表面和大血管根部。心包是一个纤维浆膜囊，可分为纤维心包（fibrous pericardium）和浆膜心包（serous pericardium）。纤维心包是一层厚而坚韧的纤维膜，浆膜心包分为脏层和壁层，脏层紧贴心表面，壁层贴于纤维心包内面，两层形成的密闭腔隙为心包腔。心包上界一般达第2肋软骨平面，但小儿心包在升主动脉上2～3 cm处即向下折返。心前方为肺和胸膜，与胸骨体及第2～6肋软骨相邻，并有纤维结缔组织与胸骨体后方相连，称胸骨心包上、下韧带。心包后方平对第5～8胸椎，其间有主支气管、食管、胸导管、胸主动脉、奇静脉与半奇静脉。心包两侧为纵隔胸膜，并有膈神经和心包膈动、静脉穿行于心包和纵隔胸膜之间。

三、心脏大血管及位置毗邻关系

在经心包出入心底的大血管中，升主动脉居中，其左前方为肺动脉干，右侧为上腔静脉，右后下方为下腔静脉。右侧上、下肺静脉位于上腔静脉和右心房的后方，左侧上、下肺静脉在胸主动脉的前方向内注入左心房。

（一）主动脉

升主动脉（ascending aorta）起自心底中央，长约5 cm，先斜向右上再横向左后，于脊柱左侧下行。左、右冠状动脉从升主动脉根部发出。主动脉弓（aortic arch）于第2胸肋关节右侧上缘水平续接升主动脉，呈弓形向左后发出3大分支，分别为头臂干、左颈总动脉和左锁骨下动脉。主动脉弓左前方为左纵隔胸膜、左肺、左膈神经、左迷走神经、心包膈血管及交感神经干和迷走神经发出的心支，右后方有气管、食管、胸导管、左喉返神经和心深丛神经。主动脉弓左前方有一个三角区，称动脉导管三角（ductus arteriosus triangle），为临床手术寻找动脉导管的标志。该三角前界为左膈神经，后界为左迷走神经，下界为左肺动脉，内有动脉韧带、左喉返神经和心浅丛神经穿过。

主动脉弓下行到第4胸椎左侧下缘移行为胸主动脉（thoracic aorta），沿食管左侧下行，逐渐转向至脊柱的前方和食管后方。胎儿的主动脉弓于胸主动脉移行处的管腔较狭窄，称为主动脉峡（aortic isthmus），平对第3胸椎。胸主动脉前方毗邻左肺根、心包后壁、食管和膈，后方为脊柱、半奇静脉和副半奇静脉，左侧与左纵隔胸膜紧贴，右侧邻近奇静脉、胸导管和右纵隔胸膜。胸主动脉下行至第12胸椎穿过膈的主动脉裂孔，移行为腹主动脉（abdominal aorta），沿脊柱左前方下行，至第4腰椎椎体下缘分为左、右髂总动脉。髂总动脉（common iliac artery）沿腰大肌内侧下行，至骶髂关节处分为髂内动脉（internal iliac artery）、髂外动脉（external iliac artery）。其中髂外动脉继续沿腰大肌内侧缘下行，经腹股沟韧带中点深面至股前部移行为股动脉（femoral artery）。

（二）肺动脉

肺动脉干（pulmonary trunk）自心底发出后沿升主动脉前方向左后上方前行，于主动脉弓下分为左、右肺动脉。左肺动脉（left pulmonary artery）向左上方前行后直接进入左肺门，右肺动脉（right pulmonary artery）穿过主动脉和上腔静脉后方进入右肺门。相对于肺动脉干，主动脉应位于右后方。主动脉位于右前方时多提示为完全型大动脉转位或右心室双出口，也可见于房室关系一致，心室大动脉关系一致者。

（三）上腔静脉

上腔静脉（superior vena cava）位于上纵隔右前部，上半段位于心包外，下半段位于心包腔内。上腔静脉由左、右头臂静脉在右侧第1胸肋结合处后方汇合而成，沿升主动脉右侧垂直下行，在第3胸肋关节高度处注入右心房上部。该静脉前方为胸膜和肺，后方有右肺动脉横过，左侧为升主动脉和头臂干起始部，右侧为右膈神经、心包膈血管及纵隔胸膜。右肺位于上腔静脉下端的后方，奇静脉沿食管后方、胸主动脉右侧上行至第4胸椎高度处，绕经右肺根上方注入上腔静脉。

（四）下腔静脉

下腔静脉（inferior vena cava）在心包腔内的部分较短，仅有2 cm。下腔静脉外侧为胸膜和膈神经，前侧为膈肌，后侧有奇静脉和内脏大神经。股静脉（femoral vein）沿股动脉上行，至腹股沟韧带后方延续为髂外静脉，后与髂内静脉汇合成髂总静脉。左、右髂总静脉在第4、5腰椎椎体右前方汇合成下腔静脉，沿腹主动脉右侧和脊柱右前方上行后经肝的腔静脉沟，穿过膈的腔静脉孔进入胸腔，最终穿过心包进入右心房下部。

（五）肺静脉

肺静脉（pulmonary vein）起自肺门，左、右两侧各2条，为左上肺静脉（left superior pulmonary vein）、左下肺静脉（left inferior pulmonary vein）、右上肺静脉（right superior pulmonary vein）和右下肺静脉（right inferior pulmonary vein）。在肺门处，上肺静脉位于肺动脉前下方，下肺静脉位于上肺静脉后下方。左侧两支肺静脉从胸主动脉前方穿过至第7～8胸椎处进入左心房，右侧上、下肺静脉分别经过上腔静脉及右心房后以略低于左侧肺静脉的高度处进入左心房。两侧肺静脉注入左心房前，有一定概率先结合成总肺静脉，右总肺静脉出现率比左总肺静脉略高。

第二节　心脏四个心腔的解剖

一、概述

原始心脏于胚胎第 2 周开始形成，约第 4 周开始有循环作用，至第 8 周，房、室间隔已完全长成，即成为四腔心脏。新生儿的心脏位置较高，呈横位，心尖搏动位于第 4 肋间锁骨中线外。心脏在 2 岁以后逐渐变成斜位，心尖搏动下移至第 5 肋间。心脏的重量在出生时为 20 ~ 25 g，占体重的 0.8%，相比成人占比稍大。至 1 岁时心脏的重量为出生时的 2 倍；5 岁时为出生时的 4 倍；9 岁时为出生时的 6 倍；青春期后增长到出生时的 12 ~ 14 倍，达成人水平。

婴儿期心房相对较大，婴儿期后心室增长速度加快，逐渐超过心房的增长速度。新生儿期左、右心室厚度大致相同，约为 5 mm。此后由于左心室负荷明显增加，左心室壁厚度明显增加，而右心室负荷因肺循环阻力明显下降而降低。至 6 岁时左心室壁厚度增长到 10 mm，15 岁时达 12.5 mm，而右心室壁厚度仅为出生时的 1/3。

二、四个心腔

心脏被间隔分为左、右两半，各分为左心房、左心室和右心房和右心室。同侧心房和心室通过房室瓣相通。心脏在发育的过程中出现沿心脏纵轴的轻度向左旋转，所以左心房、左心室位于右心房、右心室的后方。

（一）右心房

右心房位于心脏的右上部，分为前、后两部分。前部为固有心房，后部为腔静脉窦，分别由原始心房与原始静脉窦右角发育而来。在脏面，两者以位于上、下腔静脉口前缘间、上下纵行于右心房表面的界沟为界。在腔面，两者以与界沟相对应的纵行肌隆起为界嵴，后者将心耳的梳状肌和体静脉窦的平滑壁分隔开，其横部起自上腔静脉口前内方的房间隔，横行向外至上腔静脉口前外面，移行于界嵴垂直部，后者与下腔静脉瓣相连续。

固有心房构成心房的前部，其内有起自界嵴止于右房室口的梳状肌。在心耳处，肌束交错成网。当心功能障碍时，心耳处血流变得缓慢，易淤积形成血栓。腔静脉窦位于右心房的后部，内壁光滑，无肌性隆起，内有上、下腔静脉口和冠状窦口。其中窦房结位于上腔静脉与右心耳交界处，即界沟上 1/3 的心外膜下，手术剥离上腔静脉根部时应注意避免损伤窦房结及其血管。右心房内侧壁的后部主要由房间隔形成。房间隔右侧面中下部有一卵圆形凹陷，称为卵圆窝，是胚胎时期卵圆孔闭合形成的遗迹，是房间隔缺损的好发位置，也是心导管从右心房进入左心房穿刺的理想部位。房间隔前上部的右心房内侧壁有主动脉窦向右心房突起而形成主动脉隆突，为心导管术的重要标志。右心房内另有一个具有重要外科意义的区域，被称为 Koch 三角，它的边界由 Todaro 腱、三尖瓣隔瓣附着部以及冠状窦开口所组成，整个心脏的房室传导枢纽房室结就位于 Koch 三角内。

（二）右心室

右心室位于右心房的前下方，右心室前壁与胸廓相邻，位于胸骨左缘第 4、5 肋软骨的后方。右心室前壁较薄，且供应血管相对较少，通常是右心室手术的切口部位。右心室由室上嵴分成后下方的右心室流入道和前上方的流出道两部分。

右心室流入道又称固有心腔（窦部），从右房室口延伸至右心室尖。室壁内侧凹凸不平，有许多被称为肉柱的肌性隆起。肉柱的基部附着于室壁，尖端称为乳头肌，分为前、后、隔侧三群，突入心室腔的锥体形肌隆起。其中供应房室束的右束支的血管通过前乳头肌的一条肌束到达前乳头肌，在右心室手术时应注意避免将其损伤。右心室流入道入口为由三尖瓣环围绕的右房室口，三尖瓣基底附着于三尖瓣环上，三尖瓣的游离缘和心室面借腱索连于乳头肌。至此，三尖瓣环、三尖瓣、腱索、乳头肌形成三尖瓣复合，共同维持血液的单向流动。右心室流出道又称动脉圆锥或漏斗部，内壁光滑，呈圆锥形，是一个全肌性结构。上端借肺动脉口通往肺动脉干。肺动脉口由三个半月形肺动脉环构成，其上附有三个半月形的肺动脉瓣。

（三）左心房

左心房位于右心房的左后方，与右心房不同，它有一个宽阔的体部，构成心底的大部分。前方有升主动脉和肺动脉，后与食管相毗邻。根据胚胎发育来源，左心房分为左心耳和左心房窦两部分。

左心耳较狭长，壁厚，内壁有梳状肌，但其梳状肌没有右心耳的发达且分布不均匀。左心耳突向左前方，覆盖于肺动脉干根部左侧及左冠状沟前部，位置上与二尖瓣相邻，是外科手术时最常用的手术入口之一。使用此切口进入左心房时应注意，当窦房结动脉起源于回旋支动脉时可经过此区域。

左心房窦又称固有心房，其腔面光滑，后壁两侧各有一对肺静脉开口，开口处无静脉瓣，但心房肌可围绕肺静脉延伸 1 ~ 2 cm，具有括约肌样作用。左心房窦前下借左房室口与左心室相通。

（四）左心室

左心室位于右心室的左后方，呈圆锥形，锥底由左房室口和主动脉口构成。左心室前壁介于前室间沟、左房室沟和左冠状动脉回旋支的左缘支三者之间的区域，此处血管较少，是左心室手术的入路部位。左心室各壁之间或室壁与乳头肌之间通常由左心室条索或假腱索连接，其内大都含有浦肯野（Purkinje）纤维，为左束支分支。左心室腔以二尖瓣前尖为界分为左后方的左心室流入道和右前方的流出道两部分。与右心室不同，左心室并非是一个完全的肌性结构，其室间隔壁大部分由肌肉构成，但也有部分为膜性室间隔，后者在主动脉下流出道处构成了中心纤维体的一部分。

左心室流入道又称左心室窦部，位于二尖瓣前尖的左后方。入口为左房室口，瓣口周围是致密结缔组织二尖瓣环。左心室乳头肌较右心室粗大，分为前后两组。前乳头肌位于左心室前外侧壁的中部，常为单个粗大的锥状肌束，其发出的腱索连接于二尖瓣前、后尖的外侧半和前外侧连合；后乳头肌位于左心室后壁的内侧部，其腱索连接于二尖瓣前、后尖的内侧半和后内侧连合。当左心室收缩时，其乳头肌对腱索产生牵拉作用，使二尖瓣有效开关、闭合。和右心室相同，左心室心尖部的心肌也相当薄，所以施行手术操作时应注意避免将其损伤。

左心室流出道又称主动脉前庭、主动脉圆锥或主动脉下窦，为左心室的前内侧部分，此部分室壁光滑，缺乏伸展性和收缩性，但对主动脉瓣有支持作用。左心室流出道由室间隔上部和二尖瓣前瓣组成，室间隔构成其前内侧壁，二尖瓣前瓣构成其后外侧壁。左心室流出道的上界为主动脉口，后者周围的纤维环上附有三个半月形瓣膜，即主动脉瓣。

第三节　心脏的瓣膜结构与位置

心脏位于胸部，在两肺之间及食管的前方。其有四个腔室：两个心房和两个心室。右心房接受经上腔静脉和下腔静脉汇流的静脉血。静脉血通过三尖瓣进入右心室，右心室将血液经肺动脉瓣泵入肺部。血氧交换后，含氧的动脉血通过肺静脉汇流至左心房。动脉血通过二尖瓣进入左心室，然后由左心室经主动脉瓣泵入主动脉，再通过主动脉及其动脉分支分布到全身。心脏瓣膜在心脏永不停止的血液循环中扮演重要角色。

一、三尖瓣

三尖瓣与右心室相连，是右房室瓣。三尖瓣有 3 个瓣叶，即前叶、隔叶和后叶。其中，前叶是 3 个瓣叶中最大的。三尖瓣有一个游离缘和闭合线，位于三尖瓣的心房侧。每个瓣叶都有腱索附着于心室的乳头肌上。三尖瓣的鉴别特征之一就是隔叶的腱索直接连接到潜在相邻的室间隔上。三尖瓣瓣环不像二尖瓣环那样完整，是不连续的。

如果发育异常，则会出现三尖瓣下移畸形（Ebstein 畸形），这种畸形以后叶从心室分离失败而与房室环偏离超过 1 cm 为特征。

二、肺动脉瓣

肺动脉瓣位于右心室和肺动脉之间，有像王冠一样的冠状形态的环及 3 个瓣叶，瓣叶在 3 个交界区相互分离，分别是前叶、左叶和右叶。这些瓣叶有一个游离的边缘和沿着心室表面的闭合线。这些排列形态使肺动脉瓣与其他瓣膜一样，允许瓣叶有一些冗余，以防止正常生理情况下发生反流。肺动脉瓣叶较主动脉瓣叶薄，反映了右心室腔压力较低。

三、二尖瓣

二尖瓣是左房室瓣，与三尖瓣一样，它由瓣叶以及和乳头肌连接的腱索组成。二尖瓣有两个瓣叶：前叶和后叶。两个瓣叶所占的表面积是相等的。二尖瓣没有间隔腱索附着，前叶和主动脉瓣在纤维骨架上是连续的，由此可确认二尖瓣和左心室。二尖瓣环轮廓清晰，可看到纤维环形带。后叶有三个扇形，凹口可形成不同的角度。这些小的瓣叶凹口允许瓣叶有少许冗余，这对其功能有重大意义。后叶有连接于瓣叶与相邻的左心室壁之间的基底腱索。支柱腱索是两条大的连接在前叶两侧的腱索，它仅存在于前叶。这些腱索具有不同的功能，一些维持瓣叶的结构完整，一些确保瓣叶闭合良好，其他可防止瓣叶脱垂。

四、主动脉瓣

主动脉瓣是一个半月形瓣膜，位于左心室和主动脉之间，有 3 个瓣叶：右冠瓣、左冠瓣和无冠瓣。无冠瓣通常较另两个瓣叶略大。每个瓣叶与其相邻瓣叶之间都有交界区将它们分开。瓣叶都有游离缘及闭合线，因为心脏左侧的压力更高，所以主动脉瓣发育更完善。接近交界区经常有水平的瓣膜缺损，称为开窗，这些是正常的结构且会随着年龄的增长变得更加明显。在每个瓣叶的中部都有一个发育良好的小结节或突起，在心室侧沿闭合线排列，称为 Ariantus 结节。在右冠瓣及无冠瓣下方是室间隔的最薄处，即膜部室间隔。在这个间隔区，房室间希氏束穿过，然后左束支浦肯野纤维沿着左心室心内膜表面延伸。

主动脉环不是一个简单的环，其形状像王冠，类似肺动脉瓣环。每个瓣叶都附着于这个纤维冠，并留有瓣叶之间的交界区之间的空间。在每个瓣叶的背面都有一个向外的袋状区域，称为主动脉窦，它们在舒张期瓣膜关闭时充满血液。

第四节　心脏的间隔与传导系统

一、心脏的间隔

人类的心脏在胚胎发育的第 4 周末基本成形，此时心脏仍未形成互相独立的四腔心结构，而以连续的单心管形式呈现。心房、心室交界的背侧面与腹侧面心内膜垫的生长标志着心房、心室左右分隔的开始，两侧心内膜垫相对生长并逐渐融合将心腔分隔开，成为心脏的间隔组织。连续的间隔组织将心腔分为左右两个部分，左半心接收肺静脉回流的动脉血，右半心接收上、下腔静脉回流的静脉血，左、右房室水平互不相通。房间隔（atrial septum，AS）将心房分为左、右心房，室间隔（ventricular septum，VS）将心室分为左、右心室，房室隔（atrioventricular septum，AVS）则位于右心房与左心室之间，也是房室交界区（atrioventricular junction region，AVJR）的主要部位。间隔组织发育异常是引起先天性心脏病的主要原因。

（一）房间隔

房间隔（AS）是分隔左、右心房的中隔组织，也称为房中隔。AS 由心房肌细胞和结缔组织充填于两侧心内膜之间构成。AS 与心脏的正中矢状面呈 45°角倾斜于左前方，前、后缘分别与升主动脉的后壁和后房间沟相毗邻。AS 的中下部有一相对薄弱的卵圆形浅凹，位于下腔静脉开口的左上方，称为卵圆窝。卵圆窝长轴垂直于胸壁，其左心房侧轻度突向左心房腔内，而右心房侧则轻度凹陷，凹陷深度可因年龄不同而变化。卵圆窝相对薄弱，厚度约为 1.0 mm，因此是房间隔缺损（atrial septal defect，ASD）的最好发部位，也是行 AS 穿刺术的最理想部位。

在胚胎发育的第 3 周末，AS 逐渐开始形成。第一房间隔在心房腔的顶部长出并逐渐向下方的心内膜垫方向生长，第一房间隔与心内膜垫暂时未融合的孔道称为原发孔，随后第一房间隔上部分化形成继发孔。此后，第二房间隔从第一房间隔的右侧呈镰状长出，第二房间隔逐渐向下伸向心内膜垫，并在其游离缘处留下一处孔道，称为卵圆孔，继发孔与卵圆孔上下相对。继发孔逐渐被第二房间隔遮蔽，卵圆孔则被位于左侧的第一房间隔游离缘（卵圆瓣膜）遮蔽。血液可由右心房侧推开卵圆瓣膜而流向左心房，反向时由于卵圆瓣膜的遮蔽而阻断血液从左心房向右心房流动。原始 AS 发育异常将导致 ASD 的发生。ASD 可分为四种类型，分别为原发孔型、继发孔型、静脉窦型和冠状静脉窦型。原发孔型是指由于第一房间隔与心内膜垫融合不全导致的缺损，位于 AS 与心内膜垫交界处。继发孔型亦称为中央型，是指 AS 中央部卵圆窝处缺损，此部位的缺损最常见。静脉窦型是指位于腔静脉入口处的缺损，分为上腔型和下腔型。上腔型缺损是指上腔静脉入口处的缺损；下腔型缺损则为下腔静脉入口处的缺损。冠状静脉窦型是指冠状静脉窦上端的缺损。

（二）室间隔

室间隔（VS）是分隔左、右心室的中隔组织，与 AS 一样与躯干呈 45° 角，斜行向下止于心尖部。VS 前部较弯曲，后部较平直。VS 的右心室侧呈明显的凸起状，左心室侧则呈凹陷状。VS 的厚度为 2 ～ 8 mm，由上至下逐渐增厚，越靠近心尖部越厚。VS 由肌部和膜部两部分构成，前者占 VS 的大部分，由覆盖心内膜的心肌组织构成，左束支及其分支在肌部 VS 左侧面的心内膜深处通过，而右束支则于 VS 右侧心内膜深处通过。心房与心室交界部位，即 VS 的后上方，称为 VS 膜部，由不规则的膜性组织构成，为室间隔缺损（ventricular septal defect，VSD）的好发部位。主动脉瓣的右冠瓣和无冠瓣的下缘构成 VS 膜部的上界，VS 肌部构成膜部的前缘和下缘，而右心房壁则构成 VS 膜部的后缘。三尖瓣隔瓣瓣尖附着于 VS 膜部右侧，以此为界又可将 VS 膜部分为后上部和前下部。VS 与 AS 几乎同期形成，心室底部形成 VS 的基胚并向上突起，向上生长的游离缘与相对生长的心内膜垫心室侧逐渐融合成 VS 膜部，至此左、右心室完全分隔开。胚胎期 VS 发育异常将导致 VSD 的发生，为新生儿最常见的先心病。VSD 的种类包括膜周型、肌部型、双动脉下型及邻近三尖瓣（非膜周）型。膜周型是指 VS 膜部及周围邻近部分的缺损，是最常见的缺损类型；肌部型是指缺损边缘均为 VS 肌部，而 VS 膜部完整；双动脉下型是指缺损的上缘直接与主动脉瓣和肺动脉瓣相邻；邻近三尖瓣（非膜周）型是指缺损累及流入道肌部室间隔，与三尖瓣相邻，但未达到 VS 膜部。

（三）房室隔

房间隔和室间隔之间的过渡部分称为房室隔（AVS）。AVS 的界限如下：二尖瓣瓣环构成 AVS 上界，三尖瓣隔瓣瓣尖附着缘构成 AVS 下界，室上嵴构成 AVS 前界的右侧，而主动脉右冠瓣瓣环则构成 AVS 前界的左侧，冠状静脉窦窦口前缘与三尖瓣隔瓣瓣尖的垂线构成 AVS 后界。AVS 右侧面为右心房心内膜面，左心室流入道后部和流出道前部则共同构成 AVS 左侧面。AVS 也是 AVJR 的主要区域，内有房室结（atrioventricular node，AVN）等房室传导系统的延隔组织。

二、心脏传导系统

心脏是具有节律性收缩与舒张功能的器官，其节律性活动与心脏传导系统的电活动紧密相关。具有自律性和传导性的特殊心肌细胞构成了心脏传导系统的主要部分，其主要生理功能是产生和传导冲动，以主导心脏的节律性活动，使心脏成为一个具有节律性收缩和舒张功能的泵血器官。心脏传导系统由窦房结（sinoatrial node，SAN）、结间束、房间束（atrioventricular bundle，AVB）、AVJR、AVN、房室束（atrioventricular bundle，AVB）、左右束支和浦肯野（Purkinje）纤维等几部分构成，冲动在传导系统中按顺序传导，先后激动心房与心室，使房室的收缩和舒张分离而有序做功。

（一）窦房结

窦房结（SAN）是心脏自律性最强的起搏点，为心脏的第一起搏点，正常心脏的电活动起源于此处。SAN 位于右心房与上腔静脉交界处的心外膜下心房壁内，即界沟上端的 1/3 处。SAN 肉眼下不可见，由一层脂肪组织和结缔组织覆盖，是一种复杂的多室结构，其血液供应来自一条粗大的心房动脉，该动脉大多数起源于右冠状动脉，少部分是左回旋支近端发出的分支。SAN 的形态多变，以两端小、中间大的长梭形或椭圆形较为常见，其长轴与界沟平行，最上端位置最高可至右心耳与界沟相接处，最下端位置略低。SAN 的中央有一条动脉恒定穿过，称为 SAN 动脉。

（二）结间束

关于 SAN 产生的兴奋是如何传导至 AVN 的观点至今仍存在较大的争论。目前，大部分学者认为 SAN 与 AVN 之间存在着具有特殊电生理功能的心肌细胞，能将兴奋由 SAN 传导至 AVN，它们被称为结间束。结间束分为三条，即前结间束、中结间束和后结间束。前结间束起源于 SAN 的上部，自发出后向左前走行，绕行于上腔静脉和右心房的前侧，向左延伸至 AS 的上缘后分成两分支，其中分布于左心房前壁体部和左心耳的分支为上结间束，而另一分支则经卵圆窝前方的 AS 下行并终止于 AVN 的上部，称为下结间束。中结间束起源于 SAN 的右上部分，自发出后沿上腔静脉向右后方走行，经 AS 的卵圆窝前缘下行并终止于 AVN 的上部。后结间束起源于 SAN 的下端，进入心房界嵴并向内下方向走行，经过下腔静脉瓣并穿过冠状静脉窦窦口的上方最后终止于 AVN 的后上部，后结间束在沿途中发出部分纤维束支分布于右心房壁。

（三）房室交界区

房室交界区（AVJR）是指位于 AVS 内的心房与心室传导系统相互连接的区域。来自 SAN 的兴奋经结间束在此区域缓慢下传至心室，此区域是兴奋在心脏传导系统中传导的延隔部分，能使心房与心室在不同时间段收缩、舒张而协调心脏的整体活动。AVJR 的范围相当于 AVS 右侧面的 Koch 三角区，此区域主要由位于中央的 AVN、AVN 心房扩展部以及 AVN 向下延续的 AVB 起始端构成，各部分间无明确的分界，有时也认为 AVJR 是由 AVN 和 AVB 组成。

（四）房室结

房室结（AVN）位于 AVJR 中央部，即 Koch 三角区尖端的心内膜深处。SAN 功能障碍时，AVN 则产生冲动，是心脏的次级起搏点。AVN 多呈矢状位的扁椭圆形，其后下方紧邻冠状静脉窦窦口，后上端和右侧面发出数支纤维束向冠状静脉窦窦口和 AS 周围分布而形成 AVN 的心房扩展部分，其左下方与右侧纤维三角相邻。AVN 的形状与右侧纤维三角的形状紧密相关，其右侧则由心内膜及薄层的心房肌构成，AVN 逐渐变细的前端穿过中央纤维体向下移行为 AVB 起始端。

（五）房室束

房室束（AVB）又称希氏束（bundle of His，HB），将来自 AVN 的兴奋经 AVB 传导至心室，是心脏传导系统的重要组成。新生儿时期 AVB 长为 2.2 ~ 5.4 mm，而后逐渐延长，至成人时可达 5.7 ~ 7.9 mm。AVB 解剖延续于 AVJR 的逐渐变细的 AVN 前端，AVB 在穿过中心纤维体的纤维核时变细并逐渐转向，穿出中心纤维体后指向 VS 肌部并下行，到达 VS 肌部的顶端后开始分为左束支（left bundle branch，LBB）与右束支（right bundle branch，RBB）。从 AVB 主干发出并向左侧 VS 前下方走行的为 LBB，而 AVB 的直接延续则逐渐转为 RBB。AVB 稍上方为主动脉的右冠瓣和无冠瓣及 VS 膜部，右侧为三尖瓣隔瓣瓣尖与其相交叉处，因此在行主动脉瓣和三尖瓣置换术以及膜部 VSD 修补术时，应格外注意此处的解剖毗邻关系，避免损伤 AVB 而引起房室传导阻滞。

（六）左束支

左束支（LBB）起源于 AVB 的分叉处，呈粗短状走行于 VS 左侧心内膜深处，并在 VS 上 1/3 段部位水平发出三组分支束。横穿左心室流出道并伸向前乳头肌基底部的分支为前组，也称为左前分支；向后分布于后乳头肌的分支为后组，而伸向左侧 VS 膜部表面的分支为间隔组，为左束支的直接延续。LBB 目前在分型上分为三型，即两支型、三支型和网状型。两支型是指 LBB 分为前、后两支，而间隔支则由前支或后支发出；三支型是指 LBB 依次发出前、后和间隔支；网状型则是指 LBB 发出前、后和间隔支并相互交织成网状结构，各分支之间无明确分界，散布于整个左心室心内膜深处。

（七）右束支

右束支（RBB）起源于 AVB 分叉部的末端，呈细长的条索状，为 AVB 的直接延续部分。RBB 从 VS 膜部下缘的中部向前下弯行，穿过 VS 右侧心肌，表面有 VS 右侧面的薄层心肌覆盖，经过右心室圆锥乳头肌的后方，向下进入隔缘肉柱，到达右心室前乳头肌根部分支分布于右心室壁。RBB 发出间隔、前、后三组分支束；间隔组起源于隔缘肉柱起始处，并分布于 VS 右侧面下部；前组起源于乳头肌前上方和外侧部，分布于右心室游离壁前部；后组为 RBB 的终末分支，起源于乳头肌基底部并向后走行于乳头肌、VS 后部和右心室游离壁后部。RBB 较细长，走行途中容易受到局部病灶的侵袭或手术的损伤而导致传导阻滞。

（八）浦肯野纤维网

Purkinje 纤维是指左、右束支的分支纤维分布于心室心内膜下并相互交织成网的特殊心肌纤维。Purkinje 纤维在心室上下部的分布数量差距明显，其广泛分布于 VS 的中下部、乳头肌下部、心室游离壁下部以及心尖部，而在 VS 上部、动脉口和房室交界附近的心内膜下则分布较少或几乎没有分布。来自心内膜下 Purkinje 网的纤维分支与 VS 内膜面呈 90° 或 >90° 的方向进入心室壁心肌内形成心肌内 Purkinje 网，穿入深度约为 2 mm，调节心室的收缩和舒张功能。

第五节 冠状动脉解剖

心脏的血液供应来源于左、右冠状动脉，绝大部分回流的静脉血经冠状静脉窦汇入右心房，少部分直接汇入右心房，极少部分流入左心房和左、右心室。尽管心脏仅占体重的 0.5%，但冠状动脉血流量却占心输出量的 4% ~ 5%。因此，冠状动脉具有十分重要的地位。

左、右冠状动脉起源于主动脉根部主动脉窦内，形成一个位于房室沟内相互吻合的动脉环，并且它们借其边缘分支及室间支在心尖处相交成祥而连接。冠状动脉的主干及大分支多位于心外膜下；而处于房室沟和室间沟的分支则相反，其位置较深，有时被心肌反复覆盖或埋于深处，心肌条索也可以跨过房室沟或室间沟内的血管分支。此外，冠状动脉是高度肌性血管，且其结构变化较大，这是由于它们多次分支及走行曲折所致。冠状动脉与其他动脉不同的特殊点在于：冠状动脉内弹力膜不连续且纵向肌束位于血管内膜的外部或中膜的内部，在中膜和内膜之间界线不清。

冠状动脉的直径常是指左、右冠状动脉主干及其大分支的直径。由于测量方法不统一，相关正常标准参考价值作用有限。多数测量是测量冠状动脉外膜间的直径。研究显示，冠状动脉起始处的直径为 1.5 ~ 5.5 mm。1967 年，Baroldi 和 Scomazzoni 测得左、右冠状动脉起始处的直径分别为 4.0 mm 和 3.2 mm，60% 的左冠状动脉起始处直径大于右冠状动脉起始处直径，17% 的右冠状动脉起始处直径更大，左、右冠状动脉起始处直径近似者占 23%。1991 年，Pesonen 等测量得出，1 岁龄时左冠状动脉的外径约为 2.1 mm，到 15 岁时增加到 3.3 mm，可持续增长至 30 岁。2012 年，Karagold 等发现，1 ~ 6 个月儿童左、右冠状动脉的直径与出生时体重、身高和体表面积相关。

所谓冠状动脉分布的优势类型要由分布于室间隔后部和左心室后外侧壁的后室间支起源于哪条冠状动脉分支决定，70% 的人是左优势类型，即左冠状动脉除发出 2 大分支之外，还发出后室间支和左心室后支。部分人的后室间支是双侧性的，部分来自右冠状动脉和左冠状动脉回旋支，或缺如而由左、右冠状动脉发出的较小血管网来代替。在胎儿期，左、右冠状动脉分支间的吻合很丰富，1岁时会大量减少。在缺氧情况下或有冠状动脉疾病时，冠状动脉吻合支之间的侧支循环会逐渐建立。同时，冠状动脉分支与纵隔、心包和支气管小动脉分支之间也可以建立侧支循环。

一、冠状动脉的发育

在胚胎发育初期，心肌直接从心腔血液中吸取营养，随后通过心肌内窦状隙吸取养分。之后，心肌内窦状隙成为肌小梁间隙。在胚胎发育第5周，房室沟和室间沟处心外膜下出现内皮血管网，这些血管网的分支穿过心肌与心肌内窦状隙连接。左前心外膜下血管网分布于左房室沟、前室间沟及左心室壁。右后心外膜小血管网则分布于右房室沟、后室间沟，右心室前壁及两侧心室的横隔面心外膜下血管网穿过主动脉壁形成通道而发育成为冠状动脉的近端部分。

二、冠状动脉的分支

左、右冠状动脉均发自主动脉窦，少有起源异常。但左、右冠状动脉可共同起自同一个主动脉窦或同一个总干，也可出现3～4条冠状动脉分支。最常见的变异发生在动脉圆锥支，其是右冠状动脉的分支之一，也是右冠状动脉的第1条分支，此支可单独起自主动脉窦，可视为第3条冠状动脉（占36%）。正常情况下，左冠状动脉自起始后到发出回旋支和前室间支之间有一小段，但回旋支和前室间支可以分别直接起自主动脉窦。此外，冠状动脉开口的高度也可发生变异，一般冠状动脉开口位置较高，多数与主动脉瓣边缘相平或高于瓣叶边缘，约有10%的右冠状动脉和15%的左冠状动脉开口在三尖瓣边缘以下。1708年，有研究发现，在心脏收缩期，主动脉瓣瓣叶充分分离时，三尖瓣有时可以阻塞冠状动脉开口。

（一）左冠状动脉

左冠状动脉直径比右冠状动脉直径大，起自主动脉左后窦，供应大部分心肌，包括左心房、全部左心室及大部分室间隔。在右冠状动脉优势型，右冠状动脉可分布在左心室后壁部分区域。左冠状动脉自起始处至发出第1个分支之间的一段为左冠状动脉第一段，其长度大小不一，可从数毫米到数厘米不等。此段行于肺动脉干与左心耳之间，深度走行于房室沟内并沿此沟向左侧走行，埋于心外膜下的脂肪中，一般此段只发出小的心房支而无大分支。少数人窦房结总支也发自左冠状动脉的回旋支。左冠状动脉走行于房室沟内时分为2～3条主支，即前室间支（前降支）和回旋支，有时尚有左角动脉发出。

前室间支似为左冠状动脉的直接延续，沿前室间沟内向下前斜行，起始段位于肺动脉干起始部的左后方，被肺动脉干起始部掩盖，表面有心肌纤维束和心大静脉属支跨过，并伴心大静脉直达心尖区。多数情况，前室间支到达心尖后，绕过心尖转向后方，进入后室间沟内上行，可沿室间沟上行达到后室间沟长度的 1/3 ~ 1/2。前室间支与右冠状动脉的后室间支终末细支靠近，其中有 1/3 的前室间支终于心尖处。前室间支分出左、右心室前支、室间隔前支及后室间支。右心室前支仅为 1 ~ 2 条细小分支，而从前室间支以锐角发出的左心室前支以 3 ~ 5 支多见，斜向左前下方，分布于左心室前壁，较大的终末支可到达左心缘。左角动脉为起于左冠状动脉干分叉处的较大分支，33% ~ 50% 及以上的人可出现此分支。在前室间支发起处附近常发出一支小的左圆锥动脉（支）分布于肺动脉起始部，并在分布区与右冠状动脉的圆锥动脉及起自肺动脉、主动脉的滋养动脉相吻合。室间隔前支以 12 ~ 17 支多见，从前室间支发出后，几乎垂直向后下方进入室间隔，供应室间隔前 2/3 部；第 1 间隔支较粗大，在切取自体肺动脉瓣行主动脉瓣替换术（Ross 手术）时应避免将其损伤。由前室间支绕过心尖进入后室间沟的部分距心尖不同距离发出小的后室间支，以同样的方式进入室间隔下部后方，供应室间隔下部后 1/3 区。回旋支是左冠状动脉的又一大分支，其直径与前室间支相似，向左弯曲走行于房室沟内，继续绕过心脏左缘进入房室沟后部。多数人的回旋支终止于房室交点的左侧，部分人的心脏回旋支延续成后室间支。回旋支的近侧段常被左心耳遮盖，约 90% 的回旋支发出一个大的心室支，即左缘支，该支位置较恒定，直径也较粗大，垂直下行后发出一个分支分布于心左缘，并经邻近的左心室侧面直到心尖。室前支为回旋支又一主要分支，为 1 ~ 5 支，与左角动脉平行分布于左心室前壁，若左无角动脉，则代替其分布。室后支分支少而小，左心室后部的血供主要来自后室间支。当室后支很小或缺少时，常由回旋支的一条伴行分支或回旋支发出的一条室间支延续伴行或代替其分布。回旋支向上发出多条心房分支，从前面、外侧及后面供应左心房。

值得注意的是，回旋支有许多变异分支。1978 年，Hutchinson 提出，约 35% 的人的回旋支发出一支窦房结动脉（支），一般自回旋支的前段发出，少数自回旋支绕至左心缘处发出，向上经左心耳内侧壁，再经左心房前壁向右至上腔静脉口，多以逆时针方向从上腔静脉口后方绕至前面，从尾端穿入窦房结。在心房分布优势型，除分布于左心房外，回旋支发出的窦房结支像右冠状动脉所发出的窦房结支一样也环绕上腔静脉末端，该支约 40% 起于回旋支的起始段，并发一条大的分支到达或穿经窦房结。在所谓"左优势型"中，在回旋支行至房室交点附近，20% 发出一房室结支，然后回旋支通常再发出一后室间支。另一变异分支是 Kugel 吻合动脉（Kugel's anastomotic artery）或称心耳大吻合动脉，是一个回旋支的恒定分支，一般自回旋支的前部发出后行至房间隔（近房间隔的心室缘）并与右冠状动脉建立直接或间接的吻合，直到现在对这种吻合情况仍有争议。

（二）右冠状动脉

右冠状动脉起于主动脉右前窦，通常为单支，其起始段在右心耳与肺动脉干之间向前右侧走行，进入房室沟后几乎垂直下行至右心缘，弯曲绕过右心缘进入房室沟的后部，逐渐走至房室交点，即房间沟和室间沟的连接处。约 60% 的人其右冠状动脉在此处发出一小支与左冠状动脉的回旋支形成多种形式的吻合。10% 的人其右冠状动脉在靠近右心缘处终止；约 20% 的人其右冠状动脉的分支可达左心缘，取代左冠状动脉回旋支的分布；另有约 10% 的人其右冠状动脉在右心缘与房室交界区之间终止。

右冠状动脉分支主要供应右心房、右心室、房间隔及部分左心室区域。右冠状动脉的第 1 个分支为右圆锥动脉（支），约有 36% 的人此分支直接起于主动脉窦，所以此分支也被称作"第 3 冠状动脉"，此支向前分布于肺动脉圆锥最下部和右心室上部。一般此支与左冠状动脉的同名分支相互吻合形成一个纤细的 Vieussens 环，环绕肺动脉干。圆锥动脉备受关注，右圆锥动脉是右冠状动脉的第 1 条心室支，供应从动脉圆锥至心尖的多个区域，临床注意到，右圆锥动脉在冠状动脉疾病中扮演重要角色。

心房前支和心室前支由右冠状动脉起始部至右心缘间一小段发出，即由右冠状动脉第 1 段发出。两组分支方向相反，右心室前支不同于左冠状动脉分支多由其主干锐角发出，而是由右冠状动脉主干近似直角发出。心室前支一般为 2 ~ 3 支，向心尖方向走行，但较少会到达心尖，而大多数心脏右缘支较粗大且足够长，一般可到达心尖，冠状动脉造影时它们可作为确定心缘的标志。当右缘支很大时，其余心室前支可减少到 1 支或缺如。起自右冠状动脉自心右缘至房室交点的一段，即右冠状动脉第 2 段，有 2 ~ 3 支小的右心室后支供应右心室膈面，其大小与供应右心室前壁的右缘支成反比。在右冠状动脉主干走行接近房室交点时，发出 1 ~ 3 支后室间支，仅 1 支行于后室间沟内，称为后室间动脉（支），其他小支则行于后室间沟两侧。后室间支为单支者约为 70%，此时其左侧或右侧或两侧可有从右冠状动脉发出的平行支，分布于右心室后壁及左心室后壁的一部分。当这些旁侧血管存在时，后室间动脉的分支小且稀疏，研究发现，尚有 10% 的个体是由左冠状动脉分支代替分布。

右冠状动脉的心房分支可分为右房前支、右房侧支和右房后支 3 组，通常为单一的直径约 1 mm 的小血管。右房前支、侧支主要供应右心房，右房后支分布左、右心房，约有 40% 的右冠状动脉存在左房后支。窦房结支又称窦房结动脉的心房支，可分布于两侧心房肌，但主要到右心房肌层，其起点具有变异性，约 35% 起自左冠状动脉及其回旋支。当窦房结支系右冠状动脉分支时，其多发自右冠状动脉前部，其次发自右冠状动脉外侧部，起于右冠状动脉后室间沟部者比较少见。窦房结支发起后，在主动脉与右心耳之间沟内后行，不论起始于上述哪部分，该动脉均围绕上腔静脉基底部形成动脉祥，通常形成一动脉环，此环上发出的小分支供应右心房。有时有一较大的"界嵴支"多以逆时针或以顺时针方向绕上腔静脉口穿入窦房结。右冠状动脉的房、室隔分支数目多而短，离开后室间支后供应室间隔后部，一般不到达室间隔心尖处，其中最大的室间隔后支起自右冠状动脉在房室交点特别弯曲处的第 1 条分支，此处也发出后室间支。1978 年，Hutchinson 等报道，大约有 80% 的房室结的血液由室间隔后支供应。DiDio 等在 1967 年报道，右冠状动脉的房室结支来于走行在房室沟内的左、右心室支，由许多分支的小动脉组成，除供应房室结外，还供应附近的心房和部分心室。

三、壁冠状动脉

壁冠状动脉是指被浅层心肌即心肌桥所掩盖的冠状动脉的主干或分支中的一段。壁冠状动脉常起始于前、后室间支，常见于一处，但也可出现于多处，目前研究发现，最多为 7 处。壁冠状动脉表面心肌桥的厚度不一，其长度一般为 2 ~ 50 mm。一般认为，壁冠状动脉受心肌桥的保护，局部承受的应力较小，心脏舒张时也可控制血管，使之不过度扩张，所以该血管较少发生动脉硬化。在行冠状动脉手术时，应注意该冠状动脉的存在。

四、冠状动脉的分布

对冠状动脉的分布的详解需要建立一个心脏血液循环的整体概念，通常认为，左冠状动脉分布于左心室大部分、右心室前壁室间沟附近的窄长区域、室间隔前 2/3 和左心房大部分，右冠状动脉供应右心室全部（前室间沟右侧的小区域除外）、左心室膈面的一部分、室间隔后下 1/3 区、右心房和部分左心房、心传导系直至左右束支的近侧部等区域。冠状动脉血管分布的变异主要发生在心室膈面的血液供应方面，与左、右冠状动脉的"优势型"相关。按 Schlesinger 分型原则，以后室间沟为标准，国人冠状动脉分布类型被分为 3 型，即左优势型、右优势型和均衡优势型。"优势型"并非指冠状动脉对心脏的血供量，而是指心室膈面血管分布的形式。若只考虑对心脏的供血量，则左冠状动脉的供应量是最大的。"右优势型"后室间支发自右冠状动脉；"左优势型"后室间质支发自左冠状动脉，而"均衡性"则左、右冠状动脉的后室间支行于后室间沟内，走行于室间沟两侧。心房的血液供应变异较少见。1978年，Hutchinson 研究发现，62% 以上的左心房由左冠状动脉供应，约 27% 的左心房由右冠状动脉供应，11% 的左心房由 2 条冠状动脉均衡供应，而 50% 以上的右心房的血液供应仅由右冠状动脉供应，其余则由左、右冠状动脉共同供应。窦房结和房室结的血液供应也不恒定，1961 年，James 提出，左、右冠状动脉供应窦房结的比例分别为 45% 和 55%；此外，还发现，房室结的血液供应 90% 来自右冠状动脉，10% 来自左冠状动脉。后来的研究认为，左、右冠状动脉对窦房结供应的比例分别为 41% 和 51%，8% 的窦房结接受双侧冠状动脉供应。1978 年，Hutchinson 进一步发现，左、右冠状动脉血管供应比例分别为 35% 和 65%，而对房室结的供应分别为 20% 和 80%。多数研究认为，房室结由右冠状动脉供应，很少由左冠状动脉供应。

五、冠状动脉血管吻合

研究认为，左、右冠状动脉之间的吻合多在心外膜下或心肌层内。冠状动脉与心外血管间的吻合在临床上具有重要意义。研究认为，心外膜下血管分支间可以建立较好且长期的血管吻合。1921 年有学者提出，这种吻合在活体状态下可以改善心肌的血液供应。随后研究者通过对冠状动脉进行放射线照相和血管铸型标本分析以及不透光放射灌注等方法观察研究，几乎都认为，冠状血管之间的这种吻合是真实存在的。James 研究认为，这种吻合可出现在心外膜下，也可出现在心肌层和心内膜下，常见部位在心尖处、右心室前面、左心室后面、房室交点区、房间沟和室间沟内。吻合的结构形式是多样的，通过大量腐蚀标本观察到，吻合的结构形式不恒定，并且吻合血管的走行较直，而在冠状动脉闭塞的心脏，吻合血管常是弯曲的。少数报告报道了吻合血管的微细结构，吻合血管内径比毛细血管内径稍大，且没有肌层和弹性组织。

六、冠状动脉与心外血管的吻合

冠状动脉与心外血管的吻合常见于冠状动脉及其分支与其他心包分支、胸部血管分支、出入心脏的体循环和肺循环的大血管间的相连通。冠状动脉与心外血管的吻合最常见的是与支气管动脉和胸廓内动脉之间的吻合，较少见的是存在于冠状动脉与心包膈动脉分支、前纵隔内小动脉、膈间动脉或食管动脉之间的吻合。涉及支气管动脉的心外冠状动脉吻合通常在心包反折处，如腔静脉连接处。支气管动脉的心外冠状动脉吻合的最常见部位在肺门内，左冠状动脉的回旋支通过心包后与支气管动脉吻合，灌注实验可以最早追溯到 1705 年的相关报道，1932 年研究人员通过墨汁注射法显示，从冠状动脉注入的墨汁可以通过主动脉的滋养血管到达膈，即可以在肺静脉和腔静脉的滋养血管与冠状动脉分支之间出现吻合，也可以在从肺动脉干到达纵隔和支气管的动脉与冠状动脉之支出现吻合。

冠状动脉心房分支与心外血管也存在吻合，最常见的是窦房结动脉，这些吻合对于能否缓解冠状动脉阻塞的有效性还有待研究。冠状动脉分支和心腔之间的众多连接称为冠状动静脉吻合。1933 年学者研究认为，冠状循环通过大量的薄壁动脉血管与心腔相通，这些血管被称为"心肌窦"，但对这些吻合在冠状动脉疾病中的作用仍然不明确。

七、冠状动脉瘘

冠状动脉瘘是指冠状动脉直接连通于胸部大动脉或心腔并产生血液分流。冠状动脉腔室瘘是指冠状动脉分支直接终止于某一心腔，若是冠状动脉直接连通静脉，则称为冠状动静脉瘘。冠状动脉瘘管可以是先天存在或出生后才出现。先天性冠状动脉瘘管较常见，约占儿童冠状动脉异常的50%。后天性冠状动脉瘘管较常见的病因是医源性损伤，常见于心脏外科手术，当然外伤也可能引起。后天性冠状动脉瘘管常见的类型是冠状动脉腔室直通型瘘管，比较常见于右冠状动脉直接注入右侧心腔。

第六节 心脏解剖三节段分析法的应用

心脏解剖三节段分析法（three-segment heart anatomy concept）是将心脏和大血管分为三个节段，即心房段、心室段和大动脉段，结合心室与心房及大动脉连接处解剖，按顺序对各节段的构型、相互连接、整体方位进行系统分析诊断先心病的方法。先心病种类多，易混淆，尤其是复杂性先心病，常存在心脏结构、位置、血流动力学的复杂改变。为了更好地对复杂性先心病进行分类，1972年，美国 Van Praagh 等首先将心脏解剖分为三节段来分析心血管畸形。随着超声心动图技术的发展，心脏各部分的连接得以观察。1976年，Anderson 等为了更好地理解先心病血流动力学变化，增加了心脏各节段连接处的解剖分析。心脏解剖三节段分析法按步骤进行，首先分析心房段，判断心房位置，其次分析心室段，确定心室的形态特点及位置，然后分析房室连接，明确房室连接的类型，接着分析大动脉段，明确大动脉的位置及其连接类型，最后分析心脏的位置及合并的心脏血管畸形。目前该方法在影像学诊断先心病方面已广泛应用。

一、心房段

常用三种方法判断心房位置，第一是心耳的形态学特点。心耳是每个心房伸出的耳状小囊，位于心房的前方，并向前突出。右心耳短粗，呈三角形；左心耳细长、弯曲，呈管形，形态变异较大。观察左、右心耳结构经食管超声心动图为首选，因其靠近心脏，避开了肋骨等组织，图像更为清晰。而经胸超声心动图图像采集受各种问题限制，在胸骨旁短轴切面及四腔心切面仅可见部分心耳组织。心脏多排螺旋 CT 与心脏磁共振也可了解心耳结构，但不能实时动态观察心耳。第二是心脏与胸腹腔脏器的位置关系。在胚胎发育过程中，心脏与胸腹腔脏器发育密切相关，可通过 X 线片中肝、胃泡区位置初步判断心房分布。心房位置分为五种：心房正常位（situs solitus），即右心房、右肺（三叶）、肝等胸腹腔脏器在右侧，左心房、左肺（二叶）、胃、脾等胸腹腔脏器在右侧；心房反位（situs inversus），是指与正常内脏分布成镜像关系，右心房、右侧胸腹腔脏器在左侧，左心房、左侧胸腹腔脏器在右侧；心房不定位（situs ambiguus）或称内脏异构症（visceral heterotaxies），指胸腹腔脏器左右对称，左、右心耳形态相似，肝在 X 线片上大多居中，若解剖学右心耳位于心脏两侧，称为右侧异构（right isomerism）；若解剖学左心耳位于心脏两侧，称为左侧异构（left isomerism）。第三是腹主动脉与下腔静脉的位置关系。彩色多普勒超声横、纵切面能够显示血管结构、舒缩活动及血流信号，可用于区分两者。若心房正常位，通常腹主动脉与下腔静脉紧邻，分别沿脊柱左侧、右侧上行；若心房为反位，腹主动脉和下腔静脉分别沿脊柱右侧、左侧上行；若心房不定位，右侧异构，下腔静脉及腹主动脉位于椎体同侧，且下腔静脉在腹主动脉前方；若心房不定位，左侧异构，下腔静脉常缺如或离断，通过奇静脉向上腔静脉供血，腹主动脉位于椎体前方。

二、心室段

心室由流入道、小梁部、流出道构成，区分左、右心室可根据小梁部解剖特点判断。右心室肌小梁粗糙、交错，室间隔面可见附着的腱束，远端可见调节束。左心室肌小梁较细，室间隔面光滑无腱束。有时肌小梁呈两者混合形态或完全不同，称为未定心室（indeterminate ventricle）。明确左、右心室后可根据心室空间特点判断其位置。正常解剖心室为双心室，右心室位于左心室右侧，左心室位于右心室左侧，表示为右环（D-loop）心室。心室转位，表示为左环（L-loop）心室。室间隔几乎全部或完全缺失，称为单心室（single ventricle）。流入道或（和）流出道缺如的称为不完全心室（incomplete ventricle）。超声心动图，四腔心切面可见室间隔、心尖小梁结构，胸骨旁主动脉纵轴切面及左心室短轴切面可见流入道、流出道、乳头肌结构。心脏磁共振分形分析技术可实现肌小梁量化。

三、房室连接

房室连接有三种类型，包括双室型连接、单室型连接和房室无连接。①双室型连接，有三种：一致型连接，即解剖右（左）心房与解剖右（左）心室连接；不一致型连接，即解剖右（左）心房与解剖左（右）心室连接；混合型连接，即除外一致型和不一致型连接的双室型连接。②单室型连接，包括：双流入道心室，即同时接受左、右心房血液流入的心室，两侧心房与该心室在结构上相连；一侧房室连接缺如，即单侧房室瓣闭锁。③不直接相连，即当房室组织交界处被纤维脂肪组织填充时，称为房室无连接。若房室瓣部分腱束附着在室间隔或心腔，出现房室瓣（孔）骑跨或跨越室间隔，可影响房室连接。彩色及频谱多普勒超声可通过异常血流信号判断有无瓣膜狭窄、关闭不全。二维超声心动图可评估房室瓣的位置及活动情况，但对瓣环及瓣叶结构细节进行判断较为困难，近年来在三维超声心动图基础上新兴的时间 - 空间相关成像技术可对该结构进行更加清晰的观察。

四、大动脉段

确定主动脉及肺动脉位置主要依据其分支特点。主动脉与左心室相连，其近起始部及弓部分别发出左右冠状动脉、头臂干分支；肺动脉与右心室相连，之后发出左、右肺动脉分支。三组分支均自同一动脉干发出称为共同动脉干。在经胸超声心动图四腔心切面基础上，将室间隔图像置于水平位，旋转超声探头，可调出流出道切面，在大动脉短轴切面、三血管切面、主动脉弓长轴切面等均可见大动脉解剖形态。心室大动脉连接关系有四种类型：①一致型连接，即肺动脉和主动脉分别与左心室、右心室连接；②不一致型连接，即肺动脉和主动脉分别与右心室、左心室连接；③心室双流出道，即流入同一个心室的血液从主动脉和肺动脉两个血管流出，解剖上两个动脉可完全与该心室连接；④单一动脉超过内径 50% 及另一动脉完全与该心室连接。心室流出道（又称漏斗部）的形态按照与动脉瓣膜的位置关系可分为肺动脉瓣下圆锥、主动脉瓣下圆锥、双侧圆锥和双侧无圆锥。主动脉与肺动脉的位置关系可从瓣膜水平入手，主动脉与肺动脉紧邻，其瓣膜位于肺动脉瓣后方偏左为正常位，偏离正常位者为大动脉异位。圆锥动脉干发育异常可形成法洛四联症、大动脉转位、永存动脉干等，超声心动图实时动态及多切面观察可发现大多数圆锥动脉干畸形。

五、心脏的位置及合并的心血管畸形

根据心尖方向和心房位置分类，心脏位置包括：①左位心（levocardia），即心脏在胸腔内，两肺之间，膈肌上方，大部分位于胸骨后方正中偏左，心尖朝向左下方；若左位心、心房正常位，则为正常左位心；若左位心、心房反位，则为孤立性左位心（又称左旋心）。②右位心（dextrocardia），即心脏大部分位于胸骨后方正中偏右，心尖朝向右下方；若右位心、心房正常位，则为孤立性右位心（又称右旋心）。③中位心（mesocardia），即心脏位于胸骨正后方，心尖朝下，心房可为正常位、反位或不定位。超声探头按三节段分析法顺序扫查，除房室节段、房室连接、大动脉段、心脏位置外，还要注意检查与房室相连的静脉及房室间隔等。其中大部分孤立性右位心可合并心血管畸形，如完全型大动脉转位、肺静脉异位引流等。对于心外血管畸形，多排螺旋 CT

血管造影可直观了解血管畸形的位置、程度、范围等，但其在观察及测量血流动力学变化方面不如经胸超声心动图，故两者联合应用临床价值更高。

第七节　心脏的体表投影位置

体表投影是解剖学的一部分，指的是体内的脏器投射到体表的相应位置，主要用于医学体格检查及各种操作中，之所以单独提出来，目的在于引起对体表投影的重视。解剖学学者与临床医生对心脏的投影做了许多研究，由于儿童的高矮胖瘦不一，各学者的参照点也不相同，最终画出了各不相同的投影线，其结果自然也是各有不同，有的很复杂，难于记忆，有的参照点不易寻得，使临床应用受到限制。客观地说，取参照点时应遵循清楚、易寻、易于记忆的原则。因为是体表投影，所以在应用于临床时，还要对个体差异进行估计，要用视、触、叩、听等方法相互印证。

心脏的体表投影个体差异较大，也可因体位而变化。通常采用 4 点连线法来确定。①左上点于左侧第 2 肋软骨的下缘，距胸骨侧缘 1 ~ 2 cm 处；②右上点于右侧第 3 肋软骨的上缘，距胸骨侧缘 1 cm 处；③左下点于左侧第 5 肋间隙，距前正中线 7 ~ 9 cm 处；④右下点于右侧第 6 胸肋关节处。

左、右上点连接为心的上界，左、右下点连线为心的下界。右上点与右下点之间微向右凸的弧形连线为心的右界，左上点与左下点之间微向左凸的弧形连线为心的左界，对临床上判断心界的大小及心音听诊等具有实际意义。心界改变受心脏本身和（或）心脏以外因素的影响，心脏以外因素主要有胸腔积液、气胸、腹水、巨大腹腔肿瘤等，心脏因素和临床常见疾病如表 2-1 所示。

表 2-1　心界改变的心脏因素和临床常见疾病

心脏因素	心浊音界	临床常见疾病
左心室增大	向左下增大，心腰加深，心界似靴形	主动脉瓣关闭不全
右心室增大	轻度增大：心界无明显改变	肺源性心脏病或
	显著增大：心界向左右两侧增大	房间隔缺损
左、右心室增大	心浊音界向两侧增大，且左界向左下增大，称普大型	扩张型心肌病
左心房增大	左心房显著增大：胸骨左缘第 3 肋间心界增大，心腰消失	二尖瓣狭窄
左心房增大合并肺动脉段突出	左心房与肺动脉段均增大：胸骨左缘第 2、3 肋间心界增大，心腰更为丰满或膨出，心界如梨形	
主动脉扩张	胸骨右缘第 1、2 肋间浊音界增宽，常伴收缩期搏动	升主动脉瘤
心包积液	两侧增大，随体位而改变，坐位时心界呈三角形烧瓶样	心包积液

心尖搏动是指心脏收缩时心尖撞击胸前壁引起肋间组织向外移动。正常情况下，心脏只在舒张时碰及胸前壁。心尖搏动主要代表左心室搏动，位于左侧第 5 肋间隙锁骨中线内侧 1 ~ 2 cm 处，直径为 2.0 ~ 2.5 cm，通常明显可见并容易触及。儿童心尖的搏动位置会向上或向外移动，年龄越小，心尖搏动越靠左边。正常小儿心尖搏动范围为 2 ~ 3 cm²；小于 1 岁时，心尖搏动的位置在左乳线外 1 ~ 2 cm；1 ~ 4 岁时，心尖搏动的位置在左乳线外 1 cm；5 岁以上时，心尖搏动的位置在乳线上或乳线内 0.5 ~ 1 cm。心尖搏动位置的改变可受生理性和病理性因素的影响。生理性位置改变主要因体型、体位和呼吸等而变化。病理性因素如表 2-2 所示。

表 2-2　心尖搏动移位的常见病理因素

心脏因素		
左心室增大	向左下移位	主动脉瓣关闭不全等
右心室增大	向左侧移位	二尖瓣狭窄等
左、右心室增大	向左下移位，伴心浊音界两侧扩大	扩张型心肌病等
右位心	心尖搏动位于右侧胸壁	先天性右位心
心脏以外因素		
纵隔移位	心尖搏动向患侧移位	一侧胸膜增厚或肺不张等
	心尖搏动向病变对侧移位	一侧胸腔积液或气胸等
横膈移位	心尖搏动向左外侧移位	大量腹水等
	心尖搏动移向内下	严重肺气肿等

心瓣膜的体表投影位于自左侧第 3 胸肋关节至右侧第 6 胸肋关节的连线上，三尖瓣位于正中线右侧，平第 4 肋间隙；二尖瓣和肺动脉瓣分别位于左侧第 4 胸肋关节和第 3 胸肋关节处；主动脉瓣位于第 3 肋间隙近胸骨左缘处。

瓣膜听诊区是指心脏瓣膜开放和关闭时产生的声音传至胸壁，是听诊最清楚的部位。由于各瓣膜产生的声音沿血流方向传导，瓣膜听诊区与瓣膜的体表投影位置并不完全一致。①二尖瓣区：位于心尖搏动最强点，又称为心尖区。②肺动脉瓣区：位于胸骨左缘第 2 肋间。③主动脉瓣区：位于胸骨右缘第 2 肋间。④主动脉瓣第二听诊区：位于胸骨左缘第 3 肋间。⑤三尖瓣听诊区位于胸骨下端左缘，也就是胸骨左缘第 4~5 肋间。

听诊顺序通常为二尖瓣区、肺动脉瓣区、主动脉瓣区、主动脉瓣第二听诊区和三尖瓣听诊区。杂音的听取对心脏疾病的诊断与鉴别诊断有着重要价值，但是有杂音不一定有心脏病，有心脏病也可无杂音。根据产生杂音的心脏部位有无器质性病变可分为功能性杂音和器质性杂音。功能性杂音包括生理性杂音、全身疾病造成的血流动力学改变产生的杂音、有心脏病理意义的相对性关闭不全或相对性狭窄引起的杂音。后者心脏局部虽无器质性病变，但其与器质性杂音又可合称为病理性杂音，各瓣膜听诊区病理性杂音如表 2-3 所示。

表 2-3　各瓣膜听诊区病理性杂音

听诊区	收缩期	舒张期
二尖瓣听诊区	性质粗糙、吹风样、强度（2～3）/6 级杂音，可见于高血压性心脏病、扩张型心肌病等	柔和、递减型舒张中、晚期杂音，无震颤，可见于中、重度主动脉瓣关闭不全
	性质粗糙、吹风样、强度 3/6 级以上杂音，可见于风湿性心瓣膜病、二尖瓣关闭不全等	粗糙、递增型舒张中、晚期杂音，常伴震颤，可见于二尖瓣狭窄等
主动脉瓣听诊区	柔和杂音，常有 A_2 亢进，可见于高血压和主动脉硬化	柔和、递减型、叹气样杂音，可见于风湿性心瓣膜病或各种原因导致的主动脉瓣关闭不全
	喷射性、收缩中期、递增递减型杂音，常伴震颤，常见于各种病因的主动脉瓣狭窄	
肺动脉瓣听诊区	柔和、吹风样、强度（1～2）/6 级杂音，常伴 P_2 亢进，可见于二尖瓣狭窄、房间隔缺损等	柔和、递减型、吹风样杂音，可见于肺动脉扩张导致的肺动脉瓣相对关闭不全
	粗糙、喷射性、强度 3/6 级以上杂音，常伴震颤、P_2 减弱，可见于肺动脉瓣狭窄	
三尖瓣听诊区	柔和、吹风样、强度（1～2）/6 级杂音，可见于二尖瓣狭窄、肺源性心脏病导致的相对三尖瓣狭窄	局限、低调隆隆样杂音，深吸气末增强，可见于三尖瓣狭窄
	性质粗糙、吹风样、强度 3/6 级以上杂音，极为少见	

总而言之，心脏的体表投影非常重要，能够影响临床医生的诊断与治疗方案的制订，更重要的是，掌握并应用于先心病的各种操作之中，可避免对重要神经、血管及器官的误伤，使各种操作更具科学性和安全性。

（泮思林）

第三章　心导管室和心导管术

一、心导管术概述

心导管术包括两种，一种是心导管检查和心血管造影术，用于诊断，又称诊断性心导管术；另一种是治疗性心导管术，通过心导管传输一些特殊设计的导管和植入装置，以非手术方式治疗一些心脏结构性病变。诊断性心导管术是一种创伤性检查技术，通常提供结论性的解剖和生理信息，是大多数心脏病患者的最后确定性诊断方法。由于患儿年龄小或血流动力学不稳定，儿童心导管术通常需要在全麻和气管插管下进行，或采用各种镇静剂在全面镇静下进行。

诊断性心导管术是基础，是对先天性心脏病（简称先心病）尤其是复杂先心病做出精确诊断并制定治疗和管理策略的前提，也是心脏介入科医生需要首先掌握的技能。对于任何先心病患儿和（或）病变，都没有"标准化"的心导管程序，正如这些患儿的复杂病变都非标准化一样。对于心导管操作医生来说，每一次心导管检查都是一次个体化的全新过程，对每一位新患儿甚至对同一位患儿重复心导管检查的过程都不一样。因此，每一次心导管操作对于心导管医生都是一次学习经历。随着操作次数增加，心导管医生对操作技术、程序更加熟悉，通常会将旧的操作程序进行延伸、对理论和方法进行改进，发展成新技术。几乎所有的诊断和治疗性导管技术都是在这样的过程中发展完善的。

尽管数字减影血管造影机（DSA 设备）及各种设备、导管及堵闭器械等在不断更新，但基本的导管操作技术和理论基础是不变的，每一个进行心导管术的医生都需要掌握。在进行心导管诊断或治疗时不能只考虑速度或"最快"方式，更应强调可靠性和安全性，通常不惜以牺牲"速度"为代价。进行任何心导管术过程中，为了"节省时间"而缩短或绕过某个特定步骤或安全的既定程序时，"捷径"所带来的常常是获取的数据出现错误、患儿风险增加甚至手术失败。

随着超声心动图、磁共振成像（MRI）和计算机断层成像（CT）扫描等无创性检查技术的快速发展，一直有诊断性心导管术将消亡的预言。然而，随着外科医生对先心病手术治疗的复杂程度增高以及疾病谱的不断扩大，对先心病患儿进行非常详细和准确的诊断性心导管术的需求实际上不减反增；另外，对先心病以及术前和术后的治疗性心导管术的需求也在不断增加。直至现在，心导管术仍然是对大多数非常复杂的病变进行解剖和血流动力学诊断的"最终法庭"，当然无创性检查手段得到的信息越多，心导管术就会越有的放矢，术中获得的数据就越有效，检查时间和射线的暴露量也会大大缩短和减少。近年来，很多中心建立了镶嵌手术室，将心导管检查、介入治疗与外科手术一起进行，结合导管介入治疗和外科手术的优势，并克服各自缺点，为患儿带来最优的治疗效果。

二、心导管室的设备和人员

心导管室的设备要求通常较一般介入室高。一个理想的心导管室应该配备双球管的数字减影血管造影机（DSA 设备）、高压注射系统、压力测量系统、一次性耗材组件的监护仪（包括心电、血氧、袖带式血压测量）等固定设备，以及可移动的麻醉机（或呼吸机）、除颤仪、血气和活化凝血时间（ACT）检测仪、超声心动图仪（经胸或经食管）等设备。理想状态下，心导管室应邻近手术室和心脏监护室，以便于意外情况下的救治。由于介入治疗开展及植入装置的频繁使用，心导管室应被视为类似于手术室的"无菌"环境。心导管室需要有符合要求的射线防护装置，进行导管操作时应将门关闭，具有单独的过滤空气输入，以保持导管室内的"正压"循环。

对于先心病的诊断，双球管的心血管造影机有明显优势，注射一次造影剂可同时获得两个平面图像，有助于判断心腔和大血管的结构和位置毗邻关系，也可减少造影剂用量，尤其适用于重症和复杂先心病患儿。但双球管心血管造影机的费用远远高于单球管的，限制了很多单位应用。如果配备电生理设备，心导管室可同时进行电生理检查和射频消融治疗。

儿童先心病患者的心血管造影基本上都是心腔和大血管造影，手推造影达不到要求。高压注射系统是先心病心血管造影必不可少的设备，能控制流速、流量、最大压力并可预热造影剂，是高压注射器的基本要求。由于患儿体型通常较小，还需要配备压力延长管连接导管及高压注射器。

心导管室应配备用于测定心输出量的设备。热稀释技术是目前用于心输出量测定的最有效、可靠且可重复的定量指示剂稀释技术，其指示剂稀释曲线也几乎是所有心导管室仍在使用的唯一指示剂稀释曲线。热稀释曲线是一个定量指示剂稀释曲线，其中指示剂体积是在精确的已知温度下冷等渗溶液的精确体积。当一定量的冷溶液与循环血液混合时，它会根据冷溶液的量和温度与循环血液的量和流速（即心输出量）的比例而短暂降低血液的温度。自导管近端注入冷溶液，当冷溶液与血液的混合物通过位于导管远端的热敏电阻时，冷溶液在血液中稀释时血液温度的变化就可以被检测到。心输出量计算机将温度变化绘制为指示曲线。预先输入患儿的身高、体重，计算机根据注入冷溶液部位的压力以及指示剂稀释曲线，使用 Fick 原理和公式即可计算心输出量。可供心导管室应用的心导管生理记录及血流动力学测量仪包括 GE 以及西门子等公司设备，术中实时测量各部位的压力，并将该部位血气中的氧饱和度和氧分压输入计算机，可计算出患儿心输出量、分流量、体肺循环比值（QP/QS）、肺总阻力及肺小动脉阻力，等等。

儿童心导管室需要考虑为患儿配备取暖设备。考虑 X 线机设备因素，大多数心导管室环境温度设置比较低，心导管术过程中盖在患儿身上的手术巾通常变湿，而且随着室温冲洗液（冷的）持续进入患儿体内，需要给患儿供热以维持其体温，尤其是对新生儿、小婴儿和病重患儿。有几种患者取暖系统可在心导管室应用，这些单独的辅助加热系统可以直接连接到导管台上或者将其加热组件置于导管台上。目前 Hugger™ 热空气加热器是大多数儿童导管室和手术室应用的系统，其加热装置及鼓风机位于导管台的邻近或床下，鼓风机的连接管连接一个非常长的 U 形无菌一次性"纸管"，可以将这个 U 形纸管长臂放置在无菌铺巾下方围绕于患儿身体两侧，以使加热的空气通过这些管道吹入铺巾下面的患儿周围。这些管子既不妨碍操作，也不影响透视或造影。其他像 K-Pad™ 水循环加热塑料垫或"落地式加热灯"由于无法用于不同大小的患儿或有烤伤患儿的风险，不太适合于儿童心导管室应用。

在儿童心导管室，尤其是在经常进行新生儿和婴幼儿及复杂先心病术后患儿心导管术时，经常遇到血管通路受损而导致穿刺困难的情况，因此配备一个便携式二维超声仪可以为血管穿刺成功提供很大便利和保障。

心导管室的人员除了操作导管的医生外，还有放射科技术人员、心电及压力测定技术人员及护士，每种专业至少 1 名。放射科技术人员需要熟悉心血管造影机的操作及维护（需有放射工作上岗证），有条件的单位甚至要有心血管方向的放射科医生，以协助导管医生进行造影和图像分析。心电及压力测定技术人员需要有一定的心电基础并熟悉基本的心血管血流动力学，以协助导管操作医生观察患儿的心电及压力是否有危险信号，如持续严重的心律失常、传导阻滞、主动脉压力降低及肺动脉压力异常升高等，尤其是在放置堵闭器时，以及时提醒医生并给予处理。导管室护士执行导管室内的各种治疗措施，并准备和拆送导管台上应用的器械和装置。

三、心导管及辅助器械

每台心导管手术术前都需先准备导管台（图 3-1）。每个导管室的导管台上的物品

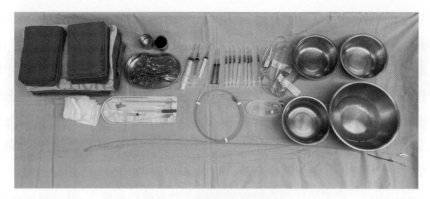

图 3-1　导管台的常用物品

可能不完全一致，大约包括以下几个方面：

（1）消毒器械。

（2）患儿及手术人员应用的无菌铺巾及手术服。

（3）相邻侧桌的无菌帘、紧邻无菌区设备（X 线机管、影像增强器、X 线显示屏等）的无菌套。

（4）冲洗容器，包括放预先配置好的淡肝素液的容器，用于冲洗导管、导丝、堵闭器、球囊等；放尖锐物和废物的容器；放浓肝素及造影剂的小容器等。肝素配制可参考：12 500 U/2 ml 肝素 +10.5 ml 0.9% NaCl=12.5 ml，为 1000 U/ml 浓度肝素，将其中 2 ml 加到 500 ml 0.5% 生理盐水中为淡肝素（4 U/ml）。

（5）多个各种型号注射器、血气针管、ACT 针管、刀片、剪刀、血管钳 / 毛巾钳等。

（6）压力传感器。

（7）连接高压注射器的造影管和压力延长管。

（8）CO_2 系统（基本上是一个三通旋转阀和一段管子）：用漂浮造影或楔嵌导管时需应用。

（9）预先准备可能需要的药物：局麻用的利多卡因，做选择性冠脉造影时用的硝酸甘油等；导管台上的任何药物都必须标记药物名称及浓度。

（10）经皮穿刺针及血管扩张鞘：目前厂家提供的血管鞘包装包括穿刺针、血管鞘以及穿刺引导导丝。泰尔茂（TERUMO）血管鞘及其配备的穿刺针比较适合于儿童应用，尤其是低体重的新生儿。国内可供应的最小血管鞘型号是 4F，配备 18F 的穿刺针（粉色），0.025″直头钢丝，可置入 2 kg 左右小婴儿的股动脉内。体重大的患儿可有多种血管鞘选择。通常根据患儿年龄体重、静脉或动脉途径以及可能用到的导管型号决定，原则上小婴儿选用尽可能细的血管鞘，尤其是动脉。

（11）导丝：心导管术中，可用从多家制造商处获得的各种各样的导丝。心导管室使用的大多数导丝都是弹簧钢丝结构，由非常细的不锈钢丝组成的光滑的空心线圈。导丝有多种尺寸（如 0.018″、0.025″、0.032″、0.035″等）、长度（150 cm、180 cm、260 cm 等）和形状（软直头和 J 头钢丝）以及多种不同的用途。在各种尺寸和形状的导丝中，头端软尖端的柔软度和长度各不同，决定了它们不同的用途。如头端长而软的导丝可协助导管进入更远端血管，甚至逆向或正向小心通过瓣膜，称为指引导丝（guide wire）。有些软头钢丝头端由铂等特殊材料制成或涂有铂等特殊材料，可以更容易看到。粗而硬的导丝可用作交换，通常比较长，如 260 ~ 300 cm，称为交换导丝（exchange wire）。许多导丝都有特殊的涂层（肝素或特氟隆），可以减少血栓形成，在导管内滑动性更好。有些导丝被设计用于特殊用途，如加硬（extra stiff）或超硬（super stiff）导丝，有标准长度和交换长度，这些导丝主体非常硬，但都有一段不同长度的软（soft or floppy）头，用于输送硬的导管和鞘，并且在球囊扩张和支架置入过程中为球囊导管提供更好的支撑。另外，特殊的细加硬导丝如 0.014″、0.018″以及 0.021″加铂金的导丝可用于支持小型球囊导管进行球囊扩张；这些导丝本来用于冠状动脉介入治疗，但在小婴幼儿的心导管术中也非常有用。以上各种标准或特殊用途导丝由多个厂家供应，包括 Terumo、Boston Scientific、Cook、Argon、Medtronic、Guidant、Medi-Tech、Natick 等。

导丝通过导管的冲洗端口引入体内，并保持缓慢持续冲洗，持续冲洗有助于导管内导线的移动，并减少（消除）导丝周围血栓形成的可能性。重复进入体内前必须经过湿纱布充分擦拭。导丝在体内使用过程中需要非常轻柔，不得将其强行插入任何位置。操作者必须时刻注意导丝的整个长度，以防止导丝尖端穿透血管或心肌结构，并防止导丝的一部分在视野之外形成扭结或打结。

（12）导管：根据需要选择。在儿科心导管室，尽管可用于诊断和治疗程序的心脏导管种类繁多，但大部分是沿用成人导管，单独为儿童设计的导管很少。供应厂商包括 Cook、Cordis、Maxim（Argon）、Mallinckrodt、Medtronic、NuMED、Arrow and B. Braun，也有部分国产导管供临床应用。不同类型导管被设计用于不同用途，不同厂家相同类型的导管也存在一定差异。

诊断性导管分两大类：一类是可引导或扭控的导管，另一类是血流导向的球囊导管（即漂浮导管）。扭控导管通常有一个较硬的轴，通过扭动或旋转导管，可使导管头端相应转动，从而被引导进入特定部位。漂浮导管的头端有一球囊，可使导管顺着血流方向飘动，可控性很小。两类导管均被分为诊断用的端孔导管和造影用的侧孔导管。端孔导管的管腔延伸至头端，并且通常在头端附近有几个或多个侧孔（称为多用途导管）。端孔导管还可以将导丝从导管头端伸出进行导引，进入特定区域。造影导管或侧孔导管的末端是盲端，附近有几个侧孔，在通过导管进行快速、大量或高压注射造影剂时，导管的盲端有助于防止导管反冲以及对心肌或管壁的直接冲击损伤。除了"楔嵌"位置外，侧孔造影导管同样适用于取血和记录压力。有些造影导管除了侧孔外，还有一个端孔，端孔相对于导管腔的剩余部分变窄，或导管尾部形成紧密弯曲的、大约 360° 的环或"猪尾"形状，常用的为猪尾导管（pigtail catheter）。

有一种组合或"hybrid"导管叫 Multi-track™（多轨道）导管，它结合了端孔导管和侧孔造影导管的优点。Multi-track 导管的头端可以开放，也可以封闭；除了导管腔之外，还有一个可容纳一根导丝的小的短管或环连在导管轴上，但偏向头端的一侧。预先定位的导丝穿过头端的短管，可将导管导引至预定位置；导丝在导管的真腔外，并与导管轴相邻，导丝不占用导管的真腔，可允许进行大剂量的血管造影，或在原始导丝仍在原位并通过短管支撑导管头端的情况下，另外的导丝通过导管的真腔。当 Multi-track 导管通过经皮血管鞘引入的，它的缺点是导丝在导管外，并与鞘管内的导管轴相邻，这就需要一个直径大得多的鞘以及非常有效的止血阀，以防止导丝周围出血。与导丝穿过真腔的普通导管相比，Multi-track 导管的另一个问题是导丝对其引导能力较差，可在真腔内放置第二根导丝，在其前行时加强 Multi-track 导管的轴而予以部分克服。

首选和常用的诊断导管是扭控导管。扭控导管头端有一个适当的曲线，借助超滑导丝或可操控角度导丝（deflector wires），通过熟练的操作，可将导管放置到所有需要的位置。这些导管的精确可操作性取决于制造材料，以及导管医生如何操作它们。大多数扭控导管的头端都有预成型曲线，根据进入不同部位及不同用途而设计，如多用途（MP）导管、Cobra 导管、冠脉（JR 及 JL）导管、肾动脉导管等，不同厂家同一种导管可能略有不同，导管医生是根据个人偏爱及熟悉程度进行选择，当然首先取决于导管室是否配备，也需考虑费用。有些时候，导管头端曲线可能不一定适合正在手术的患儿大小或导管的预期用途，可以通过加热软化导管头端或借助注射器针筒等器械，将其手动形成更适合特定患儿大小或更精确目标所需的曲线来临时修改或重塑头端曲线。扭控导管能否放置至精确位置不取决于患儿的心输出量或血流的方向或力量，主要取决于导管医生的经验和技能。

球囊漂浮导管近年在国内市场供应较少。这种导管的末端带有一个小的充气囊，充气（CO_2）后，气囊充当一个小"帆"，将导管与血流一起拉动。漂浮导管更柔软，可塑性更强，以实现其漂动特性。与扭控导管一样，这种导管也分为端孔导管和侧孔导管。其优点是可以随着血液向前流动而漂浮，不需要操作者太多操作或技巧。漂浮导管的头端也可以手动或略加热进行预弯曲，以增强其在弯曲途经的漂浮，或随着血液流动形成环路，尤其是当导管途经一个或多个180°转弯时，漂浮导管头端的弯度和良好的前向漂动使其容易到达预期部位而无须对导管进行额外操作。当然漂浮导管的最大优点还在于操作的安全性，球囊充气时，它不可能穿透任何东西。但是这些特性也使漂浮导管很难被有目的地操控到许多预期位置，有时可以通过应用预先定型的特定导丝进行协助，这依赖于操作者的经验。

不同部位和不同情况的特定导管在各章节中分别论述，其他特殊导管如起搏导管、球囊扩张导管、血管内超声导管等也在相应章节论述。对儿童患者选用的导管型号一般为4～6F，总体原则是尽可能选用小型号导管，尤其是对动脉，以减少对血管的损伤。对2岁以下儿童不论左心或右心导管，建议选用4F导管，尤其是仅进行诊断性导管检查时。

（13）其他：根据需要配备。

四、麻醉急救药品和设备

每个单位的麻醉医生配置情况不同。大部分单位有专门的麻醉医生跟台，配合导管术过程中患儿的麻醉，手术医生需与麻醉医生交代患儿病情以及需要注意的事项。麻醉形式包括气管插管全身麻醉、单纯静脉全身麻醉（加或不加骶管麻醉）、局麻加镇静、镇痛药物应用等。需要强调的是，即使术前计划不需要全身麻醉，对患儿进行心导管检查时导管室也必须有气管插管、呼吸机或麻醉机等设备以备急用，并尽可能有麻醉医生在场或随叫随到。

大多数心导管术在受控的深度镇静/镇痛（controlled deep sedation）或全麻（general anesthesia）下进行。心导管术前用药和术中镇静和麻醉的目的非常相似，主要用于缓解患儿的焦虑，并消除手术过程中患儿的任何不适，同时在治疗过程中使患儿处于"稳定状态"和完全"合作"，尤其是在介入治疗如封堵器植入时非常重要。同时，在镇静/麻醉的所有阶段，必须确保最佳安全性和患者稳定的生理状态。

当麻醉医生给患儿进行镇静/麻醉时，麻醉医生除了负责术前给药外，还负责控制患儿的呼吸、手术过程中静脉用药以及对其生命体征和血流动力学参数的一些监测；而受控的深度镇静由心脏科医生给患儿应用镇静药物，全面负责患儿的镇静水平、呼吸、所有生命体征的监测以及手术期间任何药物的应用。导管室中使用的麻醉"组合"包括镇静剂和止痛剂，通常还加入抗焦虑药物，以维持患儿的"镇静"。所有这些药物对任何患儿都有潜在的风险，尤其是对复杂先天性心脏病患儿。因此，心导管术中的主要操作人员必须了解每种药物单用和组合使用的生理和血流动力学效应。

除了急救车和除颤器推车外，每个导管室都应有一个单独的且方便操作的药物台或推车。药物推车包含所有紧急药物、镇静剂和其他用于紧急情况和心导管室常规使用的药物，以及各种静脉输液液体。该药物推车应位于压力传感器和冲洗导管的操作台附近，护士必须随手可得，并负责从药物推车中拿药。

导管室的备用药物主要包括用于镇静/镇痛、控制基本血流动力学稳定以及治疗血流动力学急性甚至紧急变化或严重心律失常的药物（表3-1）。

表3-1　心导管室使用和心导管术过程中可能使用的药物

麻醉及镇静、镇痛、止痉药	心血管系统用药	其他
局部麻醉药	**强心剂**	**肾上腺皮质激素类药物**
利多卡因	去氧肾上腺素	地塞米松
阿片类镇痛药	肾上腺素	氢化可的松
吗啡	去甲肾上腺素	甲基强的松龙
芬太尼	异丙肾上腺素	**抗组胺药**
哌替啶	多巴胺	苯海拉明
氢吗啡酮	多巴酚丁胺	**止吐药**
舒芬太尼	米力农	恩丹西酮
阿片拮抗剂	氨力农	异丙嗪
纳洛酮（纳康）	α 肾上腺素能阻滞剂	**静脉补液/电解质**
非鸦片类镇静剂	酚妥拉明	生理盐水
吩噻嗪镇静剂	托拉唑啉	林格氏液
氯丙嗪	β 肾上腺素能阻滞剂	碳酸氢钠
异丙嗪	艾司洛尔	氯化钙
DPT*	拉贝洛尔	葡萄糖溶液
氯胺酮	**血管扩张剂**	**扩容**
苯二氮䓬类	硝酸甘油	全血
咪唑安定	肼屈嗪	浓缩红细胞
地西泮	二氮嗪	人血白蛋白
劳拉西泮	非诺多帕姆（科洛帕姆）	新鲜冰冻血浆及各种血浆
苯二氮䓬拮抗剂	硝普钠	凝血酶原复合物
罗马齐康（氟马西尼）	托拉唑啉	冷沉淀物
水合氯醛	一氧化氮（NO）	特定凝血因子
巴比妥类	前列腺素 E_1（前列地尔）	甘露醇
戊巴比妥	前列环素（PGI_2）	**抗凝剂**
硫喷妥钠	弗洛兰	肝素
甲己醇	**强心苷**	肝素拮抗 - 鱼精蛋白

续表

麻醉及镇静、镇痛、止痉药	心血管系统用药	其他
苯巴比妥	地高辛	低分子肝素
全身麻醉药	西地兰	华法林
静脉麻醉药	**抗心律失常药**	华法林拮抗 - 维生素 K
吗啡	阿托品	**抗血小板聚集剂**
芬太尼	利多卡因	阿司匹林
异丙酚	腺苷（三磷酸腺苷，ATP）	氯吡格雷
依托咪酯	普鲁卡因酰胺	阿昔单抗
氯胺酮	维拉帕米	**溶栓剂**
巴比妥类	胺碘酮	链激酶
吸入麻醉剂	苯妥英钠	t-PA
七氟烷	艾司洛尔	溶栓剂拮抗 - 新鲜冰冻血浆
地氟烷	普萘洛尔	**支气管扩张剂**
一氧化二氮	**利尿剂**	沙丁胺醇
神经肌肉麻痹药	呋塞米	特布他林
琥珀酰胆碱	利尿酸	茶碱
罗库溴铵	**抗恶性高血压药物**	**抗生素**
维库溴铵	丹特罗林钠	头孢唑啉
顺式阿曲库铵		头孢呋辛
神经肌肉麻痹药拮抗剂		阿米卡星
新斯的明		万古霉素
舒更葡糖钠		
抗癫痫药		
地西泮		
劳拉西泮		
苯巴比妥		
二苯乙内酰脲		

*DPT（Demerol，Phenergan，Thorazine）（哌替啶、氯丙嗪、异丙嗪）

　　有的导管室的计算机里储存着一张列有基本药物及剂量的 Excel 表格，当患儿到达导管室并将其年龄、体重和身高输入此计算机时，该程序会自动计算该电子表格中每种特定药物的精确剂量（以 mg 和 ml 为单位），并将其排列在表格的单独一列中。这一简单过程可节省在紧急情况下重复检查药物剂量所需的哪怕是几秒钟的宝贵时间，也可避免慌乱中出错，可以借鉴。

五、心导管术术前准备

心导管术术前准备包括与患儿及家长详细交流手术指征和必要性、手术过程、预期结果、手术可能风险及并发症、替代疗法等，并签署手术同意书。青春期以上患儿术前 1 d 需行腹股沟处备皮。术前禁食时间通常为：清饮料 2 h，母乳 4 h，配方奶和牛奶 6 h，固体食物 6 ~ 8 h。超过预期禁食时间需及时补液，尤其是发绀患儿。

大多数儿科心导管术术前都会使用一些术前药物，目的是让患儿镇静、嗜睡并合作地到达导管室，通常在进入导管室前在病房内给药，口服、肌内注射或静脉注射均可，首选静脉注射。在患儿进入导管室前还需要在病房里为其做好静脉留置针。如果不进行全身麻醉，几乎所有因先心病接受心导管术的婴儿、儿童、青少年甚至成年人除了局部镇痛外，还需要给予一些镇静、全身镇痛和（或）麻醉，尤其是不能高估患儿承受恐惧的能力。虽然皮肤穿刺完成后，导管插入过程本身通常不会引起疼痛，但患儿处于一个陌生、可怕的环境中，需要非常安静、长时间一动不动地躺在一张不舒服的“桌子”上，这通常超出了一个孩子的承受能力，而且未镇静或镇静不足会导致患儿在整个过程中不适、焦虑、紧张、移动、过度换气甚至哭泣，不仅会干扰手术操作，还会使测量的血流动力学参数不准确，计算也就无效。

术前用药通常在手术开始前 30 ~ 60 min 给予，大多数术前用药包括止痛剂和镇静剂的组合，主要目的是减轻患儿的焦虑，避免血流动力学的急剧波动。常用药物主要为咪唑安定，可以静脉给药或口服给药。术前麻醉医生经常使用阿托品以抑制患儿的腺体分泌，但阿托品有心率增快的副作用，故建议应用选择性抑制腺体分泌药物长托宁（盐酸戊乙奎醚），尤其是对手术时间较长者。由于个体患者之间的反应不同、年龄不同以及先心病患者血流动力学的复杂性，没有任何单一药物、特定药物组合或单一剂量的药物适用于所有患儿。给予术前用药前，患儿须接受包括心电图、脉搏血氧饱和度和定时袖带血压测定的监测，且需要有相应医生在患儿附近区域，以防术前用药产生意外的不良反应，如镇静过深和呼吸抑制等。同样，导管术后亦应对患儿持续进行监护，直到其完全清醒并能流利对答。

在婴幼儿，镇静期间监测血糖水平和体温尤为重要。小婴儿或患病儿童禁食后可很快发生低血糖，低血糖除了可能对中枢神经系统非常危险外，最初还会使婴儿感到不舒服、易激惹、无法镇静，因此如果一个婴儿在导管术前有无法解释的易激惹，则应提示为低血糖。所有患儿的体温预计在心导管室内都会下降。大多数导管室温度较低，给患儿脱去所有衣服并进行大范围消毒时，尤其是在虚弱患儿，其体温会急剧下降，体温过低也会导致其酸中毒和非常易怒，因此建议儿童导管室配备保温装置。

患儿进入导管室并被固定在导管台上时，对患儿的监测应立即转移到导管室的监测系统，包括至少两个 ECG 通道、呼吸监测器、一个脉搏血氧仪及定时进行的袖带血压测定。如上所述，婴儿尤其是病重婴儿还建议配备食管或直肠测温计。

非全身麻醉患儿需给予局部麻醉剂，首选不含肾上腺素的 2% 利多卡因。在预期穿刺部位皮下给予局部麻醉剂浸润，注意既要有一定深度又要避免注入血管内。建议所有部位的最大总剂量为：婴儿为 5 mg/kg（0.25 ml/kg），较大儿童为 7 mg/kg（0.33 ml/kg）。局麻药的作用通常会维持 2 ~ 3 h，如果操作超过 3 h，需要在穿刺鞘附近追加局麻药。如果导管术进行过程中患儿苏醒，通常首先检查局麻药是否过时，补充局麻药常比全身镇痛或镇静安全有效。

六、心导管术操作程序及方法

（一）血管穿刺

血管穿刺成功是进行心导管检查的前提，穿不进就无法进行导管术。因此，穿刺前需弄清以下几个问题：①患儿以前是否做过导管检查？最近一次穿刺是在哪一侧股静脉或动脉或其他部位？②查找以前的导管检查报告或造影图像，确定是否有同侧的血管堵塞？③今天的导管穿刺部位应选在哪里？④如 Glenn 术后通常穿刺颈内静脉，是否还需要穿刺股动（静）脉？⑤对于 ICU 患儿，是否已经有中心静脉置管？在输什么药？是否可以用这个静脉置管？⑥导管术后是否要保留这些静脉通道？尤其是 ICU 患者，需跟主管医生交流一下。

血管鞘套装是外鞘配一个可移除的与导丝吻合良好的锥形扩张器（dilator），称为内芯，其可将对血管和软组织的损伤降至最低。血管鞘的大小根据选用的最大导管尺寸决定，如计划用 5F 测压导管，则需要置入 5F 血管鞘（外径接近 6F）。通常先放入一个与测压或造影导管匹配的血管鞘，如果后续需要介入治疗，再置换更大型号的鞘管。还需要考虑血管鞘的长度，对小婴儿尽量用短的血管鞘，如 4F 或 5F 长 7.5 cm 的血管鞘，可达髂总静脉水平；对大的肥胖儿童可用长的血管鞘，如 11 cm 长的。穿刺前先用淡肝素水冲洗外鞘和内芯，将内芯穿入外鞘内并锁牢。

1. 股动（静）脉穿刺　腹股沟是最常用的穿刺部位。通常消毒双侧腹股沟，消毒前尽量让护士将患儿的体位摆放得有利于穿刺。先确定腹股沟韧带位置，其位于髂前上棘和耻骨结节之间。腹股沟韧带的主要功能是在穿刺股动脉后防止股动脉渗血进入腹膜后间隙，但只有在股动脉穿刺部位位于腹股沟韧带下方时其才能发挥此作用，因此血管穿刺部位一定要在腹股沟韧带下方。还要注意，穿刺针进入血管的位置比进入皮肤的位置高。

如图 3-2，在腹股沟韧带中央部位触及股动脉搏动，这点很重要！如果股动脉搏动很弱，对比一下对侧的股动脉搏动，如两侧都弱，确认一下是否有血压偏低或是否有主动脉缩窄；如对侧强，需考虑是否是之前操作使股动脉狭窄或堵塞而使侧支建立，如果是则需穿刺对侧。局麻时需注射利多卡因，先注射少量利多卡因以在皮下形成"橘皮"，然后沿穿刺部位逐渐血管周围注入利多卡因。注射前始终保持回抽注射器确保没有血液，以免将利多卡因直接注射到血管内，轻轻按摩穿刺部位周围以分散麻醉剂。注意不要注射太多利多卡因，以免扭曲血管解剖结构增加穿刺难度。全身麻醉时直接穿刺相对容易。通常先穿刺静脉，股静脉位于股动脉内侧，但与股动脉接近。将左手的中指放至腹股沟韧带搏动最强点作为指引，用示指固定穿刺点皮肤，穿刺点通常为腹股沟韧带处最强搏动点下方 1 ~ 2 cm，以与皮肤呈 30° ~ 45° 的角度向中指指引方向的内侧进针。可直接进针至耻骨，然后撤出针芯，缓慢后退套管，至有血液涌出。也可以后接注射器，感觉阻力突然减少时回抽，如血流通畅，则穿刺针可能已经在血管内了。穿刺股动脉与穿刺股静脉的方法类似，是直接朝向中指所在的搏动最强处进针。如果穿刺针超过耻骨上缘且突然感到阻力很小，则穿刺针可能已经进入骨盆，有可能会穿到膀胱。如果涌出尿液，需拔出穿刺针重新穿刺，并按压膀胱尽量排出尿液。

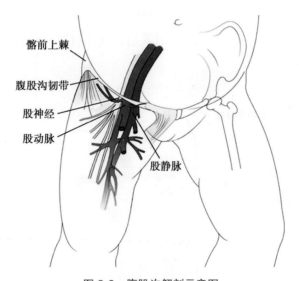

图 3-2　腹股沟解剖示意图

当套管中有血液涌出后，在套管中插入导丝的软头并推送导丝。注意套管应与皮肤几乎平行，这样才容易推进导丝，否则导丝角度太大可能会被挂在血管后壁上，不易前行。如果穿中了股动脉，但没有成功引入导丝，经常会导致出血并导致血肿，因此需保持冷静，小心调试。再次尝试之前，要尽量压迫血管直到止血，或换到对侧穿刺。

需要特别强调的是，如果导丝进入得不顺利，可能其就不在血管里，永远不要用力，再用力也不会成功。如果取出的导丝可见到一个或多个弯曲，说明用力过猛。如果导丝仍不容易移动，可对针的位置做少许调整再尝试。当导丝顺利进入超过一半长度时，可以撤出套管，置换为血管鞘，注意在置换的过程中一直要保证导丝尾端露出血管鞘外。手持血管鞘轻轻用力穿过皮肤和血管（通常 7F 以下鞘管不需要切皮），当外鞘和内芯全部进入血管内时，撤出内芯和导丝，用淡肝素水冲洗血管鞘并抽血进行血气和 ACT 检测。如果进的过程有阻力就停下来寻找原因，切记不能强行用力。通常穿刺成功后可以通过流出血液的颜色和压力判断是动脉还是静脉，然后决定置换血管鞘的型号，但需注意一些特殊情况，如发绀患儿动脉血颜色也可能不红，主动脉缩窄患儿股动脉压力也可能很低，不能确定的时候可借助 X 线片看导丝在脊柱的左侧还是右侧。大多数情况下，腔静脉位于脊柱右侧，降主动脉位于脊柱左侧，如果是心脾综合征或右位主动脉弓情况，则导丝可略向上进入心房内后再判断。

2. 颈内静脉穿刺　图 3-3 为颈部血管示意图。找到正确的解剖标志对颈内静脉穿刺成功很重要。在肩胛骨下放一个毛巾卷让患者头后仰，露出颈部，将头向对侧转45°，识别胸锁乳突肌。消毒该区域，盖洞巾前做好标记。右颈内静脉优于左侧，因为右肺尖较低，而且通往心房的路径更直接，损伤胸导管的可能性较小。除了颈内静脉外，颈部和上纵隔还有重要的结构（如颈动脉、气管和肺尖），所以最好使用较小穿刺针（18G）以便尽可能减少损伤。通常在针头后面接注射器方便抽吸，防止空气栓塞。

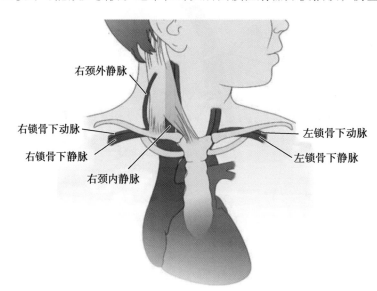

图 3-3　颈部血管解剖示意图

气管插管患儿多选择前方路径，在颈动脉、胸锁乳突肌和锁骨组成的三角形的中央，与皮肤呈 45°角进针，朝向同侧乳头，针的穿刺部位是颈动脉的外侧。多数单位由麻醉科医生在血管超声引导下穿刺。进入血管后，推进钢丝，确认位置，取出针，置换入血管鞘。

3. 锁骨下静脉穿刺　左锁骨和右锁骨下静脉都可以穿刺，但临床上多用左侧，因左锁骨下静脉至心房和肺动脉路径更顺畅。患儿位置对顺利穿刺也很重要，将同侧手臂放下，在肩胛骨之间卷起一条小毛巾，可以让肩部向后倾斜，并确保没有"耸肩"，把下颌转至对侧。同样在消毒铺巾前做好标记。穿刺针连接注射器，在锁骨内 1/3 和 2/3 交界处的下方向胸骨上切迹方向进针，进针足够深达锁骨下方，然后平行推进针头，以便在第 1 肋骨上方进入锁骨下静脉（图 3-4）。推进针头的同时持续回吸，血液顺畅抽取时（确保不是鲜红色或搏动的），撤出注射器及针头，推进钢丝，确认位置，置换入血管鞘。

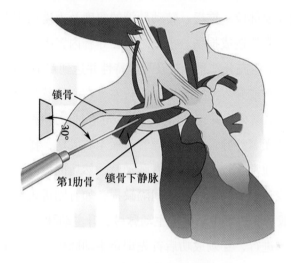

图 3-4　锁骨下静脉穿刺示意

4. 其他部位穿刺　包括脐部（多用于新生儿早期）、贵要静脉、腋动静脉等，可作为备选穿刺部位。有条件的话，任何部位的穿刺均可以在血管超声的引导下进行，同样需要应用血管超声的技术和经验。

（二）导管的操作与手法

心导管医生必须具备正常心脏及大血管定位以及常见心血管畸形走向等知识。术前需充分了解患儿诊断，尤其是超声心动图以及心脏血管 CTA 等表现，制订整个导管术计划，确定什么是最关键或最重要（通常也是最难获得）的信息并在手术过程中尽可能早地获得这些信息。在导管术进行的任何阶段，始终预期并准备下一个以及再下一个操作步骤。一个好的导管医生需要掌控全局，尤其是在遇到困难时能够判别何时可以继续努力达到目的，何时需及时终止。

心导管术过程不是严格按照规则执行的程序，也不是重复先前的操作。但是，有一些常识和安全规则，例如，操作过程中术者需时刻关注心电监护，需要时随时可以进行压力监测，导管操作和向前移动过程需在 X 线可视下进行，避免将导管或钢丝从心脏中快速拉出。导管快速拔出比推进更危险，钢丝在被快速拉出时由于力量被拉直，会反过来将导管嵌入周围结构，也可能吸入空气。心导管术过程中需要肝素化，肝素的初始剂量和重复剂量根据术前和术中测量的活化凝血时间（ACT）确定，大约每小时 100 U/kg，将 ACT 保持在 200 s 以上。随时冲洗导管，以预防血栓形成。

导管操作主要是通过操作在体外靠近血管鞘部位的导管体部，推送导管向上、下、左、右、前、后移动，在移动过程中可以同时转动导管以使其进到需要的位置。有经验的医生也可以直接转动导管尾端，或双手同时控制近血管鞘部位的导管体部及导管尾部，以使其达到需要部位。推送、转动导管的幅度及力度均不要太大，以避免其打折、折断或嵌入异常部位造成损伤。很多时候在导管内置入导引导丝可以使导管更容易达到需要部位，术者需充分熟悉导管及导丝特性并达到双手协调操作。

常规的心导管检查或介入治疗均应先进行左、右心导管的血流动力学检查，即抽取各部位的血液进行血气分析并记录压力。右心导管抽取顺序为：股静脉、下腔静脉、右心房、上腔静脉及无名静脉；然后将导管回撤至右心房，操作导管进入右心室、肺动脉及左右肺动脉，通常导管先到达左右肺动脉，然后回撤导管至肺总动脉、右心室并记录连续拉压曲线；最后探测有无房间隔缺损，如有则进入左心房和肺静脉。左心导管抽取顺序为：股动脉、降主动脉、主动脉弓、升主动脉，通过主动脉瓣至左心室。如果左、右心导管均进行，穿刺成功后首先记录主动脉压力是一个比较好的习惯，可确保患儿在平稳状态下进行心导管术。

一些常见的特定部位导管操作包括以下几种。

1. 右心房至上腔静脉　在常规的股静脉穿刺，导管自下腔静脉进入右心房，建议直接上行进入上腔静脉。上腔静脉入口偏右后方，导管进入右房后将其头端顺右侧房壁直接向上推送，在轻轻但快速来回移动导管的同时，随着导管向前推进，轻微旋转导管保持其头端直立推送即可进入上腔静脉。如有困难，可用泰尔茂 0.035″ 泥鳅导丝协助。

2. 右心房至右心室至肺动脉　从右心房到右心室再到肺动脉可能是心脏内最常见的导管操作，对新手仍然具有一定挑战，通常是一起完成。在正常大小的心脏中，导管头端具有适当的短"直角"曲线，当导管从下腔静脉进入右房并向前朝向患者左侧时，它几乎"落入"右侧三尖瓣附近。如果导管是直的或在温暖的循环中变直，或者当右心房扩大或三尖瓣反流较重时，这种原本简单的操作可能会成为一个挑战。单纯靠旋转导管并不会使导管头端向下，可取出导管用注射器针筒对导管头端进行塑形使其弯曲度变大，但这时重新自股静脉进入下腔静脉时需警惕导管打折，需要在透视下逐步推进。部分术者可操作导管在右心房内形成 180° 环，调整导管的头端向左，这时后撤拉直导管时导管会借助环的张力直接进入右心室。现在越来越多的术者是借助泰尔茂 0.035″ 泥鳅导丝以使操作更容易，将导管头端对准三尖瓣方向，使导丝直接顺血流向前通过三尖瓣进入右心室。通常正位透视下导丝超过脊柱向左提示已通过三尖瓣，侧位透视导丝自后、下方右心房进入前、上方的右心室，侧位透视对于确保导管或导丝向前、上顺利进入右心室和肺动脉很重要。这时导丝进入右室不要太深，将导丝撤至脊柱左侧缘附近，边旋转边向前上推进，使导丝顺脊柱左缘上行即到达肺动脉，并继续进入左或右肺动脉远端，然后将导管导入肺动脉。如前所述，先记录肺动脉压力并抽取血液，然后将导管回撤至肺动脉瓣下时旋转导管向左进入右室中部，记录右室压力并抽取血液。

3. 右心房至左心房至肺静脉　很多时候需要导管通过房间隔缺损或未闭卵圆孔从右心房穿过左心房，记录左房、肺静脉的压力和血氧。卵圆孔 / 继发孔房间隔缺损位于房间隔的后、中下半部，在正位图像上大约在右心房左侧缘的下 1/3 和中间 1/3 交界处，正位透视向左、侧位透视向后，导管可直接进入，操作相对容易。抽取的血液呈红色可协助判断导管位于左心房，这时旋转导管使其头端向上向前推进，当导管超出心缘时说明其已进入肺静脉。

4. 主动脉至左心室　猪尾导管是左心导管的常用和首选导管。在体外需要将导丝提前插入导管内并将导管尾端完全伸直，然后通过导丝将导管引入主动脉及左心室。泰尔茂 0.035″ 泥鳅导丝或普通的 J 型交换导丝（150 cm）都可以选择。导管自主动脉进入左心室也建议通过导丝导入，自左心室或主动脉撤出导管时也需要通过导丝并将导管头端伸直后再撤出，尤其是对初学者，要注意避免损伤主动脉瓣或血管。

七、压力测定及分析

准确记录和解释心腔和血管内压力波形对完整的血流动力学评估至关重要。临床上，大多数导管室的压力系统依赖充液导管进行压力传递。首先须"调零"至环境大气压，标准参考点是左房的中点。当传感器处于该高度时，传感器膜暴露在大气压力下（三通接大气），将调控器调整为零，系统会自动校准调控系统。如果使用多个传感器，需要平衡传感器，通常是同步记录两个心腔或血管压力。反复冲洗导管，确保整个途径无气泡，还需能够识别人工干扰。在记录压力前，确保其可信及可靠，即波形与所在部位吻合、数值相当，如发现与所预期有差别，需反复核实，包括检查途径中的每一个连接点、重新排气、校零、冲洗导管、调整导管头端位置等。

以下分别论述每一个心腔和大血管的压力和波形。

（一）右心房压力

"正常"右心房压力（right atrial pressure，RAP）因多种因素而变化很大，包括容量和呼吸状态、心律、结构和功能。儿童右心房平均压在 3 ～ 6 mmHg 范围内可以考虑为"正常"范围，有时其可以较低甚至偶尔出现负值，如在吸气或气道阻塞（打鼾）的情况下。

正常右心房压力波形包括两个（有时是三个）正向波（a、c 和 v）和两个或三个斜坡（分别为 x、x′和 y）（图 3-5）。a 波由心房收缩引起，心房颤动时 a 波消失；a 波增高最常见于房室瓣狭窄以及房室分离（心房收缩时房室瓣关闭）时；心室顺应性差时 a 波亦相对增高。x 斜坡在 a 波之后，表示心房舒张，房室瓣关闭。c 波有时明显，为心室收缩时闭合的房室瓣突入心房所致。之后的 x′为持续心室收缩期间心房持续的舒张和房室瓣下降的综合效应。随后出现 v 波，表示房室瓣仍然关闭时心房充盈。房室瓣开放后心房排空表现为 y 斜坡，y 斜坡速度减慢为房室瓣狭窄的特征，之后缓慢或轻微的心室充盈，随后迅速出现心房收缩（a 波）。患儿自主呼吸时，右心房压力随着吸气而下降。

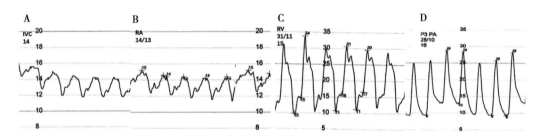

图 3-5　右心系统压力曲线图。A. 下腔静脉（IVC）压力；B. 右心房（RA）压力，a 波占优势；C. 右心室（RV）压力，舒张末压为 15 mmHg；D. 肺动脉（PA）压力

（二）右心室压力

正常右心室（肺动脉瓣下）压力（right ventricular pressure，RVP）也随年龄、呼吸状态、心律、结构和功能不同而不同。收缩压峰值通常为 20 ～ 30 mmHg，舒张末压通常为 3 ～ 6 mmHg，等于或略低于右心房 a 波。

右心室波形的特征为等容收缩期快速上升至峰值，随后为等容舒张期，降至最低舒张压（通常接近零）。之后舒张期充盈期间缓慢上升，在此期间，心房收缩产生一个小的右室"a 波"即舒张末压，紧接着即是等容收缩期（图 3-5）。a 波有时被称为心房搏动，在一度房室传导阻滞患儿可升高。当存在任何下游梗阻时，右心室收缩压峰值升高，包括右室流出道梗阻（肺动脉瓣或瓣下）、肺动脉干或分支肺动脉狭窄、肺血管阻力升高（肺动脉高压）或任何导致肺静脉压或左房压显著升高的病变。

（三）肺动脉压力

平均肺动脉压（pulmonary artery pressure，PAP）通常小于 20 mmHg，收缩压峰值等于或略低于 RVP（图 3-5）。其压力曲线的特征是相对缓慢的上升支、峰值收缩压、小的双循环切迹、缓慢下降至舒张末期。单纯肺动脉压力曲线波形即能提供对右心和左心血流动力学的重要信息。

当导管自肺动脉、右心室连续测压时，峰值肺动脉收缩压显著低于 RVP（>10 mmHg）表示存在右心室流出道梗阻（图 3-6），需要进一步区分瓣下、瓣或瓣上狭窄。如果没有肺动脉瓣的"自由"反流，肺动脉和右心室之间存在明显的舒张压梯度。在无肺动脉反流的情况下，肺动脉舒张压通常接近左心房压力。

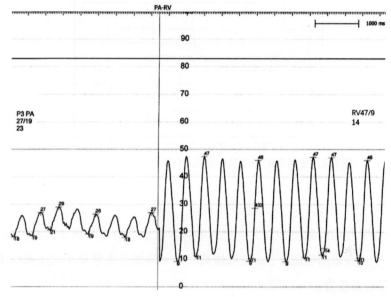

图 3-6　肺动脉（PA）- 右心室（RV）连续拉压曲线
图示 RV 收缩期峰值压高于 PA 20 mmHg，之间无移行区，提示为肺动脉瓣狭窄；同时 PA 和 RV 之间存在明显的舒张压梯度，提示无明显肺动脉瓣反流

肺动脉压力升高可能与肺血流增加（如室间隔缺损）、阻力增加（如肺血管阻塞性疾病）或下游梗阻（如左房高压）有关。因此，肺动脉高压，即高肺动脉压并不等同于高肺血管阻力，描述时需使用准确术语。例如，大分流的非限制性室间隔缺损可能会出现肺动脉高压，但肺血管阻力正常。全面的血液动力学评估对于鉴别诊断至关重要，这直接决定了后续的处理决策。

（四）肺毛细血管楔嵌压

如果没有明显的侧支循环或肺静脉狭窄，好的肺毛细血管楔嵌压（pulmonary capillary wedge pressure，PCWP）描记类似于左心房压力和波形，延迟 0.02 ~ 0.08 s，正常 PCWP 和左心室压力曲线见图 3-7。因此，该波形有 a 波和 v 波以及正常的呼吸变异。楔嵌不足的波形通常为类似肺动脉收缩压的高的收缩峰；楔嵌过度的 PCWP 通常缺乏可识别的波形形态，平均压高而漂移。

（五）左心房压力

正常心脏，左心房压力高于右心房压力，平均压力为 6 ~ 9 mmHg。即使随呼吸变化，左心房压力（left atrial pressure，LAP）也不会低于大气压力。

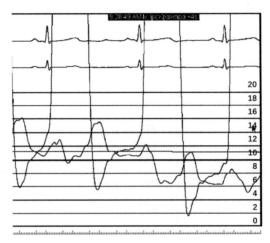

图 3-7　正常肺毛细血管楔嵌压（PCWP）和左心室压力曲线

左心房压力波形和右心房压力波形相似，但在左心房 v 波通常占优势（图 3-8），可能因为肺静脉收缩所致（如在完全型肺静脉异位引流时左心房 a 波占优势）。二尖瓣狭窄或左室顺应性差的情况下，a 波可增高；而 v 波增高更常见于二尖瓣反流。

（六）左心室压力

左心室压力（left ventricular pressure，LVP）曲线产生机制同右心室，LVP 随年龄和一系列结构和血流动力学因素而变化。收缩压峰值等于或略大于升主动脉收缩压（图3-8），否则可能存在瓣下、瓣或瓣上梗阻，需要鉴别。左室舒张末压（LV end-diastolic pressure，LVEDP）是一个粗略但有价值的左室舒张功能指标，在无二尖瓣狭窄的情况下应该与左房压的 a 波、PCWP 及肺静脉压相近（图 3-8）。LVEDP 升高（儿童＞10 ~ 12 mmHg）提示左室舒张功能差和（或）左心衰。另外，左室容量负荷过重（如大型室间隔缺损、动脉导管未闭）也可导致 LVEDP 升高（图 3-8）。同样，左心室波形舒张部分的陡坡表明左心室顺应性差。

（七）主动脉压力

在某些疾病时，主动脉压力（aortic pressure，AOP）曲线在形态上有独特的变化，主要表现在波形、时间和幅度变化上。波形通常为收缩期上升支达峰值，下降支有一个重搏切迹。脉压增宽（收缩压减舒张压）是"窃血"（run-off）病变的特征（图3-8），包括严重的主动脉瓣反流、动脉导管未闭、体 - 肺分流术或大的体肺侧支形成。相反，在低心排血量状态和（或）心脏压塞时，可能会出现脉压降低或"窄"脉压。

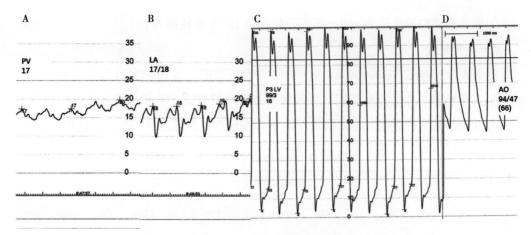

图 3-8　左心系统压力曲线

A. 肺静脉（PV）压力曲线；B. 左心房（LA）压力曲线，v 波略占优势；C 和 D. 左心室（LV）- 主动脉（AO）连续拉压曲线，LV 收缩期峰值与 AO 基本一致。该患儿为动脉导管未闭，AO 脉压差为47 mmHg，左室舒张末压为 16 mmHg，提示左室容量负荷增多，两者均提示分流量较大。该患儿 PV压、左房 a 波、左室舒张末压基本相同，为 16 ~ 17 mmHg

记录压力时还需强调能够鉴别伪差并及时解除。如波形不稳、上下振荡较大常见于导管或传感器线路中有空气，或导管处于湍流处，可尝试冲洗导管并重新排出传感器线路中的空气，有时导管在心脏或血管壁上弹跳时也会出现类似的情况，如导管于三尖瓣口，需重新调整放置导管。另外，有时图形呈正弦波式，波形圆钝且数值不符，常提示连接处松动或导管打折，或导管嵌入心肌或血管壁内，或大血管内有血凝块堵塞，检查导管及其连接或冲洗导管通常可以解决问题。另外，还需注意观察患儿心律，非窦性心律不仅可以改变压力波形，还能改变心室压力。

八、血流动力学计算及评价方法

计算体循环和肺循环流量及比值以及肺血管阻力是先心病心导管术的重要部分。首先要抽血测量每个部位的血气得到氧饱和度及氧分压，然后进行计算。最常用的方法包括 Adolph Fick 方法，以及热稀释（染料稀释在不久前被放弃），均有各自的局限性。

Adolph Fick 1870 年描述了一种计算血流量的方法，至今 Fick 法仍然是测定心输出量的重要方法。事实上，Fick 方法是儿科导管室计算心脏流量的最常用方法。简单地理解其原理是一个器官对一种物质（氧）的总吸收（或释放）是流向该器官的血流和该物质（氧）在进、出该器官的动脉和静脉之间的浓度差。因此，使用动脉和静脉的含氧量和耗氧量，可以很容易地计算流量。

心输出量的公式为：

$$心输出量 \left[\text{CI; L/(min} \cdot \text{m}^2) \right] = \frac{氧耗量 \left[\text{ml O}_2/(\text{min} \cdot \text{m}^2) \right]}{动\text{-}静脉氧含量差 \left(\% \text{ ml O}_2/\text{dl} \right) \times 10}$$

如果血红蛋白的单位为 g/dl，那么分母乘以 10 将 dl 转换为 L。

（一）耗氧量

耗氧量（oxygen consumption，VO_2）通常为假设的，可在表中查到（表 3-2）。根据性别、年龄和心率会有所不同。然而假设和实际测量的 VO_2 相关性较差，而且基本上没有针对小婴儿的数据。尽管假设 VO_2 存在局限性，但该方法仍被广泛使用。

表 3-2　耗氧量 / 体表面积 [ml/（ min・m^2 ）]

年龄（岁）	心率（次/分）												
	50	60	70	80	90	100	110	120	130	140	150	160	170
男													
3				155	159	163	167	171	175	178	182	186	190
4			149	152	156	160	163	168	171	175	179	182	186
6		141	144	148	151	155	159	162	167	171	174	178	181
8		136	141	145	148	152	156	159	163	167	171	175	178
10	130	134	139	142	146	149	153	157	160	165	169	172	176
12	128	132	136	140	144	147	151	155	158	162	167	170	174
14	127	130	134	137	142	146	149	153	157	160	165	169	172
16	125	129	132	136	141	144	148	152	155	159	162	167	
18	124	127	131	135	139	143	147	150	154	157	161	166	
20	123	126	130	134	137	142	145	149	153	156	160	165	
25	120	124	127	131	135	139	143	147	150	154	157		
30	118	122	125	129	133	136	141	145	148	152	155		
35	116	120	124	127	131	135	139	143	147	150			
40	115	119	122	126	130	133	137	1411	145	149			
女													
3				150	153	157	161	165	169	172	176	180	183
4			141	145	149	152	156	159	163	168	171	175	179
6		130	134	137	142	146	149	153	156	160	165	168	172
8		125	129	133	136	141	144	148	152	155	159	163	167
10	118	122	125	129	133	136	141	144	148	152	155	159	163
12	115	119	122	126	130	133	137	141	145	149	152	156	160
14	112	116	120	123	127	131	134	133	143	146	150	153	157
16	109	114	118	121	125	128	132	136	140	144	148	151	
18	107	111	116	119	123	127	130	134	137	142	146	149	
20	106	109	114	118	121	125	128	132	136	140	144	148	
25	102	106	109	114	118	121	125	128	132	136	140		
30	99	103	106	110	115	118	122	125	129	133	136		
35	97	100	104	107	111	116	119	123	127	130			
50	94	98	102	105	109	112	117	121	124	128			

引自：桂永浩，刘芳，主译.实用小儿心脏病学.6 版.北京：科学出版社，2017.

耗氧量可以用罩测量，即用一个气泵，抽取所有呼出的空气，将其通过一个混合系统，然后测量氧含量。在已知泵流量的情况下，吸入氧含量和呼出氧含量之间的差异可以估计 VO_2（同样基于 Fick 原理）。这要假设呼出的空气没有损失，混合是有效的，呼出的空气量等于吸入的空气量。

（二）氧含量

氧含量（oxygen content）（ml O_2/dl 血浆）= 与 Hb 结合的 O_2+ 溶解的 O_2=1.36×Hb×SaO_2+0.003×PaO_2

- 1.36 ml 是 1 g 血红蛋白（Hb）的载氧量，Hb 的单位是 g/dl；
- 血浆中相对少量的溶解氧为 0.003 ml O_2/dl 血浆 /mmHg PaO_2（氧分压）；
- 如果氧饱和度（SO_2）为 98%，则在公式中使用 0.98，而不是 98。

采血测量各部位的 SO_2 过程中需注意：①尽可能紧密地各部位同步采血，建议先取得各部位血气，然后再进行造影等检查或治疗；②抽肺动脉（PA）血时避免端孔导管楔嵌抽到假的高饱和度血（肺静脉）而非游离的 PA 血；③下腔静脉（IVC）抽血的部位不恰当可导致误差（肝静脉 SO_2 低、肾静脉 SO_2 高）；④在部分性肺静脉异位引流（PAPVR）、动静脉畸形时，上腔静脉（SVC）的 SO_2 可能异常高；⑤不要将冠状静脉窦（CS）误认为左房（LA）（CS 的 SO_2 通常为 40% ~ 50%）；⑥在 SO_2 评估期间，需意识到与镇静相关的换气不足可能带来的误差；⑦不管是假设或测量的，VO_2 可能均不准确。

1. 溶解氧（dissolved oxygen）　在 37℃时，O_2 的溶解度系数为 0.003 ml O_2/dl 血浆 /mmHg PaO_2，或当 PaO_2 为 100 mmHg 时为 0.3 ml O_2/dl 血浆。在室内空气状态下，溶解氧约占总 O_2 含量的 1.5%，通常被忽略。如果患儿贫血，溶解氧的比例增加。吸氧会增加溶解 O_2 的贡献，因此须将其包括在计算中。如吸 100% 纯氧时，检测主动脉的 SO_2 为 100%，PaO_2 为 410 mmHg，Hb=12 g/dl，则主动脉的氧含量 =1.36×12×1+0.003×410=16.32+1.23=17.55（溶解氧占 7%，不可忽略）；吸空气 21% 氧时，主动脉的 SO_2 为 98%，PaO_2 为 85 mmHg，Hb=12 g/dl，则主动脉的氧含量 =1.36×12×0.98+0.003×85=15.99+0.26=16.25（溶解氧占 1.6%，通常可忽略）。

2. 心输出量的计算　利用以上原理，可以使用适当的动脉和静脉参数计算体循环和肺循环流量。对于小儿心导管术，通常用指数流量（BSA）表示，以区分心输出量（cardiac output，CO；L/min）和心脏指数 [cardiac index，CI；L/（min·m^2）]，因为表格里提供的 VO_2 的单位是 ml/（min·m^2）。

$$体循环流量（QS）= \frac{VO_2\ [ml/(min·m^2)]}{（主动脉氧含量-混合静脉氧含量）×10} = CI\ [L/(min·m^2)]$$

$$肺循环流量（Qp）= \frac{VO_2\ [ml/(min·m^2)]}{（肺静脉氧含量-肺动脉氧含量）×10} = CI\ [L/(min·m^2)]$$

体循环流量（Q_S）是实际流经全身毛细血管的总血流量，而肺循环量（Q_P）是实际流经肺毛细血管的总血流量。有效流量（eQ_P）是来自全身静脉系统的非饱和全身静脉血流经肺部并在肺部中被实际氧化的容量。在没有心内分流的情况下，$eQ_P=Q_S=Q_P$。

$$有效肺循环流量（eQp）= \frac{VO_2\left[ml/(min \cdot m^2)\right]}{（肺静脉氧含量-混合静脉氧含量）\times 10}$$

在存在单纯左向右分流的情况下，$eQ_P=Q_S$，左向右分流量 $=Q_P - eQ_P$；在存在单纯右向左分流的情况下，$eQ_P=Q_P$，左向右分流量 $=Q_S - eQ_P$；而在大部分的复杂先心，通常存在左向右和右向左的双向分流，需要分别计算，这时候计算相对的 Q_P/Q_S 比值更简便实用。

混合静脉血（mixed venous，MV）来源于 SVC、IVC 及冠状静脉窦三部分，每一部分静脉血的相邻部位的 SO_2 可以相差 10% ~ 20%，如锁骨下静脉的 SO_2 比颈静脉高，肾静脉 SO_2 高而肝静脉、胃静脉的 SO_2 低，而冠状静脉窦回流的血量尽管仅占混合静脉血的 5% ~ 7%，但如果 SO_2 非常低的时候，也影响混合静脉血的 SO_2 值。在没有心内分流的时候，通常在右室和肺动脉水平所有静脉血得以充分混合，因此肺动脉 SO_2 可代表混合静脉 SO_2。这种情况下将各部位的 SO_2 与肺动脉 SO_2 进行比较，SVC 的最接近，因此通常用 SVC 的 SO_2 作为混合静脉血的 SO_2（肺静脉异位引流时除外）。通常建议 SVC 的血样取自上腔静脉中部，在略微上下或左右不同部位取两次血，两次的值应该很接近，否则需要重新取血。当然在计算过程中需判断各部位的误差综合考虑。正常儿童右心系统的 SO_2 为 75% ~ 80%，左心系统为 95% ~ 100%。

在计算过程中通常遵守以下原则：

（1）如果无法得到肺静脉（PV）血，在没有肺部疾病情况下，可根据患儿的临床状态假设 PV 的 SO_2 在 95% ~ 100%。

（2）在临床中，如果患儿吸空气（~ 21% FiO_2），通常忽略溶解氧对氧含量相对小的贡献，简化计算过程；如果吸氧时，需要把溶解氧部分计算进去。

（3）在导管报告中记录所有假设的数值。

在导管室，患儿麻醉成功，医生没有上台前，可以先进行前半部分计算，如 3 y 男孩，心率 100 bpm，VO_2 163 ml/（min·m^2）（年龄越小，心率越快，VO_2 越高，成人通常估算为 125），Hb 12.0 g/dl，可以先行计算 163/（12.0×0.136）≈ 100。血气完成后，如果 AO 的 SO_2 为 98%，SVC 的 SO_2 为 78%，则 QS=100/（98–78）= ~ 5 L/（min·m^2），这样可以随时对患儿病情以及可能要复核的数据、导管过程的调整做出准确的判断。

3. 计算 Q_P/Q_S 比值　在小儿心导管室，Q_P/Q_S 是更简便也是更实用的指标。不吸氧状态下简化的计算公式为：

$$Q_P/Q_S = \frac{SO_2（AO）-SO_2（MV）}{SO_2（PV）-SO_2（PA）}$$

如图 3-9-A 所示，一个室间隔缺损（VSD）患儿的 SO_2 测量值，SVC（作为 MV）和 PA 的 SO_2 分别为 75% 和 84%，PV 和 AO 的 SO_2 一样都是 99%，那么 Q_P/Q_S=（99-75）/（99-84）=1.6。再如，一个法洛四联症（TOF）患儿（图 3-9-B），SVC（MV）和 PA 的 SO_2 分别为 61% 和 68%，PV 和 AO 的 SO_2 分别是 96% 和 85%，那么 Q_P/Q_S=（85-61）/（96-68）=0.86。最后，一个左心发育不良综合征（HLHS）患儿（图 3-9-C），与前两个病例不同之处，动脉导管是主动脉血供的来源，因此 AO 和 PA 的 SO_2 是一样的，Q_P/Q_S=（87-69）/（99-87）=1.5，这也是肺血增多的发绀患儿的血流动力学表现。

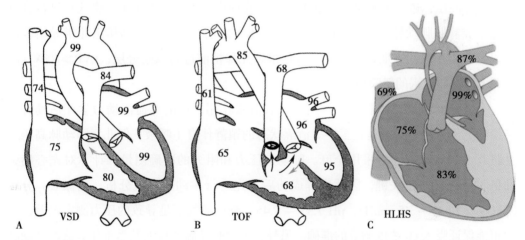

图 3-9 室间隔缺损（VSD）、法洛四联症（TOF）以及左心发育不良综合征（HLHS）的血流动力学示意

4. 阻力计算 阻力计算对手术干预措施的决定具有重要意义。在以上测量的压力及体、肺循环容量基础上，应用 Ohm's 定律（R=V/I）就可以计算出阻力：

阻力 = 压力差 / 流量（R=ΔP/Q）

因此，肺血管阻力（pulmonary vascular resistance，PVR）：

$$PVR = \frac{mPAP-mLAP（mmHg）}{Q_P \left[L/(min \cdot m^2) \right]}$$

其中 mPAP、mLAP 分别为平均肺动脉压及平均左房压（mmHg），由于 Q_P 单位为 L/（min·m²），因此此公式计算的 PVR 是体表面积标化的。1 个 Wood 单位指数（indexed wood unit，iWU）为 mmHg/（L·min·m²），正常 PVR < 2 iWU。如果无法得到左房压，可以用 PCWP。判断 PVR 时需检测动脉血气中的 pH 及 pCO_2，避免医源性肺血管收缩和假性 PVR 升高。

同样，体血管阻力（systemic vascular resistance，SVR）为：

$$SVR = \frac{mPAP - mLAP\ (mmHg)}{Q_P\left[\,L/(min \cdot m^2)\,\right]}$$

其中 mAOP、mRAP 分别为平均主动脉压及平均右房压，正常 SVR 为 15 ～ 20 iWU；PVR/SVR ≈ 1 : 10。

九、肺动脉高压患儿的心导管术

中度以上肺动脉高压患儿有时需要进行有创性心导管检查评估肺动脉压力和阻力，通常需要同时进行急性肺血管反应试验（acute vasoreactivity testing，AVT）。儿童进行肺动脉压力及阻力评估主要用于以下情况：①肺充血类先心病患儿鉴别动力性或阻力性肺动脉高压，进行手术决策；②单心室（或预进行单心室类手术）患儿在进行部分和完全腔静脉肺动脉吻合术（Glenn/Fontan 术）之前；③单纯肺高压患儿指导用药选择以及药物疗效的定期评估；④心脏移植患儿移植前进行风险分层，PVR＞6 iWU 的患儿术后右心衰竭的风险更高。

全身麻醉由于对心脏抑制作用和血管舒张作用，可能对血流动力学评估具有混杂影响，尽管理想状态是轻至中等清醒状态的镇静伴自主呼吸，但儿童肺动脉高压患儿进行心导管检查通常采用全麻。肺动脉压力和阻力的准确测量和计算对先心病患儿的治疗决策非常关键，因此麻醉成功后首先进行主动脉血气分析，确保 CO_2 分压（$paCO_2$）在 35 ～ 45 mmHg，pH 7.35 ～ 7.45，避免通气不足导致的压力测定误差，并尽可能保证吸入 O_2 浓度调节的准确。另外，重度肺动脉高压尤其是不伴分流的肺动脉高压患儿是心导管检查中风险最高的状况之一，术前谈话需充分与家长交流手术风险。气管插管全麻相对增加围术期的安全性，但需与麻醉医生沟通，麻醉诱导、术中以及术后拔管的各个过程均需制订详细计划和预案，尽可能降低风险。

儿童 AVT 可应用纯氧、一氧化氮（NO）、伊洛前列素（iloprost）吸入进行，不建议使用钙通道阻滞剂、静脉注射依前列醇或腺苷。2019 年欧洲儿童肺血管疾病协作组建议的儿童 AVT 阳性判断标准为：在原发性或遗传性肺动脉高压（IPAH/HPAH）（即 Qp : Qs=1 : 1）的患儿中，心输出量不变情况下，mPAP 和 PVR/ SVR 比率下降＞20%；在 Qp : Qs＞1.5 : 1 的先天性心脏病相关性肺动脉高压（APAH-CHD）患儿中，PVR 和 PVR/SVR 比率下降＞20%，最终值 PVR＜6 iWU 和 PVR/SVR＜0.3。导管术过程为：①测量基线（FiO_2：21%）时的压力和 SO_2，包括静脉系统（至少 SVC、PA）和动脉系统（AO、PV/LA/LV/PCWP），计算 Qp : Qs（相关时）和 PVR 以及 PVR/SVR。②吸 100%O_2 10 min 后，重新测量所有指标，并计算 PVR 和 PVR/SVR，注意需包括溶解

的 O_2。③同时吸 100% O_2 和 20 ~ 80 ppm 的 NO 10 min 后，再次进行步骤 2；或同时吸 100% O_2 和伊洛前列素［0.3 ~ 0.5 μg/（kg·min）］10 min 后，再次进行步骤 2。

以下分别举例说明肺动脉高压患儿心导管检查进行吸氧、NO 及伊洛前列素试验各项指标的计算过程。

（一）吸氧试验

患儿女，4 岁 7 个月，Hb：14.6 g/L，诊断：完全性心内膜垫缺损伴重度肺动脉高压，唐氏综合征。麻醉：气管插管全麻。导管过程中心率 90 ~ 100 bpm（表 3-3，表 3-4）。

表 3-3　导管沿途测定血氧及压力（FiO_2：30%）

Site	Pressure（mmHg）	Sat（%）	PO_2（mmHg）	Content（ml/dl）
SVC	12	73.7	44.2	14.6
IVC	12	67.6	40.1	
RA	a14/v13（12）	95.8	88.9	
LA	a14/v13（12）	98.4	121	19.8
PV	13	99.2	144	
ASAO	75/36（54）	85.5	56.9	17.1
LV	76/ED13	89.9	62.0	
PA	72/35（52）	85.5	55.9	17.1

VO_2：151 ml/（min·m^2）

Q_P/Q_S=0.9，Q_P=5.6 L/（min·m^2），QS=6.0 L/（min·m^2），PVR=6.9 iWU，SVR=7 iWD，PVR/SVR=1

表 3-4　吸 100% O_2 10 min 测定血氧及压力

Site	Pressure（mmHg）	Sat（%）	PO_2（mmHg）	Content（ml/dl）
SVC	17	79.6	50.2	16.0
PA	69/26（42）	98.1	112	19.8
LA	a20/v18（19）	100	576	21.6
ASAO	63/31（44）	100	257	20.6

VO_2：151 ml/（min·m^2）

Q_P/Q_S=2.6，Q_P=8.4 L/（min·m^2），QS=3.3 L/（min·m^2），PVR=2.7 iWU　SVR=8.2iWU，PVR/SVR=0.3

患儿吸氧 10 min 后虽然肺动脉压力仍然与主动脉压力相同，但 Q_P/Q_S 自 0.9 上升至 2.6，无右向左分流，PVR 降低至 2.7 iWU，PVR/SVR=0.3，下降比率均>20%，AVT 阳性，为动力性肺动脉高压，有手术治疗指征。

（二）吸 NO 试验

患儿女，14 岁 10 个月，Hb：17.5 g/L，诊断：大型 VSD，肺动脉高压。麻醉：气管插管全麻。导管过程中心率为 90 bpm（表 3-5，表 3-6，表 3-7）。

表 3-5　导管沿途测定血氧及压力（FiO₂：21%）

Site	Pressure（mmHg）	Sat（%）	PO₂（mmHg）	Content（ml/dl）
SVC	13	75.5	45.2	18.1
IVC	13	76.1	45	
RA	13	74.8	43.8	
PA	85/36（59）	76.4	45.7	18.3
LV	90/ED16	97.7	102	
ASAO	89/52（68）	92	68.2	22.1
LA	12	99	137	24.0
PV	12	98.9	136	

VO₂：127 ml/（min·m²）

Q_P/Q_S=0.7，Q_P=2.2 L/（min·m²），QS=3.2 L/（min·m²），PVR=21.4 iWU，SVR=17.2 iWU，PVR/SVR=1.2

表 3-6　吸 100%O₂ 10 min 测定血氧及压力

Site	Pressure（mmHg）	Sat（%）	PO₂（mmHg）	Content（ml/dl）
SVC	9	89.2	64.6	21.4
ASAO	87/55（67）	99.9	304	24.7
PA	86/50（68）	88.2	61.3	21.2
PV	10	100	541	25.4

VO₂：127 ml/（min·m²）

Q_P/Q_S=0.8，Q_P=3.0 L/（min·m²），Q_S=3.8 L/（min·m²），PVR=19.3 iWU，SVR=15.3 iWU，PVR/SVR=1.3

表 3-7　吸入 40 ppm NO+100%O₂ 10 min 测定血氧及压力

Site	Pressure（mmHg）	Sat（%）	PO₂（mmHg）	Content（ml/dl）
SVC	8	82.4	54.6	19.8
ASAO	94/52（66）	96.4	92.7	23.2
PA	107/30（59）	87.2	59.1	20.9
PV	5	99.5	179	24.2

VO₂：127 ml/（min·m²）

Q_P/Q_S=1.0，Q_P=3.8 L/（min·m²），Q_S=3.7 L/（min·m²），PVR=14.2 iWU，SVR=15.7 iWU，PVR/SVR=0.9

患儿吸氧及吸 NO 后肺动脉压力无降低，虽然 PVR 及 PVR/SVR 下降比率均 > 20%，但最终值 PVR 仍高达 14.2 iWU，PVR/SVR=0.9，因此诊断为阻力性肺动脉高压，目前无手术指征。

（三）吸伊洛前列素试验

患儿男，8 岁，Hb：13.2 g/L，诊断：主肺动脉窗，肺动脉高压。麻醉：气管插管全麻。导管过程中心率为 90 bpm（表 3-8，表 3-9，表 3-10）。

表 3-8　导管沿途测定血氧及压力（FiO_2：21%）

Site	Pressure（mmHg）	Sat（%）	Content（ml/dl）
SVC	10	57.3	14.0
IVC	9	67.2	
RA	a10v9（8）	52.7	
RV	91/ED12	56.8	
LPA	90/57（75）	91.9	22.4
LV	98/ED18	98.8	
DesAO	99/65（83）	97.2	23.7
PV	15/17（15）	99.1	
LA	A16v18（15）	99.1	24.2

VO_2：148 ml/（min·m^2）
Q_P/Q_S=5.5，Q_P=8.2 L/（min·m^2），QS=1.5 L/（min·m^2），PVR=7.3 iWU

表 3-9　吸 100%O_2 10 min 测定血氧及压力

Site	Pressure（mmHg）	Sat（%）	PO_2（mmHg）	Content（ml/dl）
SVC	11	71.5	34.2	17.5
LPA	82/51（66）	100	319.0	25.4
DesAO	91/50（67）	100	556	26.1
PV	A21v23（19）	100	615	26.2

VO_2：148 ml/（min·m^2）
Q_P/Q_S=10.8，Q_P=18.5 L/（min·m^2），Q_S=1.7 L/（min·m^2），PVR=2.5 iWU

表 3-10　吸 100%O_2 及伊洛前列素（0.5 μg/kg）10 min 测定血氧及压力

Site	Pressure（mmHg）	Sat（%）	PO_2（mmHg）	Content（ml/dl）
SVC	10	61.5	29.7	15.1
LPA	82/51（66）	100	369	25.5
DesAO	91/52（69）	100	570	26.1
PV	A20v22（19）	100	554	26.1

VO_2：148 ml/（min·m^2）
Q_P/Q_S=16.2，Q_P=21.1 L/（min·m^2），Q_S=1.3 L/（min·m^2），PVR=2.2 iWU

当 FiO_2：21% 时，患儿肺动脉压力及阻力均重度升高，但 Q_P/Q_S=5.5，左向右分流量很大，降主动脉（DesAO）SO_2 为 97.2%，基本无右向左分流；吸氧及伊洛前列素后，虽然肺动脉压力降低不明显，但吸氧后 PVR 降至 2.7 iWU，吸伊洛前列素后 PVR 进一步降低至 2.2 iWU，Q_p/Q_s 量也逐渐增大至 16.2，因此诊断为动力性肺动脉高压，有手术指征。

十、心导管术并发症及处理方法

尽管总体来讲心导管术相对简单，但随着导管患者的复杂程度越来越高、年龄体重越来越低、技术操作难度越来越大，现在心导管室并发症发生率并没有比之前降低；另外，不管是新手还是新技术都有一个学习曲线，这个过程并发症相应会多一些。以下是所有心导管术过程或术后可能出现的相对常见的并发症。

（一）穿刺部位血管损伤

1. 出血　穿刺部位出血是最常见并发症，包括动脉和静脉，动脉出血相对多且重，尤其是在应用抗凝剂的患儿。动脉出血容易发现，引起血肿及后续的淤青、疼痛，静脉渗血通常不易发现，甚至可以扩散到腹膜后、会阴和（或）大腿肌肉间隙，扩散越远，疼痛及淤青就越重。通常重新压迫及时止血后均不会遗留后遗症。但一些隐匿出血如腹股沟或锁骨下穿刺引起的腹膜后出血或血胸可能比较严重并危及生命，因此术后不明原因的血红蛋白降低甚至低血压或休克需想到是否有穿刺部位出血。如果患儿为颈部穿刺，可在离开导管室时再透视看一下，尤其是对穿刺不顺利患儿。极端情况下，下肢血管周围"第三"间隙有大量出血，尤其是婴儿，积聚的血液导致邻近静脉受压，静脉回流受阻，使组织压力进一步升高，成为恶性循环，最终导致组织缺血和坏死，下肢皮肤变成蓝色甚至紫色伴肿胀。应去除包扎敷料，仔细检查出血部位并给予合适压迫（压力刚好能防止出血但不影响静脉回流），抬高下肢（远高于躯干水平），同时腹股沟区完全不弯曲。偶有需要筋膜切开术。仔细和耐心对防止此类并发症是最重要的。

2. 血管阻塞　当应用比较粗的血管鞘时可能会发生血管阻塞，尤其是婴幼儿。在压迫止血时和止血后注意脉搏和下肢灌注非常重要，手指压迫的力度尽量做到既没有出血又不影响下肢血供。急性静脉阻塞可导致静脉淤滞和肢体肿胀；急性动脉闭塞症状可轻重不一，从肢体轻度苍白到肢体缺血甚至坏疽。因此，如果患儿脉搏在短时间内没有恢复，尤其是伴有肢体苍白发凉，则需要立即给予治疗量的普通肝素或低分子肝素，并监测恢复情况，必要时可应用血管超声协助诊断。如果仍然无好转或灌注越来越差，可给予静脉输注 tPA 溶栓，极少会发展至需要手术或经导管溶栓。血管完全堵塞远期可能引起两侧肢体长度不同及跛行。

3. 假性动脉瘤形成　通常表现为腹股沟可触及搏动性肿块，血管超声可确诊。小的假性动脉瘤可自发血栓形成或经直接压迫回缩。大的假性动脉瘤如果压迫不成功需要手术修复。

4. 动 - 静脉（AV）瘘　多发生在股动静脉，可触及明显的震颤或闻及连续性或收缩期杂音。可能是由于在穿刺股动脉或静脉的途中意外穿刺到浅血管，拔出鞘管后，两个血管之间形成一条管道。许多 AV 瘘经直接压迫后可闭合或会自发闭合，但需要随访确认，大部分在 3 ~ 6 个月闭合。如果所用血管鞘比较粗导致的瘘口较大、分流量较多时，手术修复是最终办法。

（二）导管及导丝操作过程的并发症

1. 血管或心腔穿孔　所有进行心导管检查医生都会担心血管和（或）心脏结构的直接穿孔，但其实这种可能性很小，尤其是进行标准的导管操作时。用在心脏或血管系统内操作的导管软而且有弹性，当导管头用力进入或抵住某个结构和（或）壁时，导管轴会弯曲或偏向一侧，削弱导管头的前向力量，除非导管轴被限制或约束在血管或腔室内，而仍然用力向前送。最常见于外周静脉系统穿孔，静脉本身非常薄，有时在大的静脉主干会有细的小分支，一旦导管头端卡在小分支中而术者又没有意识到，就容易穿透。另一情况是，如果导管头嵌在心耳，而且导管在房内已经形成了180° ~ 360°环，这时如果仍然向前用力就会穿透心耳；或者导管头已经进入主动脉的一个窦中，导管轴也紧紧地抵在主动脉弓的外围，继续用力会穿透主动脉瓣窦。后一种情况比较罕见。

如果导管和导丝一起应用，穿孔的可能难性要大于单独导管或导丝。主要见于当导管头端被楔入或顶在管壁或心肌上，导丝从导管头端强行推出时，导管头端不能"后退"，导丝将引起穿孔。例如，当导管在心房绕360°头端楔入心耳时，如果一根导丝从导管顶端推出，导管就不能弯曲或后退，导丝即会穿破心耳。类似地，当导管从右心房进至右心室，并朝向右心室流出道，如果导管头端与右心室流出道（RVOT）成角度并嵌在 RVOT 壁上而不是正好指向肺动脉口，则导丝从导管头端推出就有穿破RVOT 风险，尤其是新生儿。常用的泰尔茂导丝有光滑且相当坚硬的特点，比其他标准弹簧导丝更容易穿孔，在操作过程中更需要小心。

2. 心律失常　导管操作最常见的并发症可能是异位搏动或持续性心律失常。单纯、短暂的心律失常通常是心导管操作的一部分，而且大多数心律失常不会持续，即使是持续性心律失常也通常不会导致血流动力学恶化，通常调整导管位置或撤出导管可解决。但持续心律失常如室上性心动过速或房速通常需要用药如 ATP、心律平甚至胺碘酮，必要时电复律，而如果持续室速需立即心脏按压并尽快施行电复律；严重房室传导阻滞是导管刺激房室结引起，撤出导管并给予地塞米松基本都能恢复。合并心肌疾病、心室调转的复杂先心病或严重冠脉病变患儿，任何一种心律失常都可能导致血流动力学不稳定，需小心操作，密切关注心电监护。

3. 血栓或气体栓塞　在任何导管操作过程中，都应该避免血栓和（或）气体栓塞。由于先心病患儿通常都有心内分流，因此右心导管术与左心导管术具有同样风险。牢记任何东西通过导管或鞘管注入或送入前必须先有注射器回抽到血液或有血液自导管流出。先天性心脏病患儿在接受心导管检查时，均应全身肝素化，以减少导管和（或）导线上血栓形成的可能性。

4. 导管打折或打结　当导管弯曲或成环时，很容易打折甚至扭结，尤其是在没有透视下推进导管，最常见于下腔静脉内，好发于用球囊导管和其他比较软的导管时。扭结和打结的治疗是预防。导管医生必须始终掌握整个导管的动态和位置，体外送入的长度必须达到预期的部位，否则立即透视查看。如果导管仅是"简单"打折，通常可以前进或后退导管至空间比较大的心腔或管腔或侧支内被拉直，撤出血管鞘。如果已经形成了360°环且导管头端进入环内，直接拉直会形成死结而无法通过原来的鞘管收回，必须先"解开"扭结，可试着重新推进导管，在直视下小心地与初始扭结相反方向旋转导管，或尝试将环变大使导管头端离开环，或将导丝硬头弯成30°～45°送入导管（导丝不出导管），借助导丝力量将扭结打开；仍然不成功可穿刺另一侧血管，通过较粗导管甚至输送鞘顶住打结导管的头端将结打开。不同方法通常根据导管医生的经验而决定，当然最好的办法是预防打结。

5. 外周神经的损伤　在治疗性心导管术中，臂丛神经损伤的发生率更高。一是由于手术复杂持续时间较长，二是为了显示心脏／大血管特定区域使手臂过度伸展或放置不寻常位置，导致臂丛神经损伤。也可发生于突然和（或）剧烈的极度外展，如重度镇静／麻醉患儿的手臂突然、剧烈地从导管台的一侧跌落。臂丛神经损伤通常是短暂的，会导致肢体疼痛和无力，但它可能导致永久性轻瘫，甚至手臂瘫痪。因此，术前一定要小心仔细摆放并固定手臂在非伸展位置，以减少此类并发症发生。

十一、射线防护

作为一个心导管操作医生，任何时候都需要牢记减少射线暴露，保护患儿，保护医护人员。操作人员辐射有两个来源：患儿（散射）和 X 射线管（泄漏和散射）。通过缩短辐射时间、使用屏蔽物和保护装置以及精准选择采集视野缩小可视化区域，可以降低辐射剂量。切记，患儿的辐射剂量仅发生在单一手术过程中，而对导管医生来说，辐射剂量是一个个患者、一天天、一年年累积的。

不管正位（或后 - 前位，PA）或侧位（LAT）X 射线图像增强器都调整到离患儿尽可能近的位置，这样可减少辐射剂量及散射，同时提高 X 射线图像的质量。通常导管医师会注意将正位增强器尽量靠近患儿胸部的位置，而侧位增强器常被遗忘，与患儿一侧距离较远。两个增强器和患儿之间的距离应相同或尽可能接近，因此手术开始前摆放位置时应注意患儿尽可能靠左侧并尽量避免阻挡物。

只有在实际操作导管、特定部位造影和进行介入手术时才使用 X 线透视。任何情况下都应该尽可能缩短透视时间，患儿和操作者的辐射剂量与 X 线照射的持续时间成正比。将需要观察部位放在屏幕中央，并尽可能缩小采集视野，辐射剂量与可视化区域的平方成正比。将可视化区域缩小一半患儿和操作者的辐射剂量将减少 4 倍，而且，视野越是集中在感兴趣区域，得到的图像就越好。同样，在操作导管过程中，尽可能用小的视野，如当导管从右心室进入肺动脉时，不应看到腹部、颈部和（或）肺部。视场越小，图像密度越均匀，图像质量也就越好。在密度均匀的情况下，系统的自动亮度控制不与自身竞争，例如，如果视野中一半为心脏、一半为肺，则自动亮度控制将增加心脏的 X 线剂量，但同时减少肺部的 X 线剂量，那么两个区域都得不到最佳图像。

如果是双平面球管，充分利用侧位，甚至正侧位一起透视，以确定导管头端前后位置以及指向的确切方向，如导管要设法进入某一个血管或开口，建议在正位透视引导下，经常性利用侧位透视确定前后关系，而不是长时间仅用正位进行无效"盲探"，这样将大大减少射线量，也增加手术成功率。

适当但谨慎地使用放大或聚焦（zoom）模式。透视和造影时图像每放大一倍，射线量增加大约 2 倍。如果需要显示的小区域图像细节至关重要，则需要放大，通常通过精准聚焦在感兴趣区域，可以补偿放大后辐射量的增加。对小婴儿，图像太小需要放大看时，可以选择"后聚焦模式"（acquire zoom setting），图像仅以数字方式缩放而不增加辐射暴露。图像放大后，质量可能降低，但有一个心脏的大体轮廓就足以进行大部分操作。

（刘　芳）

第四章 心血管造影术

尽管目前无创影像诊断如超声心动图、磁共振成像（MRI）和多排螺旋计算机断层扫描（MSCT）可提供大量的心血管解剖信息，然而，当需要精确的解剖细节时，心血管造影仍然是最准确的金标准，加上其他技术无法提供的血流动力学信息，心血管造影目前仍是复杂先天性心脏病患者的最终决策手段。

一、心血管造影术术前准备

一个好的导管医师应该做到使每个造影图像成为高质量、可再现的图像，同时又能保证患儿及导管医师自身最大的安全性。导管的定位、可视化的整体视野、造影剂的数量、类型和速率，以及射线投照角度等的综合设置，将使每个心血管造影图像成为高质量、可再现的图像。以下几个原则需时刻铭记。

1. 精准　在透视和造影视野中显示尽可能小的受试者区域。其实在大多数导管操作过程中，不需要显示整个胸部甚至心脏的所有区域。患儿收到的辐射量（这些辐射散射给导管医生）与暴露于 X 射线束的面积的平方成比例增加，尤其是造影时所需 X 射线量增加，这种射线暴露量就更大。而且，区域太广时由于所包含的结构密度差异大，自动亮度控制的功能不准确，合成图像的质量也不佳。

2. 影像增强器距离　如前所述，将正位和侧位图像增强器的输入屏幕尽可能靠近患儿。屏幕与患儿距离越远，图像的放大倍数越大，产生图像所需的 X 射线量越大，患儿的散射辐射也越大。正位图像增强器通常由导管医生降到患儿胸部，侧围增强器也不应被忽视，在术前摆放患儿位置时尽可能使患儿贴近侧位图像增强器屏幕，同时上抬患儿手臂位于头部上方。

3. 图像放大　X 射线放大主要用于观察小型结构、精细细节或堵闭器，偶尔用于非常小的患儿的一般成像。随着图像逐步放大，患儿和导管医生所受的辐射剂量将成倍增加。如前所述，对小婴儿可采用"后聚焦模式"（acquire zoom setting），图像仅以数字方式缩放而不增加辐射暴露。

4. 保存双平面透视图像　及时保存透视图像尤其是双平面透视图像可显著减少辐射剂量。虽然达不到造影图像质量，但对于许多应用已足够，如正式造影前手推造影剂以验证导管位置或投射角度、记录球囊充盈扩张过程、自输送系统释放堵闭器等，均建议进行永久性记录，尤其是当出现问题时通过回顾可发现问题之所在。

5. 图像记录速度　患儿和导管医生所受的辐射量与图像曝光帧数的增加成正比。大部分导管室，透视和造影的可用帧速率（frames per second，fps）分别为 7.5 fps、15 fps 和 30 fps。大多数情况 15 fps 的速率可提供足够的时间分辨率，30 fps 肯定图像质量最好，但代价也很明显。所有造影均应在获得必要信息前提下使用尽可能慢的记录速率，如需要曝光记录球囊扩张或堵闭器释放过程时，记录速率可低至 7.5 fps（如果设备允许，甚至可低至 3.25 fps）。

6. 辐射屏蔽　在任何时候都应尽可能使用位于患儿和导管医生之间的可移动的透明铅玻璃辐射屏蔽。导管医生所受的大部分辐射源于导管检查台上患者身体的散射，辐射自患儿身体向各个方向分散。因此，患儿与操作员之间的辐射屏蔽为操作员胸部、颈部和头部的暴露区域提供了非常重要的保护。

7. 造影剂　造影剂又称对比剂，为水溶性，不透 X 线，当造影剂注入体内与血液混合后，在 X 线通过特定腔室或血管时吸收 X 线。目前使用的造影剂是碘化有机化合物，其放射性密度取决于碘含量。一般来说，造影剂中碘含量越大，渗透压越大，黏度越大，毒性也就越大。因此，造影剂配方的改进都是为了增加碘含量，同时降低造影剂的毒性和（或）黏度。造影剂分为离子介质和非离子介质。一般来说，离子介质需要更高的渗透压（1600 ~ 2200 mOsm/kg）以获得足够的碘含量，渗透压越高，患者越不舒服，并发症发生率可能越高，尤其是病情严重或不稳定患儿；非离子介质虽然具有较低的渗透压，但黏度较大，成本也更高。目前不管是用于诊断还是介入性治疗目的，儿科导管室进行心导管检查的患儿越来越具有病情重、年龄体重小的特点，造影剂应用量通常也较大，因此儿童导管室均推荐应用非离子、低渗（等渗）造影剂。

8. 造影剂给予方式　为了观察解剖细节而进行的心血管造影，造影剂推注最好在一个心动周期内完成。造影剂推注速度较慢，尤其在几个心动周期内，会被血流稀释并从该区域消散，从而导致图像质量较差。由于导管管腔小，造影剂黏度高，在一个心动周期内，不可能用手将超过 2 ~ 3 ml 的造影剂推过导管，因此需要使用电动、机械、压力注射器，即高压注射器。

高压注射器的控制台可设置造影剂总量、注射压力和速率。压力限制提供了防止导管破裂的安全系数，每种导管都有自身的压力限制，在压力限制范围内可调整造影剂的总量和流速。大多数商用高压注射器还具有"延迟时间（rise time）"设置，即压力从零上升到最大设定压力所需时间，这种缓慢加速有助于防止导管反弹，通常小于 0.6 ~ 0.8 s 对防止导管反弹无效。造影所需的压力取决于造影剂的量和黏度以及导管的长度和内径。大多数高压注射器的压力可达 1000 ~ 1200 磅，但压力越高，越容易造成导管反弹，导致导管移位、心肌内注射或造影剂外渗，如果使用专门为心血管造影设计的长度较短、直径较大、管腔相对大的导管可在低压情况下完成大容量造影剂注射。0.8 ~ 1.0 s 的延迟有助于防止导管反弹，帮助固定导管头端位置。

尽管目前用的造影剂相对比较安全，但总体原则是在获得满意图像的前提下应用尽可能少的造影剂，包括单次用量和总量，因此需提前规划好造影部位。在心腔和大的管腔，通常建议每次造影的用量为 1.0 ml/kg；如果分流量较大或心腔明显扩大，可增加至 1.5 ~ 2.0 ml/kg；反之，无分流或腔室较小或闭锁的腔室可适当减量。短时间内完成的手术操作造影剂总量尽量不超过 4.0 ml/kg。随着手术复杂性越来越高，造影剂用量也明显增多，尚无研究报道其安全性如何。如果手术时间较长，给予充分补液和利尿，造影剂总量适当增加是比较安全的。如果存在肾功能不全，一定要严格限制造影剂的量。

9. 选择性造影　尽可能进行选择性造影，即在感兴趣部位或毗邻部位进行造影，这样可减少造影剂的单次用量和总量。造影导管的注射孔须远离管壁和心内结构，并且尽量位于心腔或血管内居中位置。每次造影都要努力将导管放在要求的精确位置或特定区域，而不是仅仅将导管进入心室或其他腔室，否则将得不到理想影像而且有潜在危险。将导管放置在目标位置后要尽量使导管轴有足够的支撑，以防止导管头在高压注射过程中反弹，同时导管头端在心腔内呈游离状态，避免产生心肌内注射。

10. 造影导管　理想情况下，用于造影的导管应尽可能短（从皮肤进入部位到选择性造影区域）、与患儿血管内径匹配的尽可能大直径的导管（型号为 French，如 4F、5F），因为造影剂的流动阻力与导管长度成正比、与内径成反比。造影导管优选头端为盲端且具有多个侧孔的导管，侧孔位于导管头端 1 ~ 2 cm 范围内，造影剂通过多个侧孔输送比通过端孔输送更快、更均匀，而且注射的最大压力向前到达导管盲端可帮助固定导管，减少导管反弹；如果是端孔导管，就像高压消防软管一样，通过头端开口的力推动导管头向后反弹。

造影导管有四种基本类型。第一种最常见的是"NIH"类导管，其头端为盲端，邻近有六个侧孔。NIH 造影导管易于选择性地放置在心腔或血管内的恰当位置，而且可承受最高的流速和压力。

NIH 类导管的变异为第二种具有侧孔和端孔的造影 "Gensini" 导管，其末端为锥形，有一个相对较小的端孔及邻近的侧孔。导丝可通过尖的端孔使导管更易于到达所需位置，同时尖端的开口足够小，可对高压注射时通过尖端的造影剂产生一定阻力，当然，仍会产生比侧孔导管大的反冲力。

第三种造影导管是猪尾导管。猪尾导管也是端侧孔导管的一种变异，导管远端的 1 ~ 2 cm 环绕形成一个紧密的 360° 以上的猪尾状，通常侧孔刚好邻近猪尾的环。这种设计有助于在快速高压注射过程中防止导管反弹或陷入心肌组织内。

第四种造影导管是 "Berman 球囊造影" 导管，其仅有侧孔，末端为盲端，在侧孔远段带有一个漂浮的球囊。Berman 球囊造影导管所用材料较软，具有漂浮性；其有另一个管腔与球囊相通用于球囊充气（放气）。由于第二腔占据一定空间，必然会影响主要造影腔的直径，再加上由较软的材料组成，其能够承受的压力较低，相比同等型号的其他造影导管流速较慢。与诊断性球囊导管类似，充气的球囊使导管不会贴壁或进入心肌内，避免穿孔；同时远端充盈的球囊在造影剂注射过程中，部分阻塞至远端的血流，形成 "球囊堵塞性血管造影"，使球囊近端造影剂浓度更高。

二、心腔和大血管造影常用投照角度

在学习标准心血管造影投照角度之前，需要先厘清几个容易混淆的概念。"球管（camera）"实际上指的是 X 线源，而不是通常所认为的图像增强器屏幕。如通常所称的前后位（AP），从技术上讲应该是后前位（PA），因为图像增强器屏幕位于患儿上方，而 X 线管位于患儿下方。图像增强器屏幕向患儿左侧旋转称为正旋转度（也称为"LAO+x°"），向右侧旋转是负旋转度（也称为"RAO-x°"）（图 4-1）；向头和向脚成角也指的是图像增强器的位置。因此，通常所谓的"浅左斜（shallow LAO）"指 +1° 和 +30° 之间，而"深左斜（steep LAO）"介于 +61° 和 +89° 之间。表 4-1 包含一些基本常用投照角度。

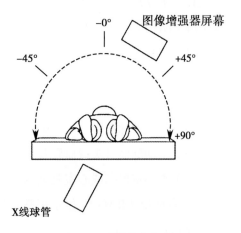

图 4-1 球管角度示意

表 4-1 双球管造影设备的常用标准切面

	投照名称	角度	观察的心腔和大血管
正位 球管	正位 / 后前位（PA）	0°	RV、PA 及分支肺动脉； 主动脉头臂分支及 DesAO； 腔静脉、肺静脉及 LA
	坐观位（Sitting Up）	向头 20°~30°	RV、外管道、MPA 及左右肺动脉
	仰位（Laid Back）	向脚 30°	AsAO/ 冠脉起源，外管道 / 左右肺动脉起始
	右前斜（RAO）	RAO 20°~30°	LV、主动脉瓣、主动脉，高位或前间隔 VSD，RCA，RVOT
侧位 球管	侧位（Lateral）	90°	RV、PA 及分支 PAs，DesAO（PDA 及 CoA）
	长轴斜位 （Long axial oblique）	LAO65° + 向头 30°	膜周部和高位 VSD，LVOT，主动脉瓣，冠状动脉开口
	肝锁位（Hepatoclavicular） （四腔位，4-chamber）	LAO45° + 向头 45°	ASD，肌部（中）VSD，AVSD，LV-RA 连接
	左前斜 （Left anterior oblique，LAO）	LAO20°~70°	AO 及 PA
	左前斜 - 向头 （LAO-cranial）	LAO15° + 向头 30°	MPA 及左右肺动脉起始
	深左前斜 - 向头 （Steep LAO-cranial）	LAO60° + 向头 15°	ASD，PFO

AO：主动脉；AsAO：升主动脉；DesAO：降主动脉；ASD：房间隔缺损；AVSD：房室间隔缺损；CoA：主动脉缩窄；LA：左房；LV：左室；MPA：主肺动脉；PA：肺动脉；PDA：动脉导管未闭；RCA：右冠状动脉；RV：右室；RVOT：右室流出道；VSD：室间隔缺损

1. 正位 / 后前位（PA） 总体观察整个心脏结构的整体解剖，尤其是存在未知或复杂解剖结构的初次造影，用于观察以下：

（1）全身静脉解剖，包括 RSVC、LSVC、IVC（图 4-2）。

（2）肺静脉回流和解剖。

（3）RV 解剖和远端 PA 解剖。

（4）降主动脉造影，主 - 肺侧支血管。

（5）主动脉横弓头臂血管及其分支，包括外科的分流术。

（5）单心室形态或心室复杂畸形的解剖。

2. 右前斜（RAO） 显示正常定位的房室瓣环，用于电生理检查时的标测，以及下列显示：

（1）显示流出道 / 间隔肌部 VSD 和漏斗部 VSD（图 4-3，A）。

（2）主动脉瓣下狭窄显示左室流出道（包括房室共道的鹅颈管）。

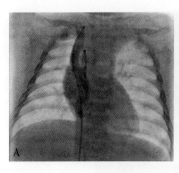
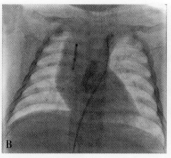
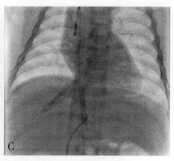

图 4-2 正位 / 后前位腔静脉造影

端侧孔导管分别置于右侧上腔静脉（A）、左侧上腔静脉（B）、下腔静脉（C）手推造影，同时猪尾导管置于升主动脉，显示下腔静脉与主动脉均位于脊柱右侧，永存左上腔静脉，右位主动脉弓。左位心，胃泡位于左侧，肝位于右侧，肝静脉正常入下腔静脉后回流入右心房，心房正位

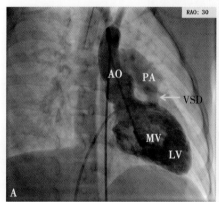
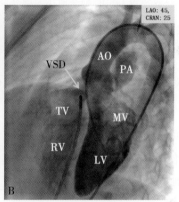

图 4-3 室间隔缺损（VSD）时左心室造影常用两个投照角度

A. RAO 30°显示圆锥部高位 VSD；B. 长轴斜位（LAO 及 CRAN）显示 VSD 位于主动脉瓣下并部分被主动脉瓣遮挡

AO：主动脉；PA：肺动脉；MV：二尖瓣；LV：左室；RV：右室；TV：三尖瓣

（3）LV 形态、功能以及 MR 和 AR 的定量分析（图 4-4）。

（4）测量 PDA 内径的另外一个切面（图 4-5，A）。

（5）测量主动脉瓣环。

（6）选择性右冠造影的良好的第二视图。

3. 坐观位（sitting up） 主要用于：

（1）优化 MPA 和分支 PAs 的成像，减少重叠。

（2）肺动脉瓣狭窄时用于测量肺动脉瓣

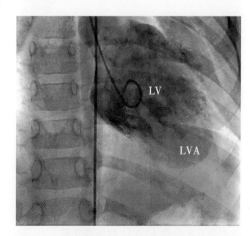

图 4-4 右前斜 30°左心室造影显示左心室（LV）扩大，并心尖部巨大室壁瘤（LVA）形成。此患儿系左前降支闭塞导致的室壁瘤

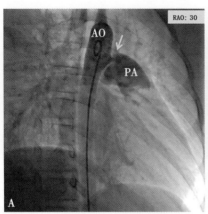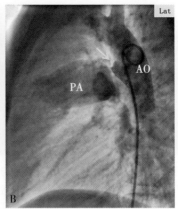

图 4-5 降主动脉造影显示动脉导管未闭常用的两个投照角度（右前斜 RAO 及侧位 Lat）；箭头所示为漏斗型动脉导管未闭

AO：主动脉；PA：肺动脉

环直径。

（3）观察 RPA 的全长（必要时 RAO 20°～30°）或 LPA 尤其是开口处（必要时 LAO 20°～30°）。

（4）显示肺静脉回流及房间隔缺损（图 4-6）。

4. 仰位（Laid Back） 主要用于：

（1）观察分支 PAs 近端的另外选择。

（2）外管道与 PAs 连接（最多向脚 60°）（图 4-7）。

（3）冠状动脉自主动脉起源，如 D-TGA 时。

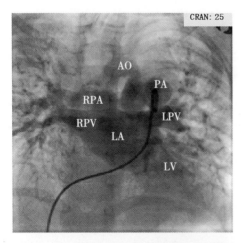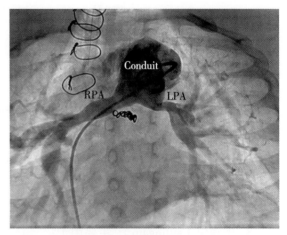

图 4-6 坐观位肺动脉造影回流像显示肺静脉回流入左心房（LA），房间隔完整

AO：主动脉；PA：肺动脉；LA：左房；LV：左室；RPA：右肺动脉；RPV：右肺静脉

图 4-7 仰位肺动脉造影显示外管道通畅，外管道与左肺动脉（LPA）连接处扭曲狭窄

LPA：左肺动脉；RPA：右肺动脉；Conduit：外管道

5. 侧位（Lat）　主要用于：

（1）显示 RVOT、肺动脉瓣、MPA 的最佳角度；肺动脉瓣狭窄球囊扩张时用于测量肺动脉瓣环直径。

（2）PDA 和主动脉缩窄成像和测量（图 4-5，B）。

（3）冠状动脉起源和走行。

（4）远端 PA 解剖。

6. 左前斜位（LAO）　不能与长轴斜位相混淆，通常指沿侧位球管旋转，并不表示使用向头或向脚成角。最常用于：

（1）延长主动脉弓，可能有助于 PDA 或缩窄。

（2）延长 LPA（尾部成角可能有帮助）。

（3）动脉单干时共同动脉瓣的解剖。

（4）LPA 近端解剖。

7. 长轴斜位（long axial oblique）　左室长轴斜位图像与超声的胸骨旁长轴切面相似，故又称为左室长轴斜位，最常用于：

（1）LV 功能和 MR。

（2）主动脉瓣下、瓣及瓣上狭窄。

（3）主动脉瓣狭窄球囊扩张时进行瓣环测量。

（4）VSD 成像，包括膜部、圆锥间隔、前和中部的肌间隔（图 4-3-B）。

8. 肝锁位（hepatoclavicular）　与超声的四腔心切面一致，故又称四腔位（4-chamber），最常用于：

（1）ASD（尤其是导管位于右上肺静脉）（图 4-8）。

（2）心内膜垫缺损。

（3）流入到 / 靠后的肌部 VSD。

（4）房室瓣的解剖和反流。

（4）LV 至 RA 分流。

（5）LPA 起源。

三、常用心腔和大血管造影

（一）左心室造影检查

左心室造影可用于观察各种类型室间隔缺损（图 4-3）、左心室形态和功能（图 4-4）、左心室和大动脉的连接关系，以及主动脉瓣下左室流出道、主

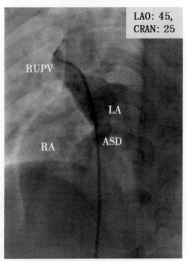

图 4-8　四腔位右上肺静脉（RUPV）造影显示房间隔缺损（ASD）

LA：左房；RA：右房

动脉瓣和瓣上解剖，有时也可观察二尖瓣反流。通常应用猪尾导管置于左心室中部造影，避免碰到乳头肌以及腱索，或离二尖瓣太近。没有分流观察左心室形态和功能时造影剂总量为 1 ml/kg 左右，心影明显增大时可增至 1.5 ml/kg，流速不宜太快，通常在 1.5 ~ 2 s（2 ~ 3 个心动周期）注入，成人剂量可达 30 ~ 45 ml，流速 10 ~ 15 ml/s；有明显分流时造影剂量可达 1.5 ~ 2 ml/kg，观察分流建议快速注射，可在 1 ~ 2 s 注入。不同厂家生产的不同型号导管能达到的最大流速不同，可根据导管包装查询。投照角度以长轴斜位为基础（LAO45° ~ 65° + 向头 25°），根据具体情况略做调整；双球管机器辅以正位 RAO30°，可显示主动脉瓣下左室流出道、高位圆锥间隔部及前间隔 VSD、左心室整体形态（图 4-2）。

（二）主动脉造影

主动脉造影最常进行的是主动脉根部造影（观察冠状动脉起源和走形、主动脉瓣反流、主动脉瓣及瓣上狭窄等）和弓降部造影（观察动脉导管未闭以及主动脉弓缩窄、体肺侧支血管等），特殊情况如观察 B-T 分流和头臂血管发出的体肺侧支可在相应部位选择性造影。通常选择猪尾导管造影，在头臂分支选择性造影时，根据患儿血管粗细选择端侧孔导管或切头猪尾导管。主动脉根部造影时导管需位于紧邻主动脉瓣上，但又不影响主动脉瓣的启闭活动，通常需要手推造影确定位置。造影剂总量为 1 ml/kg 左右，PDA 分流量较大时可增至 1.5 ml/kg 左右，在 1 ~ 1.5 s 注入。投照角度主动脉根部造影同左心室造影（图 4-9），弓降部造影通常选择正位 + 侧位（图 4-10），观察 PDA 时可选择 RAO 30° + 侧位（图 4-5）。

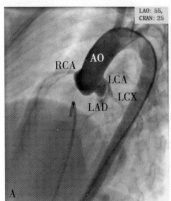
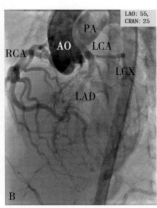
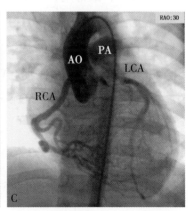

图 4-9　主动脉（AO）根部造影。A. 正常冠脉，长轴斜位造影显示左右冠状动脉分别起源于前方的右冠窦和后方的左冠窦，走形未见异常。B 和 C. 左冠状动脉异常起源于肺动脉（ALCAPA）。长轴斜位（B）和右前斜 30°（C）分别造影显示右冠窦发出右冠脉（RCA），左冠窦未见左冠脉（LCA）发出，RCA 增粗并形成广泛侧支使 LCA 显影并回流至肺动脉（PA）

LAD：左前降支；LCX：左回旋支

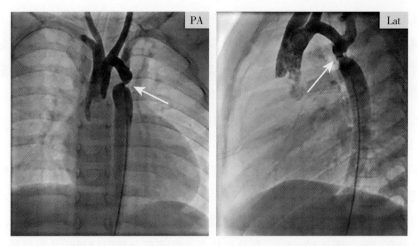

图 4-10 双球管正、侧位主动脉造影，显示主动脉弓降部重度局限性狭窄（箭头）

（三）右心室造影

右心室造影用于观察右心室形态和发育、右室流出道，以及肺动脉瓣、肺动脉瓣上以及肺动脉，也可观察三尖瓣反流并测量三尖瓣环（图 4-11）。标准右室造影导管为 Berman 球囊导管，通常导管头过三尖瓣后低下来进入右室体部近心尖部造影；没有 Berman 球囊导管可用猪尾导管代替。可先手推造影确定导管位置及没有嵌在心肌内。造影剂总量为 1 ml/kg，在 1 ~ 2 s 注入。投照角度为坐观位（正位向头 30°）和侧位。

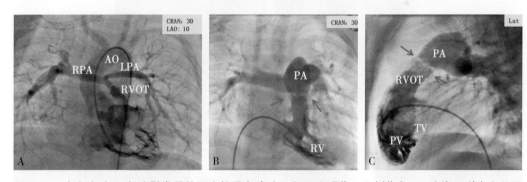

图 4-11 右心室（RV）造影常用的两个投照角度（A 和 B 坐观位；C 侧位）。A. 法洛四联症患儿导管自主动脉逆行进入右室造影，显示严重狭窄的右室流出道、肺动脉瓣以及左右肺动脉；B 和 C. 肺动脉瓣狭窄患儿导管自股静脉顺行进入右心室造影，显示右心室的三部分：流入道（三尖瓣环）、肌小梁及流出道，肺动脉瓣环（箭头所示），主肺动脉及左右肺动脉

AO：主动脉；PA：肺动脉；RV：右室；RVOT：右室流出道；TV：三尖瓣

（四）肺动脉造影

肺动脉造影用于观察肺动脉主干及左右肺动脉全程，以及肺动脉反流，测量肺动脉瓣环，也可通过回流像观察肺静脉回流及左心房。造影导管为 Berman 球囊导管，

或端侧孔导管，年长患儿也可选择猪尾导管。造影剂总量为 1 ml/kg，在 1 ～ 2 s 注入。常规投照角度为坐观位（正位向头 30°）和侧位；如需观察肺动脉分支或局限性狭窄时，通常选择 LAO15° ～ 20° + 头向 35° ～ 40° 的角度。外管道连接右心室和肺动脉或肺动脉扩大补片患儿多数需要向脚成角投照（图 4-7）。如果需要观察肺静脉回流（图 4-6），需延长曝光时间，造影前需提前设置。

（五）冠状动脉造影

大部分先心病患儿冠脉造影目的为观察冠状动脉起源及走形，部分是单纯冠脉先天性病变如左冠状动脉异常起源于肺动脉（ALCAPA，图 4-9，B 和 C）或冠状动脉主动脉根部的异常起源（如 LCA 异常起源于右冠窦并肌内走形或大动脉间见走形，或 RCA 异常起源于左冠窦，图 4-12，E），部分是复杂心脏畸形合并冠脉异常并与外科手术方案密切相关，如完全性大动脉转位（D-TGA）、室间隔完整的肺动脉闭锁（PA/IVS）、法洛四联症（TOF）等（图 4-12，A ～ D）。通常猪尾导管置于主动脉根部造影即可，造影剂总量为 1 ml/kg（体重较低小婴儿可增至 1.5 ml/kg），流速可适量降低，在 1.5 ～ 2 s 注入，造影时尽量控制心率不要太快，心率快时冠脉灌注减低，显影不清。投照角度同左室造影，正位 RAO 30°，侧位为长轴斜位（LAO 45° ～ 65° + 向头 20° ～ 30°）。

在获得性病变中，心脏移植术后需定期进行冠脉造影，寻找与慢性排斥反应相关

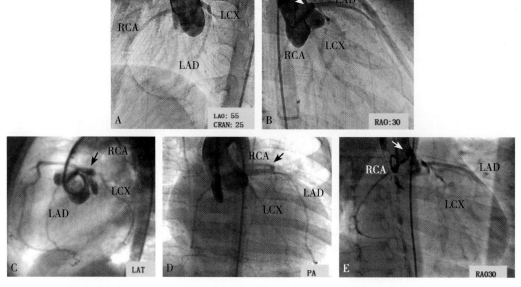

图 4-12　主动脉根部造影显示左右冠状动脉异常起源。A 和 B. 右冠脉（RCA）与左冠脉（LCA）均起源于左冠窦同一个部位，RCA 沿主动脉壁向右前行走，未见明显狭窄；C 和 D. RCA 起源于 LAD 主干，向前向右走形，此为法洛四联症患儿，手术证实异常起源 RCA 横跨右室流出道；E. RCA 起源于左冠窦上方，并呈壁内走形

LAD：左前降支；LCX：左回旋支

的冠脉疾病迹象；川崎病类疾病导致的严重冠脉后遗症如巨大冠脉瘤、冠脉闭塞或狭窄，或无创检查提示有冠脉缺血患儿需进行选择性冠脉造影；先天性或获得性冠状动脉瘘有时需冠脉造影确定瘘管的途径以及是否可以进行介入治疗。以上这些情况通常需要选择性冠脉造影。

选择性冠脉造影导管常用的为 Judkins 右冠状动脉（RCA）导管（JR）和左冠状动脉（LCA）导管（JL），冠脉导管的设计用于进入相应的冠状动脉，根据主动脉弓的宽度和长度设计成不同曲线，儿童常用的为 1.5、2.5、3.0、3.5（图 4-13），年龄和体重越小，曲线越小，通常 20 kg 左右儿童应用 JR3.5 及 JL3.5 可以达到相应的右冠和左冠的开口。成人常用冠脉导管为 JR3.5 及 JL3.5，高大患者甚至需要 JR4.0 ~ 4.5 及 JL4.0 ~ 4.5 导管。国内市场很少供应 3.5 以下的儿童冠脉造影导管，因此对小婴儿的选择性冠脉造影仍然面临很大挑战。作者单位尝试 4F 或 5F 切头猪尾导管有时可进入 RCA 或 LCA 开口进行选择性造影，尤其是进入 RCA 比较容易，但需非常小心避免切头的导管末端损伤冠脉管壁。

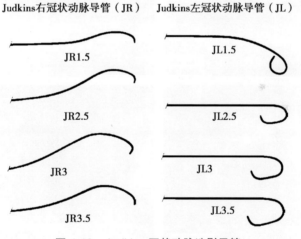

图 4-13 Judkins 冠状动脉造影导管

导管已经位于冠脉开口时进行手推造影，造影剂总量、速度及曝光时间根据患儿的体重以及病变不同而不同，流速为 2 ~ 4 ml/s，总量 RCA 为 2 ~ 6 ml，LCA 为 5 ~ 10 ml。有时现有导管无法进入冠脉开口内，可将导管头端对准冠脉开口用高压注射器造影，流速和总量相应增加。

冠脉造影的常用投照角度见表 4-2。造影过程中需根据每个患者的实际情况进行适当调整，以获得满意图像（图 4-14）。冠脉造影常见并发症为冠脉痉挛，操作过程中需避免导管进入过深或导管头端与血管角度过大，可在选择性造影之前推注硝酸甘油预防冠脉痉挛。

表 4-2　冠状动脉造影的常用投射角度

左冠状动脉	主要观察的冠脉节段
正位或 RAO 5°～10°	左主干
LAO 30°～45° + 向头 20°～30°	LAD 与 LCX 分支
RAO 30°～40° + 向脚 20°～30°	LCX 及锐缘支
RAO 5°～30° + 向头 20°～45°	LAD 及对角支
LAO 50°～60° + 向脚 10°～20°（蜘蛛位，spider view）	LAD 与 LCX 分支，回旋支，钝缘支
右冠状动脉	主要观察的冠脉节段
LAO 30°～45° + 向头 15°～30°	近段，中段，PDA
RAO 30°～45°	近段，中段，PDA

LAO：左前斜位；RAO：右前斜位；LAD：左前降支；LCX：左回旋支；PDA：后降支

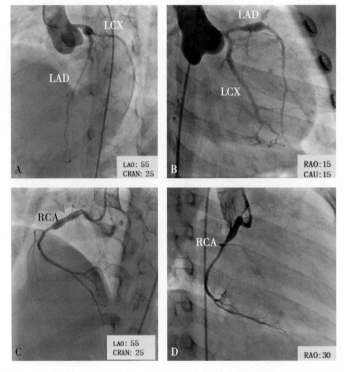

图 4-14　选择性冠脉造影。A 和 B. 选择性左冠造影，A 显示左前降支（LAD）与回旋支（LCX）分支处小型冠脉瘤（箭头），B 显示 LAD 主干近段中型冠脉瘤；C 和 D. 选择性右冠造影，显示右冠脉（RCA）主干近段长段中型冠脉瘤。均未见明显狭窄或血栓形成

四、特殊类型造影

（一）肺静脉楔嵌造影

肺静脉楔嵌造影（wedge angiogram）是将端孔导管楔入肺静脉毛细血管床进行的一种楔入式血管造影。肺静脉楔嵌造影用于在很少量或无明显的肺动脉前向血流时显

示真实的肺动脉，通常是显示真实肺动脉的唯一方法。在肺动脉闭锁伴室间隔缺损患儿或单侧肺动脉缺如或隔离（isolated）患儿，尽管有广泛侧支供应肺血，但无法显示真正或固有肺动脉，必须通过此项技术确定真正的肺动脉。

　　端孔导管通过已有的房间交通或经房间隔穿刺技术从右心房进入左心房，然后根据需要分别进入左右肺静脉，并用力楔入所需的远端静脉毛细血管床。记录楔入肺静脉的导管产生压力通常（但并非总是）反映的是真实的肺动脉压力。导管位置满意后，调整视窗覆盖至少一侧肺野，通常采用正位造影。取 10 ml 或 20 ml 注射器，注射器内先抽取 5 ml 淡肝素水，再缓慢抽取 3 ～ 5 ml 造影剂并保持注射器头端垂直向下，连接于导管上，缓慢回抽确保无空气后用力推注，直接曝光（15 fps）或保存透视图像。记录开始后，造影剂被用力推入肺静脉毛细血管床，通过观察造影剂进入肺动脉的外观和肺动脉床的流速，调整造影剂注射的力度和速度，并继续推注直到肺动脉清楚显影（图 4-15）。如果导管未充分楔入或推注力量不足，则造影剂仅在导管周围回流并流出肺静脉，无法显示肺动脉；当用更大力量推注时，毛细血管充盈，之后造影剂被压入远端小动脉，通过小动脉内的血流方向可以区分动脉和静脉。如果肺动脉的真正前向血流量很低，肺静脉楔嵌造影通常会显示整个真正的肺动脉树；反之，如果有比较多的其他血流（如侧支交通）进入真正的肺动脉，或当推注力度过大时，造影剂会外渗到周围组织，如果外渗至支气管，患者会咳嗽甚至少量咯血，但通常自限性，不会产生临床后果。

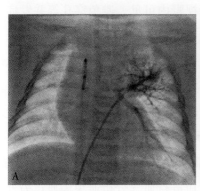
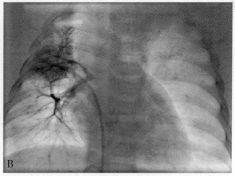

图 4-15　肺静脉楔嵌造影。肺动脉闭锁伴室间隔缺损、体肺侧支患儿，左、右肺静脉楔嵌造影显示孤立（isolated）、发育不良的固有肺动脉，左右肺动脉之间无共汇

（二）肺动脉楔嵌造影

　　当怀疑某一支肺静脉梗阻或发育不良时，可进行肺动脉楔嵌造影。对于单侧或节段性肺静脉阻塞，即使进行相应节段的选择性肺动脉造影，造影剂也从供应梗阻肺静脉的相应肺动脉节段流出，无法显示相应肺静脉的解剖。肺动脉楔嵌造影将造影剂注

入特定受累静脉段的动脉供应，迫使造影剂通过毛细血管床进入受累肺静脉系统，即使在静脉严重阻塞的情况下，该技术也能很好地显示受累的肺静脉解剖结构。

肺动脉楔嵌造影方法与肺静脉类似，但造影剂用量较大。先抽取至少 10 ml 淡肝素冲洗液入 20 ml 注射器，垂直放置注射器缓慢吸入 0.3 ~ 0.5 ml/kg 的造影剂，设置视野，推注过程中仔细观察图像，并记录在慢帧速双平面成像上（通常为正位和侧位），直至肺静脉清晰显影。量较大的造影剂用力快速推注，迫使血流通过毛细血管床进入肺静脉。

（三）新生儿心血管造影

新生儿为特殊群体，全身各系统发育不成熟，心脏及血管腔小、管壁薄、循环容量小，心、肺及肾调节功能差，而且多为复杂或重症心脏病，术前大多数全身情况不良甚至处于濒死状态，因此围术期管理、团队合作极其重要。保暖是进行新生儿心导管术的必要前提条件。目前无创影像技术发展，新生儿单纯诊断性心导管术已基本不需要，主要是进行介入性心导管术。介入手术前需进行相应血流动力学检查以及造影以明确诊断并获取介入治疗必要信息。

导管途径主要是股静脉和股动脉，2 kg 以上新生儿可以耐受 4F 动脉鞘以及 5F 静脉鞘。胎儿超声心动图已经明确先心病诊断并判断需要生后短期内进行介入干预患儿，产科医生可预留相对长的脐带供生后应用脐静脉途径。尽量避免反复穿刺股动静脉，可在超声引导下进行穿刺以减少血管并发症。新生儿心肌及血管壁均较薄且嫩，导管行进过程尽量在导丝引导下轻柔进行，并全程视野内可见，避免穿孔等并发症。在腔室和血管内进行高压注射造影时需先手推确认导管位置，流速及压力相对要低。通常左心室和主动脉可采用高压注射器，其他部位建议手推造影，如极重度肺动脉瓣狭窄或室隔完整的肺动脉闭锁新生儿行球囊扩张治疗前，右室手推造影足以显示右室流出道、肺动脉瓣环以及肺动脉；重度主动脉缩窄时也多采用主动脉弓降部手推造影。对于低体重新生儿，通常血管腔容纳不下 4F 猪尾导管的圈，可切除一半圈，在导丝引导下置于需要部位手推造影。手术过程尽量控制造影剂总量，避免对肾功能造成损害。新生儿的循环容量有限，各部位抽尽可能少量血进行血气分析避免失血；另外，尽量用 2 ml 注射器冲洗导管，避免短期内进入较多液体引起心功能不全及稀释性贫血。导管医生在整个手术过程中需密切关注患儿的各项生命体征，并随时与麻醉医生及 NICU 医生交流，确保患儿安全。

五、心血管造影术并发症及处理

最常见的并发症是心肌内注射，系高压注射导致造影剂外渗到心肌或血管壁。心肌内的造影剂"色斑"通常很少遗留或无可识别的后遗症，即使造影剂进入心包，也很少需要心包穿刺，可密切观察。非常大量或高压的造影剂外渗完全穿透心肌导致心包积液或心包填塞，需要在输血输液支持的前提下，尽快手术修补穿孔。

在任何造影剂注射过程中都有可能注入空气，但基本可以预防。在连接导管之前，仔细排除高压注射器中的每一点空气，连接后回抽造影剂并观察整个路径是否有空气，否则须重新排气连接。手推造影时，在造影剂注射器连接导管后首先回抽看到血液，在注射过程中，注射器始终朝下，绝对防止在血管造影过程中注入任何空气。

造影剂过敏是一个经常被提起的问题，但在应用非离子型造影剂后，尤其在儿童，已非常罕见。尽管如此，对具有严重过敏史的患儿还需要高度警惕，导管术前提前静脉给予抗组胺药物以及快速起效的激素，30 min 后可给予 0.5 ml 造影剂静脉注射进行测试，如无反应可加大剂量至 5 ml，仍无反应可进行导管检查及造影，否则只能进行血流动力学检测。术后还需给予一次抗组胺药物及激素，并至少密切观察 12 h。

造影剂的肾毒性在成人比较重视，尤其是已有肾功能损伤的患者，造影剂有明显的致病性。但许多先天性心脏病的儿童，在长而复杂的导管过程中接受了大量累积的造影剂，造影剂量可达到 8 ~ 10 ml/kg，亦没有明显的不良反应。但尚无针对儿童造影剂用量的临床对照研究。因此，仍建议在手术过程中尽可能少应用造影剂，如造影剂用量较大，建议术中给予静脉补液进行利尿，如液体不能及时排出，可给予利尿剂，并建议病重患儿或已有肾功能不全患儿术前放置导尿管。

对造影剂最具破坏性的反应是对中枢神经系统（CNS）的损害，有报道引起严重、持续性头痛或自限性癫痫发作，但仅为成人尤其是进行脑血管造影和介入治疗患者，在儿童先天性心脏病患儿的心血管造影和介入治疗患儿中未见单纯造影剂引起的 CNS 并发症报道。

尽管心血管造影和造影剂本身存在潜在的并发症，但精心计划和仔细操作的心血管造影非常安全，并且并发症很少。即使当前进行更复杂的心导管术，若与其他无创影像检查结合进行，可减少每次导管术所需的造影次数和造影剂的用量，进一步提高心血管造影的安全性。

（刘　芳）

第五章　经皮血管穿刺技术

第一节　经皮股静脉穿刺术

经皮股静脉穿刺术常常在无法行颈内静脉和锁骨下静脉穿刺及特定情况下进行，如烧伤、外伤或者手术区域位于头颈部、上胸部、需要心肺复苏时以及行心导管介入治疗时，股静脉可以提供中心静脉压监测、输液治疗及介入导管路径。

一、解剖

股静脉是下肢的主要静脉干，为腘静脉的直接延续，向上与股动脉伴行，共同走形于股鞘内，经腹股沟韧带后方移行为髂外静脉。股静脉于耻骨结节外下方 3 ~ 4 cm 处收集大隐静脉的血液，其上段位于股三角内。

股三角位于股前部上 1/3，为底在上、尖朝下的三角形凹陷。底边为腹股沟韧带，外侧边为缝匠肌内侧缘，内侧边为长收肌的内侧缘。股三角的尖位于缝匠肌与长收肌相交处，此尖端向下与收肌管的上口相连续。股三角的前壁是阔筋膜，其后壁凹陷，自外向内依次为髂腰肌、耻骨肌和长收肌及其表面的筋膜。股三角内有股神经、股动脉及其分支、股静脉及其属支和腹股沟淋巴结等。股动脉居中，外侧为股神经，内侧为股静脉（图 5-1）。

股动脉在腹股沟韧带中点稍下方位置表浅，此处搏动容易触及，定位标志明确，与之伴行的股静脉直径较粗大，行股静脉穿刺容易成功。股静脉在耻骨结节外下方 3 ~ 4 cm 处有大隐静脉汇入，故股静脉穿刺时，穿刺点不可过低，以免穿透大隐静脉根部。在 Seda 等的研究中通过 CT 扫描发现，左侧股动脉与股静脉的重叠率显著小于右侧。在儿童人群中，有研究显示在腹股沟韧带水平上，36% 的直腿位患者和 45% 的蛙腿位患者的股静脉与股动脉重叠。重叠的频率随着血管远端成像的增加而增加。在距腹股沟韧带 3 cm 处，直腿和蛙腿位置重叠的发生率分别为 93% 和 86%。因此，儿科患者股静脉插管的最佳位置是腹股沟韧带水平，腿外展 60°，髋关节外旋。

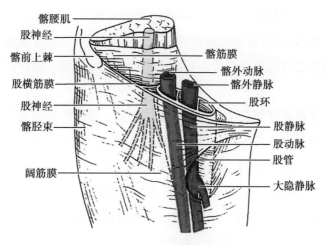

图 5-1　股静脉解剖

二、穿刺定位

在腹股沟韧带中部触摸股动脉搏动，股静脉的穿刺点位于股动脉搏动最强点旁开 0.5 cm 即可。若股动脉搏动不清晰时，穿刺点选在髂前上棘与耻骨结节连线的中内 1/3 段交界点下方处，穿刺点不可过低，以免穿透大隐静脉根部。

三、解剖定位穿刺方法

患者取仰卧位，髋关节外旋，腿外展 60°，臀部稍垫高。在此位置，股静脉横截面积较大，股动脉重叠最小。左手示、中指并拢成一直线，置于股动脉上方部位。右手持穿刺针，针尖朝脐侧，斜面向上（很重要），针体与皮肤呈 30°～45°，肥胖患者角度宜偏大。沿股动脉走行进针，持续负压，见到回血后再作微调，宜再稍进或稍退一点，同时下压针柄 10°～20°，以确保顺利进入（图 5-2）。

股静脉穿刺的要点，关键在于找准动脉搏动的位置，左手摸到股动脉位置后，穿刺时左手不宜压迫动脉过紧，以免在左手的压迫下使静脉移位。股静脉穿刺时，切不可盲目向腹部方向无限制地穿刺进针，以免将穿刺针穿入腹腔，引起并发症。

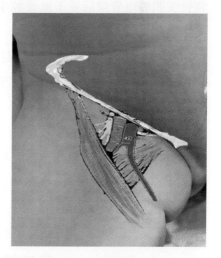

图 5-2　股静脉定位

四、超声引导下穿刺

由于腹股沟区股动脉与股静脉存在不同程度重叠，应用解剖定位法进行股静脉置管很难完全避免血管并发症发生。Warkentine 等研究显示，8% 的儿童患者股动脉完全重叠于股静脉。Hopkins 等证实在腹股沟韧带远端有 45% 的部分重叠。因此，采用体表解剖定位法进行股静脉穿刺置管不可避免会产生误穿动脉、血肿、假性动脉瘤、动静脉瘘等并发症。

超声引导技术在血管穿刺中的应用越来越广泛，美国超声心动图学会和心血管麻醉学会建议在儿科患者进行颈内静脉和股静脉穿刺时使用实时超声引导。研究显示超声引导技术应用于儿童股静脉穿刺时，穿刺速度和次数方面明显优于解剖标志技术，首次尝试成功率显著提高，误穿动脉的发生率显著降低。

具体操作步骤如下：选用 7 ~ 15 MHz 线阵高频探头，结合彩色多普勒技术来找寻静脉（管腔具有压缩性），检查待穿刺静脉（排除畸形、狭窄及血栓）及毗邻动脉的位置关系，确定最佳的进针位置和进针角度。严格执行无菌操作技术，超声探头套一次性无菌探头套，消毒穿刺部位皮肤铺无菌洞巾。超声医生一手持超声探头，一手持引导穿刺针，左、右手相互配合。穿刺可以选用短轴（平面外）技术或长轴（平面内）技术（图 5-3）。

（一）短轴（平面外）技术

探头方向与血管走行方向垂直，显示股静脉的横截面图像，清楚地显示邻近的股动脉和其他结构，避免穿刺伤及股动脉。改良动态针尖技术可以在血管和皮肤之间找到高回声的针尖，将针尖刺破血管壁后置于血管腔中央，向操作者远端平行移动探头，同时保持针尖一直处于血管腔中央，穿刺针进入血管＞0.5 cm 后保持针芯不动，分离套管和针体的同时向前置入套管，退出针芯。

（二）长轴（平面内）技术

探头方向与血管走行方向平行，置于血管上方，显示股静脉的矢状面图像，在长轴方法中，穿刺针保持在视野范围内，深度更容易控制，不易穿破血管壁，但无法显示血管周围结构。

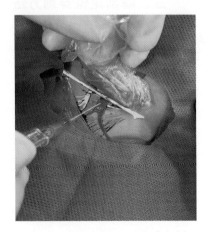

图 5-3　超声引导下股静脉穿刺

第二节　经皮股动脉穿刺术

股动脉是用于监测压力的最常用大动脉，安全性与其他部位相同。与桡动脉置管相比，由于股动脉内径较大，股动脉置管可减少远端缺血的危险性。对于婴幼儿而言，常为桡动脉穿刺失败后的第一选择。穿刺时需在腹股沟韧带下方仔细定位股动脉，从而减少股动脉损伤引起的严重并发症，包括盆腔或腹膜内活动性出血。

一、解剖

股动脉于腹股沟韧带中点深面，起始髂外动脉，向下分支为股浅动脉及股深动脉。在股三角内，由外向内依次排列为：股神经、股动脉、股静脉及股管，股动脉前方仅覆盖皮肤、皮下组织及阔筋膜，位置表浅，宜作动脉穿刺点，并且股动脉因背侧有骨盆支撑便于压迫止血，少变异，且周围无重要的组织、器官，所以是血管内介入治疗最常用的穿刺部位（图 5-2）。成人股总、浅和股深动脉的平均直径分别为 6.6 mm ± 1.2 mm、5.2 mm ± 1.2 mm、4.9 mm ± 0.9 mm。0 ～ 1 个月大的儿童股动脉的平均直径为 2.8 mm ± 0.8 mm，5 ～ 7 岁儿童在腹股沟韧带远端 1 cm 处增加到 5.6 mm ± 1.1 mm。

二、穿刺定位

股动脉穿刺点选择的主要标志是腹股沟韧带、韧带下皮肤皱褶、股动脉搏动最强点和耻骨梳。腹股沟韧带连接髂前上棘和耻骨结节，在腹股沟韧带下方股动脉最容易触及，是血管造影中最常用穿刺体表定位标志。

穿刺点常选择腹股沟韧带中点下方股动脉搏动最明显处，皮肤进针处与血管的穿刺点还有一段距离，进针角度为 45°，应尽量保证血管的穿刺点位于耻骨梳的骨性平台上方，血管穿刺点过高易引起腹膜后出血，穿刺点过低，导丝易进入股浅动脉，并且其深部无骨性平台支撑，术后拔管压迫止血困难，易产生局部血肿。切不可把腹股沟皱褶当作腹股沟韧带，肥胖患者的皱褶低于韧带，而较瘦患者的皱褶可高于韧带。髋关节外旋可以减少股动脉和静脉重叠。

三、解剖定位穿刺

常规消毒铺无菌手术单，2% 利多卡因 6 ml 局部浸润麻醉，用左手示、中、环指触摸股动脉搏动点，感知股动脉血管走向，向下移动示指，固定皮肤，穿刺点定于股动脉血管走向上，腹股沟皮肤皱褶下 0.5 ～ 1.0 cm 处（图 5-3）。右手持穿刺针后座，经拟定穿刺点穿刺，穿刺针与皮肤呈 30° ～ 40° 夹角穿刺血管，见穿刺针尾部和外套管回血，下压穿刺针，向内推送外套管，拔出穿刺针，外套管尾部开始喷血。连接换能器，确认波形及压力。股动脉导管插入术应保持谨慎，可能发生严重的并发症，如腹膜后出血或腹腔内器官损伤。经股动脉穿刺介入治疗术后的患者，要求平卧和局部压迫，防止出血、血肿、血栓等并发症发生。

四、超声引导下穿刺

使用盲法进行股动脉导管插入术存在风险并增加并发症发生率。因此，建议成人和儿童在超声引导下进行股动脉导管插入术，以实现安全和更容易的导管插入术。此外，当股静脉延伸至腹股沟韧带远端时，股静脉的重叠增加了约55%，因此越来越多地使用超声引导导管插入术（图5-4）。

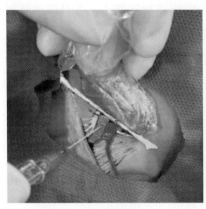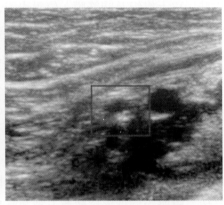

图5-4　左图为超声引导下穿刺进针点，右图为超声引导下穿刺图像

第三节　经皮颈内静脉穿刺术

自20世纪60年代后期，经皮右侧颈内静脉穿刺术首次应用于临床以来，麻醉科医师广泛应用此项技术行中心静脉置管。主要考虑如下：右侧颈内静脉到右心房基本呈直线，在解剖学上位置固定，随颈总动脉在颈部由外侧穿行至外侧。变异少、容易确认、体表标识明显、离上腔静脉距离短。颈内静脉置管可适用于绝大多数的外科手术，穿刺成功可达90%～99%。

一、解剖

颈内静脉就是颈部最粗大的静脉干，在颅底的颈静脉孔处续于乙状窦，伴随颈内动脉下降，初在该动脉之背侧，后达其外侧，向下与颈总动脉（偏内）、迷走神经（偏后）共同位于颈动脉鞘内。该静脉在胸锁关节后方与锁骨下静脉汇合成头臂静脉。以乳突尖与下颌角连线中点至胸锁关节中点的连线作为颈内静脉体表投影。甲状软骨上缘水平以上为上段，甲状软骨上缘水平以下再分成中、下段（图5-5）。颈内静脉末端膨大，其内有一对静脉瓣，可防止头臂静脉中血液逆流。

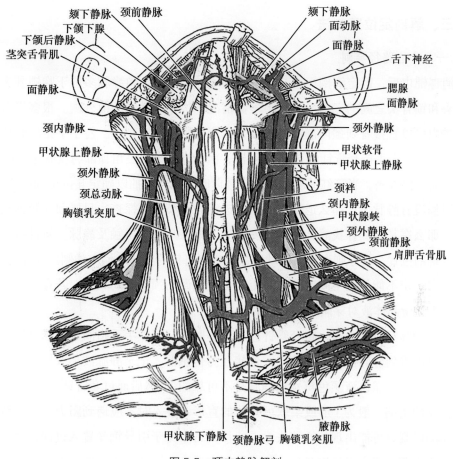

图 5-5 颈内静脉解剖

二、穿刺定位

右颈内静脉的置管方法有很多，其中以中心径路最为普遍。患者操作多在全身麻醉或镇静下完成。患者取至少倾斜 15° 的头低足高位，使静脉充盈和减少气栓危险。合适的体位可以使表面解剖标志清楚，有助于穿刺成功。肩部放置垫卷使颈部舒展，头略偏向左侧，以锁骨中线为底线、胸锁乳突肌锁骨头和胸骨头间形成的三角形间隙。该间隙顶点即为穿刺进针点（图 5-6）。

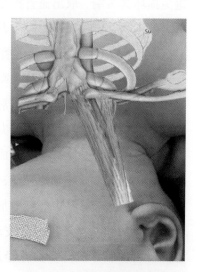

图 5-6 右颈内静脉穿刺部位

三、解剖定位穿刺法

（一）中心路径穿刺

消毒铺巾后，确定解剖标志，尤其是颈动脉走向。颈内静脉多位于胸锁乳突肌的胸骨头和锁骨头之间的三角形沟内，多数情况下位于颈动脉的前外侧。很多患者的三角形沟内可以直接看到颈内静脉的搏动，从而确定静脉穿刺点。左手手指轻轻放在颈动脉搏动处，右手持套管针的 5 ml 注射器，由胸锁乳突肌三角顶部与皮肤呈 30° 进针，方向指向同侧乳头。当暗红的静脉血进入针筒时，轻轻回抽以确定其位于颈内静脉内。如果回抽没有静脉血，那么退到皮下，在进针处呈小扇形探查。只要颈动脉搏动仍可触及，那么在其外侧寻找静脉还是很安全的。如果几次都未触及静脉，将针拔出，重新确定解剖位置，将穿刺点靠近颈动脉数毫米，将针的方向略偏向外侧。要注意的是，针头方向一定不能偏向中间或左侧，否则会增加误伤颈动脉的风险。若存在血容量不足，输入适量晶体液对穿刺可能有帮助。

确定静脉穿刺成功后，将套管针导引至静脉内，用左手手指固定住套管针，除去针芯，可以看到静脉血从针尾滴出，连接压力传感器，记录静脉波形及压力（对于发绀患者，单单依靠血液颜色辨别动静脉是不可靠的），然后通过套管针置入引导钢丝，引导钢丝的头端一般为 J 形或柔软可弯曲的直形，置入时不应遇到阻力。应持续进行心电监测以观察可能出现的心律失常，心律失常多见于引导钢丝置入过深，触及右心房或右心室壁。置入引导钢丝后，将其控制在手中，注意置入深度并保持无菌。穿刺部位用尖端为锥形的血管扩张器扩张引导钢丝周围的皮下组织，以便于置入粗导管，避免损坏其头端。取出血管扩张器后，顺着引导钢丝置入中心静脉导管，此时需要牵引局部皮肤。再次强调，操作者要严格控制引导钢丝深度，在置管过程中确保其尾端穿出中心静脉导管，以便于置管成功后顺利拔出引导钢丝（图 5-7）。

恰当的置管深度是使其头端位于上腔静脉内，在右心房连接处的上方。尽管在手术中进行中心静脉穿刺置管不常规拍胸部 X 线片，有条件情况下可以通过超声心动图确认。术后应该常规确定导管尖端位置，在胸部 X 线片中，应该见到与静脉壁平行的静脉腔内中心静脉导管。置管成功后，拔出引导钢丝，连接压力传感器，再次证实中心静脉压波形。连接输液管道，并缝针固定，用灭菌纱布或透明敷贴包扎。穿刺部位不应使用抗菌药膏，可能会增加多重耐药菌和念珠菌属在导管处定植的风险。围术期存在大量失血、血流动力学波动风险、置入起搏导线的患者，常需要放置两根中心静脉导管。临床医师多推荐经过同一个中心静脉（通常为右颈内静脉）置入两根深静脉导管。具体做法是，首先将一根引导钢丝按照上述标准方法置入颈内静脉，然

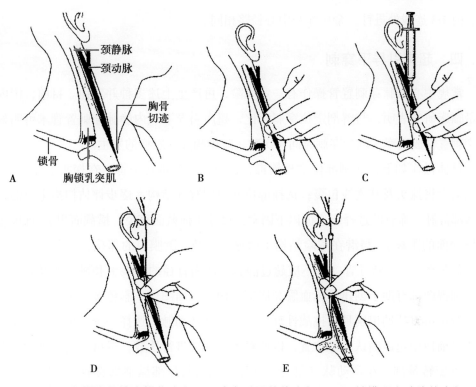

图 5-7　右颈内静脉置管术操作流程，A. 确定重要的体表标记；B. 触摸颈内动脉的走行；C. 在胸锁乳突肌两个头所形成的三角顶点以 30° 角直接朝向同侧乳头的方向进行颈内静脉的穿刺；D. 通过薄壁的穿刺针将引导钢丝置入静脉内；E. 顺着引导钢丝置入中心静脉导管，确保引导钢丝突出于导管的外面并由操作者控制

后在这个穿刺位置的头侧或尾侧 1 ~ 2 cm 处再置入一根引导钢丝。顺着两根引导钢丝分别置入适当的中心静脉导管，并妥善固定于皮肤上。没有证据表明，这种置入两根中心静脉导管的方法其严重并发症并不大于置入一根中心静脉导管。但是，与通过两根不同中心静脉置入两根导管的方法相比，通过同一根中心静脉置入两根导管的方法是否更安全并不明确。这种置管方法的严重并发症包括面静脉撕脱、导管打结或断裂。置入两根中心静脉导管仅限于置入一根导管不能满足补液和血流动力学监测需要的患者。

（二）后径路穿刺

准备工作同前。进针点在胸锁乳突肌的下面，颈外静脉与其交叉点之上，针头方向指向腹部和足部，对准胸骨上切迹进针；余操作与中心径路相同。

（三）前径路穿刺

准备工作同前。进针点在锁骨上方 5 cm 和下颌骨下方 5 cm 处，颈动脉向中线靠拢，在此点与皮肤呈 30° ~ 45° 的角，将针头沿矢状面指向足部，对准同侧乳头或锁骨中、内 1/3 连线处进针。余操作与中心径路相同。

四、超声引导下穿刺

常规中心静脉穿刺置管操作有一定风险，可产生上述多种并发症。目前，国内外大量临床研究表明，与解剖定位穿刺相比，超声引导下颈内静脉穿刺置管术可明显提高穿刺置管成功率，减少穿刺时间与次数，减少相关并发症的发生。

具体操作如下：穿刺部位常规消毒、铺巾；探头进行消毒，在探头上涂耦合剂，用无菌套将探头及其连线包裹；选择部位并识别解剖结构：逐步评估扫描主要的颈部和胸部静脉。血管的选择应遵循以下因素：尺寸（横截面直径、横截面积），深度（距皮肤表面的距离），与潜在危险结构（动脉、神经、胸膜）的邻接，呼吸变异度，导管 - 血管比率（静脉导管一般不应超过静脉横截面直径的 30%）和操作者经验；短轴和长轴视图都有助于创建目标血管和周围结构的全面图像。彩色多普勒成像和多普勒血流测量可以帮助识别具有挑战性环境中的静脉和动脉。选择一个部位后，应在插入针头之前使用超声确认肺部位置，以便对术后评估进行比较，尽可能远离颈动脉并且通常不旋转颈部。在颈动脉三角的上端处将探头与颈部纵轴垂直放置，即可获得颈内静脉横截面超声图像。颈内静脉呈圆形或椭圆形，加压探头时管径显著缩小甚至闭锁。其浅部为胸锁乳突肌，内下方为颈动脉。在颈动脉三角的上端稍向下处将探头与颈部纵轴平行放置，即可获得颈内静脉纵切面超声图像。确定探头标记侧后，距离探头 0.5 ~ 1.0 cm，穿刺针与皮肤呈 30° ~ 45°，保证探头与穿刺针在同一平面，以确保穿刺针和静脉同时显示在屏幕上，穿刺针需在超声视野范围内。针尖进入血管后，回抽注射器，回血顺畅则表明穿刺针斜口完全位于颈内静脉，再进一步常规置管固定（图 5-8）。

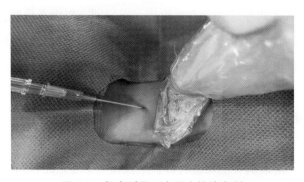

图 5-8　超声引导下右颈内静脉穿刺

（一）短轴平面内技术

垂直放置探头，获得颈内静脉横截面超声图像，保持与探头方向平行，从探头外侧进针。此方法缺点在于进针方向和静脉垂直，放置导丝和导管时会出现阻力和困难。

（二）短轴平面外技术

垂直放置探头，获得颈内静脉横截面超声图像，从探头中间与探头垂直进针，余按常规操作。此方法缺点在于不能看到针尖位置，故需注意进针深度，一般不超过 4 cm。此方法放置导丝和导管时较少出现困难。

（三）长轴平面内技术

获得颈内静脉纵切面超声图像。从探头头侧进针，进针方向与探头平行，余按常规操作。当患者颈部长或探头长度小时，此方法方便可靠。

五、左颈内静脉穿刺

左侧颈内静脉穿刺和前面所述的右侧颈内静脉穿刺方法基本一致，但是由于解剖上的一些差别，使它在临床上的应用相对较少。左侧肺尖相对较高，增加了气胸的发生可能。胸导管在左颈内静脉和锁骨下静脉的连接处进入静脉系统，在此处穿刺可能导致胸导管损伤。一般左侧颈内静脉比右侧细，头部旋转时其与相邻的颈动脉的重叠程度更大。通过左侧颈内静脉置入导管需要跨过无名静脉（即左头臂静脉），垂直进入上腔静脉，导管远端可能会碰到上腔静脉的右外侧壁，从而增加血管损伤的风险（经过左颈部行置管都会有这些解剖学上的不利因素，需要影像学技术来确定导管位置）。此外，由于临床上应用较少，临床医师不熟悉此法，并发症较多，故不在此赘述。

第四节　经皮锁骨下静脉穿刺术

经皮锁骨下静脉穿刺术在成人应用较多，穿刺置管相对容易，长期置管时导管位置易固定。心肺复苏时应用最广泛，心脏手术牵开胸骨时中心静脉导管可能受压。气胸发生率在所有中心静脉穿刺方法中最高，在儿童中应用较少。

一、解剖

锁骨下静脉是腋静脉的延续，起于第 1 肋的外侧缘。在锁骨中点稍内侧位于锁骨与第 1 肋骨之间略向上向内呈弓形而稍向内下、向前跨过前斜角肌，于胸锁关节处与颈内静脉汇合形成无名静脉，汇入上腔静脉。锁骨下静脉有结缔组织包绕，即使是血容量不足的患者，锁骨下静脉不易塌陷，锁骨下静脉的走行位置较为恒定（图 5-9）。

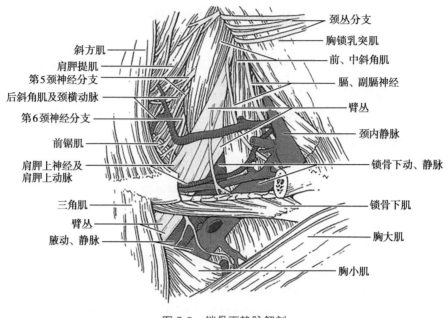

图 5-9　锁骨下静脉解剖

标注文字（从左上到右下）：
斜方肌、肩胛提肌、第5颈神经分支、后斜角肌及颈横动脉、第6颈神经分支、前锯肌、肩胛上神经及肩胛上动脉、三角肌、臂丛、腋动、静脉

颈丛分支、胸锁乳突肌、前、中斜角肌、膈、副膈神经、臂丛、颈内静脉、锁骨下动、静脉、锁骨下肌、胸大肌、胸小肌

二、穿刺部位

锁骨下静脉左右两侧均可选用，但左侧容易损伤胸导管，左侧壁层胸膜较右侧稍高，一般选择右侧，出现气胸风险相对减少（图 5-10）。

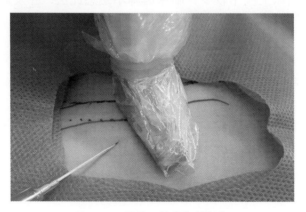

图 5-10　锁骨下静脉穿刺部位

三、穿刺方法

（一）经锁骨上路入路

患者采用头低肩高位或平卧位，头转向对侧，显露胸锁乳突肌的外形，用记号笔画出该胸锁乳突肌锁骨头外侧缘与锁骨上缘所形成之夹角，该角平分线为进针方向。

常规消毒皮肤，铺消毒巾。患者肩部垫高，头尽量转向对侧显露锁骨上窝。儿童可根据个人习惯选用套管针或钢针穿刺，在胸锁乳突肌锁骨头的外侧缘、锁骨上约 1 cm 处为进针点。针尖与锁骨或矢状面（中线）呈 45°角，在冠状面针尖保持水平或略向前偏 15°指向胸锁关节前进，边进边回抽，通常进针 1.5 ~ 2.0 cm 即可进入静脉，见有暗红色静脉血时，固定针体，送入导丝，退出穿刺针，沿导丝套入扩皮器扩张皮肤及皮下组织，退出扩皮器，再沿导丝送入中心静脉导管，导管留置深度 5 ~ 8 cm，拔除导丝，注射器回抽，抽出静脉血，再次确认导管在静脉，连接液体确定是否通畅。在穿刺点处穿一缝线，将导管结扎固定，透明辅料固定中心静脉导管。

（二）经锁骨下穿刺入路

平卧位，且病情允许的话取头低足高位，床脚抬高 15° ~ 25°，以提高静脉压使静脉充盈。同时也保证静脉内的压力高于大气压，从而使插管时不易发生空气栓塞的危险。锁骨下静脉被周围组织所固定，不会塌陷及扩张，利于在各种情况下穿刺。在两肩胛骨之间放一小垫枕，使胸廓展开，双肩下垂，锁骨中段抬高，使锁骨下静脉向锁骨贴近。

患者面部转向对侧，头部略偏向术者，借以减小锁骨下静脉与颈内静脉的夹角，使导管易于走向上腔静脉方向。患者上肢垂于体侧并略外展。取锁骨中点内侧 1 ~ 2 cm 处（或锁骨中点与内 1/3 之间）骨下缘为穿刺点。

在选定之穿刺点处进针，针尖指向胸骨上窝，与胸骨纵轴约呈 45°，针体与胸壁皮肤夹角小于 10°。进针时针尖先抵向锁骨，然后回撤，再抬高针尾，紧贴锁骨下缘负压进针，深度一般为 2 ~ 3 cm。若抽出暗红色静脉血停止进针，则移去注射器，导入导引钢丝。按上述锁骨上穿刺法插入中心静脉导管。若超过 3 ~ 4 cm 仍无回血，不可再前进，应缓慢退针并回抽，如抽到回血，可置入钢丝。如退针过程仍无回血，可将针尖撤至皮下调整方向，指向甲状软骨，以同样方法慢慢进针可以成功。

第五节　经皮桡动脉穿刺术

桡动脉是麻醉和危重患者最常用的有创测压部位，在技术上简单易行，并发症少，且手部侧支循环丰富。尽管有证据表明桡动脉拔管后有超过 25% 的患者发生阻塞现象，研究发现 1700 例心血管手术患者行桡动脉置管后无缺血并发症。在进行桡动脉置管前，许多临床医师通过 Allen 试验评估手部的侧支循环是否足够。进行试验时，检查者压迫桡动脉和尺动脉，要求患者握紧拳头，并松拳，放松对尺动脉的压迫，可以观察到松开的手掌的颜色变化。正常情况下手掌会在数秒内很快充血，当手掌苍白维持 10 s 以上，说明尺动脉侧支血压严重减少，此种情况下应避免穿刺。

一、解剖

桡动脉为肱动脉的终支之一，在桡骨颈高度分出，于起点不远处发出桡侧返动脉，经外上髁前面上行，参与肘关节动脉网的组成。桡动脉先行于肱桡肌深面，后经肱桡肌腱和桡侧腕屈肌腱之间下行，在该处位置浅表，可以摸到脉搏，桡动脉的下段在桡骨茎突尖端处斜过拇长展肌和拇短伸肌腱深面转至腕骨外侧缘，沿舟骨和大多角骨背面下行至手背。桡动脉在桡腕关节稍上方发出掌浅支入手掌，与尺动脉末支吻合构成掌浅弓（图 5-11）。

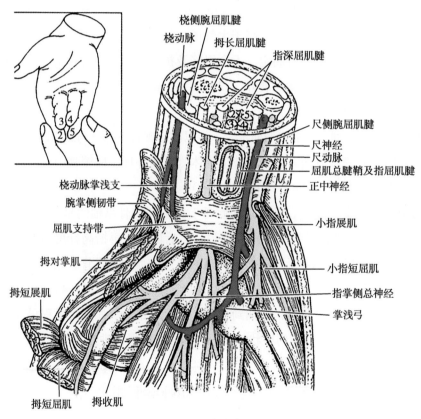

图 5-11　桡动脉解剖

二、穿刺定位

患者取仰卧位，上肢外展，手指指向穿刺者，将塑料小枕放置于患者腕部，使腕关节抬高处于过伸状态。穿刺时将穿刺者左手的示指、中指自穿刺部位由远及近依次放于桡动脉波动最强处，以示患者桡动脉的走行方向，示指所指部位即为穿刺靶点，通常位于桡骨茎突近端 0.5 cm，即第二腕横纹处（图 5-12）。

三、解剖定位下穿刺

穿刺部位后，进行消毒、铺巾。摸清动脉的搏动部位和走向，选好进针点，进行桡动脉穿刺。针尖指向血流方向相反，针体与皮肤夹角根据患者胖瘦程度而异，一般为 30°～45°，缓慢进针，当发现针芯有回血时，再向前推进 1～2 mm，固定针芯，向前推送外套管，后撤出针芯，这时套管尾部应向外搏动性喷血，说明穿刺成功。

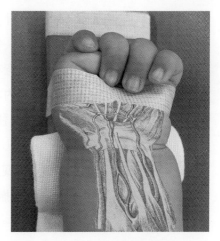

图 5-12 桡动脉穿刺部位

四、超声引导下穿刺

盲法插管的风险也越来越被人们所了解，床旁超声技术的诊断及操作准确度较高，能减轻患者焦虑及不适度，减少操作相关并发症。对婴幼儿甚至新生儿、肥胖、低血压及血管异常（如血管较迂曲）的患者而言，盲法插管存在很大挑战，而超声引导下可视插管可能效果更好。相比盲法插管，超声引导下桡动脉穿刺置管，穿刺尝试次数少，节省时间且成功率更高。

具体操作如下：确定穿刺部位，完成消毒、铺巾。探头在 5～13 MHz 频率下开始评估血管。确保探头左侧所处部位的显影在屏幕左侧（图 5-13A）。起自腕部，对前臂侧面进行横向扫描，在桡骨颈及桡侧腕屈肌之间确定桡动脉及伴随静脉。桡动脉可见搏动而静脉无搏动。确定桡动脉后，进一步调整，使血管与周围组织对比更分明。调整深度，使桡动脉成像处于屏幕中央位置，清晰可见。确定穿刺点后，移动探头位置使桡动脉成像处于屏幕中央位置。对穿刺部位皮肤进行局部麻醉后，与皮肤呈30°～45°角插入穿刺针（图 5-13B）。轻

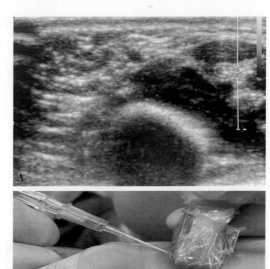

图 5-13 超声引导下桡动脉穿刺

微挑动穿刺针，并调整探头保证针头在屏幕上清晰显影。针尖向动脉推进过程中，注意倾斜探头，保证针尖一直可见。每隔一定时间确定针尖位置，保证其一直动脉血管上方。穿刺针插入血管腔后，注意有无血液回流，确定针尖位置正确。调整穿刺针至水平，以再次确定针尖位于血管内。保持穿刺针内细针位置不变，将套管继续向前推进。此时用左手示指与拇指固定住套管不动，左手中指与环指按压桡动脉近心端，撤出留置针内细针，此时稍松按压桡动脉近心端的手指可见动脉血涌出，可将压力传感器与穿刺针套管连接；若未见动脉血涌出，可将预抽好淡肝素的 5 ml 注射器连至套管，稍带负压边回抽边向后撤套管；若见到回血，将套管压平并向前置管，连接压力传感器。

第六节　穿刺并发症与处理

一、动脉穿刺常见并发症

（一）远端肢体缺血

严重缺血导致肢体坏死较罕见，偶有截指（肢）报道。由于穿刺针较细和侧支循环的存在，穿刺置管的血管可以保持通畅，不致于影响远端血运。为减少这种情况发生，尽量选择有侧支循环的血管进行穿刺，如桡动脉、足背动脉等，对体重小的早产儿、新生儿减少肱动脉穿刺。如果穿刺桡动脉失败，避免穿刺同侧肢体尺动脉。对新生儿行介入治疗，常常要在股动脉放置相对较粗的穿刺鞘，如手术时间长，容易引起远端肢体缺血，手术结束拔除鞘管后应注意观察远端血运，按压不宜过重。如果远端持续足背动脉波动弱，皮温低，皮肤苍白，应及时处理，可给予穿刺部位周围局麻药及罂粟碱注射，缓解血管痉挛。

（二）血栓

多由导管因素引起，与血栓发生率增高相关的因素包括：置管时间过长、导管过粗、选择动脉较细（选择导管相对动脉直径过大）。血栓的发生率不受置管技术的影响。血栓随导管留置时间延长发生率增加。导管越粗，与动脉血管内径相比越大，越容易损伤血管内膜、阻碍导管周围的血流而形成血栓，在患者病情稳定后尽早拔除导管改为无创血压监测。穿刺前可通过超声评估动脉内径，尽量选择与穿刺动脉相匹配的导管。

（三）栓塞

栓子多来自围绕在导管尖端的小血栓、管道冲洗时进入的气泡或混入测压系统的颗粒状物质。栓子可在动脉内向远端或近端移动，有引起脑栓塞和皮肤坏死的报道，考虑动脉内栓子导致支配区域内血运障碍。一般应用肝素盐水持续加压冲洗法减少血栓栓塞的机会。肝素盐水的配置一般是在 500 ml 生理盐水中加入肝素 500 ~ 1000 U。

（四）出血和血肿

可发生在任何穿刺或置管位置，因动脉压力高，尽管穿刺针孔很小，但肝素化或存在出血性疾病时可能引起较大出血。尤其是股动脉穿刺，穿刺过深可以造成腹膜后大量出血和血肿，需要注意股动脉穿刺的穿刺点不能超过股沟韧带水平，一般选择腹股沟韧带下 1 cm，进针角度不应太小，对婴幼儿进针过深仍无回血，应缓慢后撤，如不在血管内应退至皮下重新穿刺，严禁在组织内改变方向。真正股动脉的进针点可能和皮肤穿刺点相差较大，在拔除股动脉时尤其要注意压迫点。

（五）感染

导管留置时间越长，感染机会越大。股动脉穿刺部位感染发生率较桡动脉多。强调无菌操作，导管留置一般不超过 1 周，局部出现感染征象时，应立即拔除导管。

（六）神经损伤

此并发症比较少见。反复多次穿刺或形成血肿，容易造成神经损伤。尤其当血管、神经共处一鞘时，或局限于同一肌间隙，例如股动脉与股神经，腋动脉和臂丛神经，肱动脉和正中神经。应提高穿刺技巧，避免反复穿刺，建议多采用超声引导下穿刺技术，提高成功率，减少神经损伤。

二、中心静脉穿刺并发症

经皮静脉穿刺置入中心静脉导管属于盲探性操作，即使现在多数医师已经采用超声引导下穿刺，仍然不是直视操作，创伤性损害难以避免。一旦出现操作失误以及管理不当，可能导致严重并发症，甚至致命。

中心静脉穿刺置管的并发症可分为穿刺即刻并发症和后期并发症，即刻并发症包括心律失常、误穿动脉、穿刺点异常出血、气胸等，后期并发症包括感染、中心静脉导管堵塞、胸腔积液等。

（一）穿刺即刻并发症

1. 误穿动脉　引起出血、血肿是中心静脉穿刺置管即刻并发症中最常见的。由于锁骨下静脉、颈内静脉、股静脉均有同名动脉伴行，在解剖不熟悉或患者体形、体位特殊时，容易误穿动脉。

误穿动脉在有些情况下难以鉴别，例如发绀性先心病，不能通过血液颜色判断，必要时需要通过压力和血气鉴别。一旦误穿动脉，需要及时压迫止血，出现血肿，容易压迫静脉，导致穿刺困难。文献报道误穿动脉的概率为 0.5% ~ 26.7%，只要及时发现、及时退针，局部压迫 5 ~ 10 min 即可。如果动脉破口较大，或误穿锁骨下动脉，位置较深，有锁骨遮挡，难以压迫，可能需要外科切开直视下修补。若患者存在凝血异常，可能形成较大血肿。如误穿锁骨下动脉或颈内动脉可能导致纵隔血肿，压迫气管，影响呼吸。在颈部血肿容易压迫气管导致气道梗阻，需要紧急插管。在手臂及腿部可能导致静脉回流受阻，需要注意观察。对肝功能损害、凝血功能异常、血小板降低的患者，应避免行锁骨下静脉穿刺，可选择颈内静脉或股静脉穿刺置管。

2. 血气胸　最常发生于锁骨下静脉穿刺，低位颈内静脉穿刺也易出现。单纯刺破胸膜腔，一般不会造成严重后果。如果同时刺破肺尖，尤其同时呼吸机机械通气时，由于"球 - 瓣"效应，气体持续聚积则可能会导致张力性气胸。如果误穿动脉，同时刺破胸膜，可能引起血气胸的发生。故行锁骨下静脉或低位颈内静脉穿刺时，操作者应保持连接穿刺针注射器呈负压状态，如回抽有气体，应警惕气胸发生的可能，穿刺后注意观察呼吸、循环变化，必要时行胸部 X 线检查和（或）肺部超声检查，及时发现处理。如肺压缩小于 30%，无呼吸困难，可随访观察；如肺压缩大于 30%，伴呼吸困难，可行胸腔抽气减压或胸腔闭式引流排气。

置管过程中仍有可能导引钢丝过硬或不规范操作，未使用"J"形端置入，导致穿破静脉将导管刺入胸腔，中心静脉导管置管成功后，应验证导管是否在正确位置，可以通过 X 线检查或超声来确定。

3. 乳糜胸　左侧颈内静脉和左锁骨下静脉置管后可能损伤胸导管导致乳糜胸。故一般首先选择右侧颈内静脉和右侧锁骨下静脉进行中心静脉穿刺。该并发症比较严重，常需手术治疗，尽量避免在左侧穿刺。

4. 心律失常　置管过程中较为常见，多数无明显后果，但有报道发生心室颤动和完全性心脏传导阻滞的情况。常因导引钢丝进入血管过深，钢丝远端刺激心房、三尖瓣环、心室所致，表现为房性期前收缩、室性期前收缩、短阵房性心动过速、短阵室性心动过速，回抽钢丝后心律失常可自行消失。为避免该类情况发生，导引钢丝进入静脉 10 cm 即可置管，一般不会出现心律失常。行中心静脉穿刺过程中，应行必要的监测，如心电图、脉搏等，准备必需的心肺复苏急救药物和设备。

5. 心脏穿孔或心包填塞　多由于导引钢丝过硬或插入过深有关，导引钢丝严禁调转使用。中心静脉导管留置过深，也有穿破心房壁的风险，应注意置入合适深度。套件中的长扩张器也容易刺破血管，导引钢丝柔软，如果操作暴力，可能使导引钢丝弯折，导致其穿破血管壁，应注意手法轻柔，轻轻旋转扩张器破皮后顺导丝方向扩张至血管壁。及时行超声心动图检查，动态观察，必要时行心包穿刺引流。

6. 导引钢丝遗留于体内　多见于初学者不熟练，导管置入时，导引钢丝未撤出至导管末端，可能将钢丝遗留于体内，视具体位置，可采取经皮心导管取出或手术取出。

7. 空气栓塞　对于清醒患者，行锁骨下静脉或颈内静脉穿刺，因患儿哭闹导致胸腔负压增大，穿刺过程置入钢丝不及时，致使大量空气进入血管。从舒适化的角度，儿童一般在镇静和麻醉下进行穿刺。头低位能增加血管的静脉压力，可用于防止空气栓塞。一旦中心静脉导管置后，确定导管和与其相连的管道连接的紧密牢固。静脉空气栓塞的诊断可能是突然出现心动过速伴随肺动脉高压和体循环低血压。超声心动图（经食管或经胸腔）和心前区多普勒探头是检测空气栓塞敏感性较高的方法。治疗静脉空气栓塞最有效的办法是患者保持左侧卧位，通过放置在腔静脉 - 右心房连接处的导管将空气抽出。

（二）穿刺后期并发症

中心静脉导管留置深静脉内时间较长，容易发生导管相关的感染和导管堵塞等并发症。

1. 中心静脉导管感染　较为常见，留置时间越长，感染的可能性越大。局部感染表现为导管局部周围皮肤或组织发生红斑、触痛、硬结或脓点、脓肿；导管相关感染常表现为寒战、高热，血白细胞计数升高，可以引起严重后果，如感染性心内膜炎、骨髓炎及化脓性血栓性静脉炎。对于中心静脉置管的患者，临床上有感染表现而无其他感染因素时，应高度怀疑中心静脉导管感染，应行血培养，拔除中心静脉导管，并留导管头端 2 cm 行细菌培养及药敏试验，以利于其后抗生素的选择。为防止中心静脉导管感染，操作医师应严格无菌操作，输液操作时注意无菌规程，长时间留置者可选用抗感染导管。深静脉导管相关性感染与穿刺部位有关，股静脉穿刺置管的发生率最高，锁骨下静脉置管的发生率最低。

2. 导管堵塞　导管留置过程中较常见的并发症，多与血栓有关，也可能为药物沉积所致。早期为部分堵塞，表现为导管输液缓慢，不能回抽血液，晚期为完全堵塞，表现为既不能输液也不能回抽血液。正确的封管和导管肝素化是减少导管相关性血栓发生的关键。如果出现导管堵塞，应及时拔除，如有需要，可重新置管。

3. 血栓性静脉炎　小儿静脉偏细，如果导管较粗，可使回心血流减慢或淤滞。常表现为同侧肢体水肿，患侧肢体周径比健侧增加明显，如出现这些症状，应尽早拔出导管，行血管超声检查，抬高患肢，热敷处理多可缓解。严重者如果出现上腔静脉闭塞，需要行手术治疗。

中心静脉穿刺置管在临床上应用广泛，并发症并不少见。减少并发症的主要措施是根据患者的情况选择最适合的穿刺部位、熟悉穿刺部位的局部解剖、熟练掌握操作技术、严格遵守操作规程、警惕并发症的发生。目前超声技术日益普及，超声定位和引导下行静脉穿刺可明显减少并发症。

（任悦义　李大勇）

第六章 房间隔缺损的介入治疗

房间隔缺损（atrial septal defect，ASD）是在胚胎发育过程中，原始心房间隔的发生、吸收和融合出现异常，导致出生后左、右心房之间存在血流交通的一种心脏畸形，占所有先天性心脏病（congenital heart disease，CHD）的6%~10%，也是成年期最常见的先天性心脏病，男女之比为1：2~3。

第一节 房间隔缺损封堵术概述

治疗房间隔缺损有外科手术修补和经皮介入封堵两种主要手段。除原发孔型、静脉窦型、无顶冠状窦型和部分继发孔型房间隔缺损需要外科手术修补外，80%的继发孔型房间隔缺损都可以通过经皮介入封堵治疗。

房间隔缺损经皮介入封堵治疗技术已经历经了近50年的发展。从1974年King和Mills首次用双伞状封堵装置关闭房间隔缺损成功开始，经过不断探索，封堵器的改进，直到1997年Amplatzer镍钛合金房间隔缺损封堵器问世，才使该技术获得迅猛发展。由于Amplatzer房间隔封堵器具有自膨性、自向心性、可反复回收及再定位、操纵较简便、递送系统较小，残余分流率低等特点，目前在国内外广泛应用于继发孔型房间隔缺损的介入封堵治疗中。

目前房间隔缺损经皮介入封堵技术成功率为96.0%，即时封堵成功率为99.6%。由于该技术避免体外循环的风险，对左、右心室功能的负面影响较小，住院时间短、感染率低、并发症少、恢复快、总费用低、严重并发症发生率<1%，目前已成为解剖条件合适的继发孔型房间隔缺损的首选治疗方式。

除了Amplatzer封堵装置及日臻成熟的国内仿制改良产品外，为了减少镍离子在体内的析出，我国在封堵器涂层材料方面也进行了一系列改进和创新，同时已有多种可降解的房间隔缺损封堵器自主研发成功，并已进入了临床试验，有望不久的将来广泛应用于临床，既能保证治疗效果，又能最大限度地减少遗留在人体内的材料，减轻置入物对人体可能的损伤。

第二节　房间隔缺损解剖与病理生理

根据胚胎学发病机制和解剖学特点，ASD 通常分为继发孔型 ASD（约占 80%，缺损位于卵圆窝的部位，四周有完整的房隔结构，又称中央型）、原发孔型 ASD（约占 15%，位于心房间隔的下部，其下缘缺乏心房间隔组织，常伴有二尖瓣和三尖瓣畸形）、静脉窦型 ASD（约占 5%，分上、下静脉窦型，缺损的上下缘分别与上腔静脉、下腔静脉入口紧邻相连）和冠状静脉窦型 ASD（约占 <1%，房间隔完整，冠状静脉窦与左心房之间无间隔壁，左心房通过冠状静脉窦与右心房相通，又称无顶冠状静脉窦型）四种类型（图 6-1）。ASD 可单独发生，也可与其他 CHD 并发。

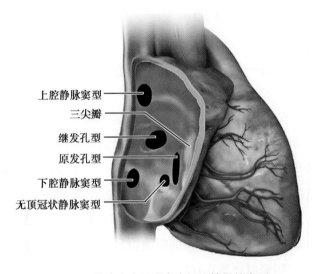

图 6-1　从右心房面观察房间隔缺损的类型

由于心房水平的左向右分流，导致肺循环血流增多和体循环血流减少，同时因右心室的容量负荷增加，右心房、右心室扩大。持续大量的左向右分流引起右心室容量负荷过重，肺血流量增加显著，最终导致肺动脉高压、右心衰竭并出现疲劳和运动不耐受。出现肺动脉高压后，左向右分流减少或出现双向分流，甚至右向左分流，患者出现发绀，形成艾森曼格综合征。成人后还可出现房性心律失常等。

单纯 ASD 的自然病程与解剖类型、大小和患者自身因素有关。小型的继发孔型 ASD 随着患者的生长发育有一定自然闭合率。出生后 3 个月内诊断的，<3 mm 的继发孔型 ASD 在 1 岁半内均可自然闭合；缺损直径 3 ~ 8 mm 的继发孔型 ASD 在 1 岁半内自然闭合率可达 80% 以上；>8 mm 的继发孔型 ASD 自然闭合的可能性很小。而原发孔型和静脉窦型 ASD 无自然闭合可能。

第三节 房间隔缺损超声心动图表现

超声心动图是目前诊断 ASD 最佳的影像学检测方法，能够清晰地显示 ASD 的大小、部位、分流水平和方向以及 ASD 残存的房间隔周边组织。目前儿童常用的有经胸超声心动图（transthoracic echocardiography，TTE）和经食管超声心动图（transesophageal echocardiography，TEE）。

儿童胸壁、腹壁薄，经胸透声条件好，绝大多数患者经 TTE 检查即可清晰显示 ASD 以及与周围组织的关系，故 TTE 是儿童 ASD 诊断的首选检查方法。但对于胸廓畸形、肥胖、年长儿或青少年，TTE 透声条件不佳，图像不满意者，需要进一步用 TEE 检查明确 ASD 的诊断、类型及其与周围组织的关系。

一、M 型超声心动图

M 型超声心动图不能直接观察到 ASD 的大小、部位，但可显示 ASD 引起的一些间接征象。主要是右心室容量负荷过重的特异性表现：右心室扩大、舒张期室间隔和左心室后壁同向运动（图 6-2）。

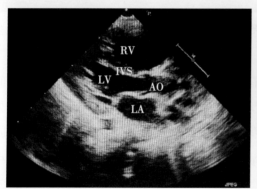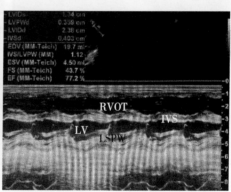

图 6-2 胸骨旁左心室长轴切面及 M 型超声心动图：显示右心室扩大、舒张期室间隔和左心室后壁同向运动

1. **主动脉波群** 右心室流出道增宽，主动脉重搏波消失，主动脉前后壁运动曲线呈拱形。

2. **二尖瓣波群** 右心室扩大，室间隔与左心室后壁呈同向运动，缺损较小者，室间隔运动较平坦，二尖瓣前叶 CD 段抬高，A 峰减低。

3. **肺动脉波群** 肺动脉高压时可出现肺动脉瓣曲线 EF 段抬高。A 波消逝，开放时呈 V 形或 W 形。

4. 三尖瓣波群　舒张期三尖瓣叶开放幅度增高。

二、经胸二维超声心动图

经胸二维超声心动图有三个重要切面可显示 ASD，即大血管短轴切面、心尖四腔心切面和剑突下两房心切面。

1. 大血管短轴切面　显示右心房、右心室扩大，右心室流出道、主肺动脉及左、右肺动脉增宽，主动脉与肺动脉之比可达 1 : 1.5。房间隔局部回声失落、中断。此切面除了确定 ASD 部位、类型外，还可以反映继发孔型 ASD 前后最大径的情况，同时可以观察 ASD 主动脉残端的长度（图 6-3）。

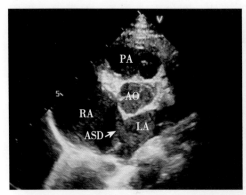
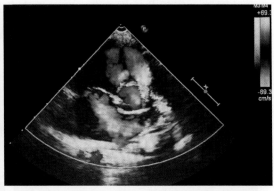

图 6-3　大血管短轴图二维显示中央型房间隔缺损大小及主动脉后方房间隔残端；大血管短轴彩色多普勒显示房间隔穿隔血流

2. 心尖四腔心切面　显示右心房、右心室扩大，三尖瓣叶开放幅度增大，房间隔局部回声失落、中断，并可见断端回声增强。此切面常常会出现房间隔二维回声失落，提示 ASD 的可靠性较差，可以结合胸骨旁四腔心及彩色多普勒血流显像（color Doppler flow imaging，CDFI）来综合判断。在此切面可分别测量心房顶部及二尖瓣至 ASD 残端的长度，了解 ASD 与腔静脉、二尖瓣、三尖瓣之间的位置关系，是鉴别原发孔型或继发孔型 ASD 的最佳切面（图 6-4）。原发孔型 ASD 位于房间隔下部，邻近十字交叉，常常合并房室瓣畸形，最常见是二尖瓣裂缺。继发孔型 ASD 的回声失落位于房间隔中部。冠状静脉窦型 ASD 则在标准心尖四腔心切面基础上，下压探头，获得冠状静脉窦图像，可以显示冠状静脉窦顶部的回声缺失并测量大小。此切面也可获得继发孔型 ASD 由心尖至心底方向偏膈面的最大直径，同时测量房间隔的总长度（图 6-5）。

3. 剑突下两房心切面　显示右心房、右心室扩大，房间隔局部回声失落、中断。此切面为显示 ASD 的最佳切面，在适当的过渡切面下，能对缺损类型作出明确诊断，

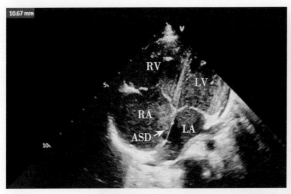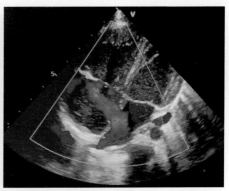

图 6-4　心尖四腔心二维显示继发孔型房间隔缺损大小及二尖瓣及房顶部房间隔残端（前下缘 IA 及后缘 P）；心尖四腔心彩色多普勒显示：房间隔穿隔血流

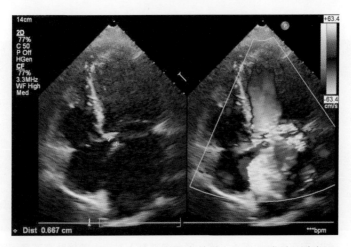

图 6-5　心尖四腔心（二维，彩色多普勒）显示原发孔型房间隔缺损，房间隔下部，邻近十字交叉回声缺失，二尖瓣前瓣见裂缺和反流

可获得继发孔型 ASD 上下方向的最大直径。在此切面上可以清晰显示上腔静脉、下腔静脉开口处 ASD 的残端长度，同时还可以较准确地测量房间隔的总长度。但是在成年患者，此切面往往不能清晰地显示（图 6-6，图 6-7，图 6-8）。

4. 继发孔型 ASD 介入封堵前，判断缺损五个方向的残端与周围组织距离的超声切面（图 6-9）。

（1）前上缘（SA）：大动脉短轴切面判断主动脉后方与缺损之间的距离。

（2）前下缘（IA）：心尖四腔心切面判断房室瓣与缺损之间的距离。

（3）后上缘（SP）：剑下两心房切面判断上腔静脉与缺损之间的距离。

（4）后下缘（IP）：剑下两心房切面判断下腔静脉与缺损之间的距离。

（5）后缘（P）：心尖四腔心切面判断后心房壁即房顶部与缺损之间的距离。

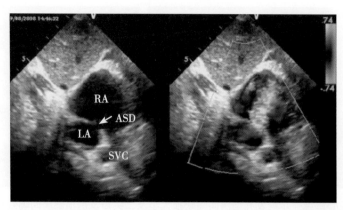

图 6-6　剑突下两房心切面（二维，彩色多普勒）显示继发孔型房间隔缺损大小及上、下腔静脉侧房间隔残端（后上缘 SP 及后下缘 IP）

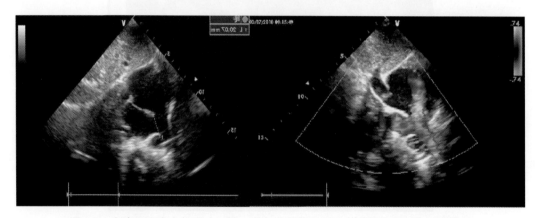

图 6-7　剑突下两房心切面（二维，彩色多普勒）显示上腔静脉窦型房间隔缺损

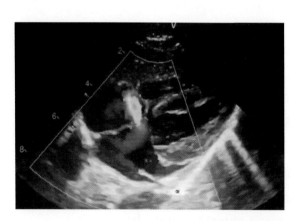

图 6-8　剑突下剑下四腔心切面显示冠状静脉窦顶缺失，冠状静脉窦口血流增多，色彩明亮

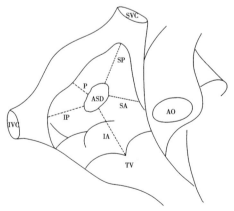

图 6-9　继发孔型房间隔缺损介入封堵前需明确的缺损五个方向的残端情况

三、经食管二维超声心动图

食管紧邻左心房的后方，TEE 可以避免胸廓或肺部等情况对超声透声条件的影响，直接经食管探查获得清晰的房间隔的二维超声心动图图像，对多孔型或筛孔型 ASD 的检查准确性也有一定优势。目前儿童专用食管超声探头已常规应用于临床。但由于儿童 TEE 检查需要麻醉师进行麻醉或镇静，避免插入食管探头时不合作导致严重并发症，通常只局限于在患者心脏手术或介入中应用。

四、彩色多普勒血流显像

彩色多普勒血流显像（CDFI）在 TTE 和 TEE 各切面可于 ASD 的右心房面探及源于左心房的分流性血流束，亮度较正常血流高。分流束起始宽度提示缺损大小，亮度代表血流速度，缺损小时流速较高，流束亮度也较高；相反，缺损大时流速低，流束亮度也偏低。相对于二维 TTE/TEE，CDFI 更能清楚地观察到心房水平的分流量，尤其对多孔型及筛孔型 ASD 的诊断更具有独特的优势，通过分流束经过 ASD 时所产生的汇聚显像，可检出 ASD 的数目、多孔之间的位置关系和距离。同时，CDFI 可显示经房间隔血流束的方向为左向右还是右向左，初步判断是否存在肺动脉高压。

五、频谱多普勒超声心动图

频谱多普勒超声心动图诊断 ASD 的特异性不高，其中连续多普勒可以用来测定 ASD 的 Q_P/Q_S 值，评估经 ASD 的血流量。

在儿童继发孔型 ASD 经皮封堵介入治疗前，全面结合超声心动图各个切面图像，综合二维、M 超、CDFI、频谱多普勒超声心动图提供的相关信息，对明确诊断、评估介入条件和提供封堵器的选择依据非常重要。

第四节　房间隔缺损封堵术适应证及禁忌证

随着近 30 年先天性心脏病介入技术和介入器械的发展，我国儿童 ASD 经皮封堵治疗技术已成为治疗继发孔型 ASD 的成熟手段，是目前解剖条件合适的继发孔型 ASD 的首选治疗方式。

国内在 2004 年《CHD 经导管介入治疗指南》和 2011 年《CHD 介入治疗专家共识》的基础上，2015 年 1 月由中国医师协会儿科医师分会、先天性心脏病专家委员会、中华医学会儿科学分会心血管学组及《中华儿科杂志》编辑委员会首次颁布了

《儿童常见先天性心脏病介入治疗专家共识》。

2021 年 10 月由国家卫生健康委员会国家结构性心脏病介入质量控制中心、国家心血管病中心结构性心脏病介入质量控制中心、中华医学会心血管病学分会先心病经皮介入治疗指南工作组、中华医学会胸心血管外科学分会先心病经皮介入治疗指南工作组联合颁布了《常见先天性心脏病经皮介入治疗指南》。

一、手术适应证

2015 年《儿童常见先天性心脏病介入治疗专家共识》经皮 ASD 介入封堵治疗适应证为：Ⅰ类：已证实和（或）一致公认某诊疗措施有益、有用和有效。Ⅱ类：某诊疗措施的有用性和有效性的证据尚有矛盾或存在不同观点。Ⅱa 类：有关证据和（或）观点倾向于有用和有效。Ⅱb 类：有关证据和（或）观点尚不能充分说明有用和有效。Ⅲ类：已证实和（或）一致公认某诊疗措施无用和无效，并可能有害。

Ⅰ类适应证：年龄≥2 岁，有血流动力学意义（缺损直径≥5 mm）的继发孔型 ASD；缺损至冠状静脉窦，上、下腔静脉及肺静脉的距离≥5 mm，至房室瓣的距离≥7 mm；房间隔直径＞所选用封堵器左心房侧的直径；不合并必须外科手术的其他心血管畸形。

Ⅱa 类适应证：年龄＜2 岁，有血流动力学意义且解剖条件合适的继发孔型 ASD；前缘残端缺如或不足，但其他边缘良好的具有血流动力学意义的继发孔型 ASD；具有血流动力学意义的多孔型或筛孔型 ASD。

Ⅱb 类适应证：心房水平出现短暂性右向左分流且疑似出现栓塞后遗症（卒中或复发性短暂脑缺血发作）的患者；缺损较小，但有血栓栓塞风险者。

2021 年《常见先天性心脏病经皮介入治疗指南》采用推荐强度和证据等级相结合的方法，提出了经皮 ASD 介入封堵治疗的建议（表 6-1）。其中，推荐：指干预措施明显利大于弊；建议：指干预措施可能利大于弊；不建议：指干预措施可能弊大于利或利弊关系不明确；不推荐：指干预措施明显弊大于利。证据等级强度分 4 级：高（A）：非常确信真实值接近观察值；中（B）：对观察值有中等程度信心，真实值有可能接近观察值，但仍存在两者不同的可能性；低（C）：对观察值的确信程度有限，真实值可能与观察值不同；极低（D）：对观察值几乎没有信心，真实值很可能与观察值不同。

表 6-1　2021 年《常见先天性心脏病经皮介入治疗指南》经皮 ASD 介入封堵治疗建议

推荐	推荐等级	证据级别
年龄≥ 2 岁且体重≥ 10 kg 的继发孔型 ASD 患者	推荐	C
有右心室容量超负荷证据且无肺动脉高压或左心疾病的继发孔型 ASD 患者，无论有无症状，推荐关闭 ASD	推荐	B

推荐	推荐等级	证据级别
在缺损适合封堵的情况下（ASD 边缘距冠状静脉窦，上、下腔静脉及肺静脉开口距离≥5 mm；距离房室瓣距离≥7 mm），首选经皮 ASD 介入封堵	推荐	B
合并其他心脏畸形，但可行经皮介入治疗的患者。例如：ASD 合并肺动脉瓣狭窄或动脉导管未闭等	推荐	C
年龄＜2 岁，有血流动力学意义（Qp : Qs≥1.5）且符合上述介入标准的继发孔型 ASD	建议	C
体重＜10 kg 或股静脉途径限制（如合并下腔静脉缺如、下腔静脉滤器植入术后等），可选择经颈静脉途径	建议	C
特殊类型 ASD 如多孔型 ASD、筛孔型 ASD 和后下边缘不良的 ASD，应在临床经验丰富的中心结合 3D 打印、超声引导等技术实施封堵治疗	建议	C
无血流动力学意义且无栓塞危险因素（如使用经静脉起搏系统、长期留置静脉导管或高凝状态等）的继发孔型 ASD	不推荐	C
重度肺动脉高压伴双向分流，艾森曼格综合征	不推荐	C

二、手术禁忌证

ASD 的经皮介入封堵术的禁忌证如下：①原发孔型、静脉窦型及无顶冠状窦型 ASD；②继发孔型 ASD 的解剖特点不符合适应证要求的；③继发孔型 ASD 伴有复杂先心、部分或完全肺静脉异位引流、左心房发育不良，或伴有其他心内畸形需要同期心内直视手术者；④左心房有隔膜或超声心动图提示心房内有血栓，特别是左心耳内；⑤伴有与 ASD 无关的严重心肌疾患或瓣膜疾病；⑥合并梗阻性肺动脉高压；⑦对镍过敏的患者；⑧心内膜炎或伴有其他全身情况的，如存在没有完全控制的全身感染、有凝血功能障碍、存在没有治疗的溃疡，阿司匹林应用禁忌、外周血管血栓等心导管检查禁忌证。

第五节 房间隔缺损封堵术操作流程

一、设备器材

数字减影血管造影（digital subtraction angiography，DSA）室、超声心动图诊断仪、动静脉扩张鞘、多功能造影导管（MPA2）、0.035″（″代表英寸，1 英寸 =2.54 cm）加硬交换导丝（260 cm）、单纯超声引导辅助导丝（Panna 导丝，260 cm）、0.035″泥鳅导丝、ASD 封堵器及配套输送系统等。

二、术前准备

常规查体，超声心动图、心电图、24 h 心电图、胸部 X 线平片和辅助化验检查

（血常规、C 反应蛋白、凝血功能、肝肾功能、输血前相关病原抗体检测等）。与患者或家长签署介入手术知情同意书。儿童常规需要全身麻醉（全麻），按麻醉规定术前需禁食、禁水（母乳 / 奶粉喂养禁食 4 ~ 6 h，普食喂养禁食 6 ~ 8 h），并建立静脉通道补充生理需要量。年长青少年如果愿意配合，也可考虑局麻，局麻不需要禁食、禁水。术前避免在双侧股静脉处抽血，避免在双侧下肢穿刺进行静脉补液。

三、操作步骤

（一）放射线引导经皮 ASD 封堵术

1. 穿刺　手术在 DSA 室或杂交手术室进行。全麻后，常规左、右腹股沟处消毒铺巾，将 DSA 球管套上无菌套。穿刺右侧或左侧股静脉，放置 6F 动静脉扩张鞘，常规注射肝素 100 U/kg 行全身肝素化。股静脉途径限制（如合并下腔静脉缺如等）患者，可选择经颈静脉途径。

2. 建立轨道　经扩张鞘导入 6F 右心导管，常规行右心导管检查后，右心导管通过 ASD 送入左心房，将加硬交换导丝置于左上肺静脉。偶有导丝进左上肺静脉困难者，可以选择右上肺静脉。

3. 选择封堵器　根据术前 TTE 或 TEE 各切面测量的 ASD 直径最大值、房间隔伸展径，选择合适的封堵器（早期使用球囊导管测量缺损大小的方法，随着 ASD 介入经验的积累、技术的成熟以及超声图像清晰度的增加，目前已基本摒弃）。一般 ASD 边缘良好者，最大径加 2 ~ 4 mm 选择封堵器，边缘欠佳者加 4 ~ 6 mm，且所选封堵器左盘面直径须小于整个房间隔伸展径。同时根据封堵器型号选择相应大小的输送鞘管。

4. 封堵器的释放　常用的封堵器释放方法有两种，第一种是常规释放法：适用于中小型缺损。输送鞘管沿加硬导丝送入左上肺静脉口，缓慢撤出导丝和内鞘，同时保持外鞘头端位于肺静脉入口内。长鞘排气，将封堵器随输送钢缆经输送鞘管送至左心房（封堵器在送入体内前，须将其置于含肝素的生理盐水中充分浸泡排气，以防止空气栓塞）。在 X 线透视下（左前斜位 45° ~ 60°）、TTE 或 TEE 监测下，回撤外鞘先打开左心房侧伞盘，然后钢缆和外鞘一同回撤至伞盘贴住房间隔左心房面，回撤鞘管的同时适当推送输送钢缆释放封堵器腰部和右心房侧伞盘。第二种是肺静脉释放法：对 ASD 缺损较大、特别是边缘组织少或距房室瓣边缘组织薄、左心房腔小者，常规的操作方法往往难以奏效，可用肺静脉释放法，一般选择左上肺静脉。封堵器顺着输送鞘一直送至左上肺静脉，将左心房盘在左上肺静脉轻轻伸出，因封堵器受肺静脉限制，左心房盘呈"葫芦状"，在其尚未完全张开时，迅速将右房盘在右心房打开，与此同时左心房盘因重力和牵拉作用，自动回弹迅速在左心房成型，双盘同时夹住房间隔，封堵完成。

5. **判断封堵效果和封堵器稳定性**　轻轻推拉输送钢缆测试封堵器的稳定性，X线透视核实封堵器形态、位置满意（X线透视显示封堵器双盘面呈"H"形展开，正位或右前斜体位下封堵器双盘面大部分前后重叠，形状位置良好，无局部塌陷，测量腰部直径未明显小于封堵器型号），或盘面直径未明显大于腰部直径（一般差距两倍以上可考虑封堵器选择过大）（图6-10）；经超声确认封堵器形态、位置满意、无残余分流，未影响房室瓣活动及肺静脉回流；实时心电监测心率稳定，心律无异常，无房室传导阻滞，血压平稳后，逆时针旋转输送钢缆，释放封堵器。

6. **手术结束**　拔出输送鞘，压迫穿刺点后，绷带加压包扎。

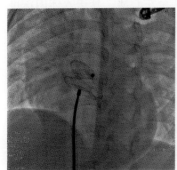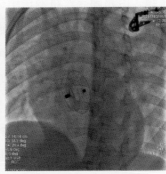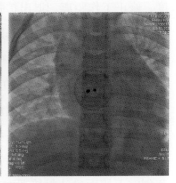

图 6-10　X线透视显示封堵器安置后和释放后的形态、位置

（二）单纯超声引导经皮 ASD 封堵术

2000年后，国外有学者开始尝试TEE引导经皮ASD封堵术，避免了X线的使用，但因患者需要全身麻醉气管插管，以及食管超声探头对咽后壁及食管损伤等风险，临床应用受到一定限制。2004年，Kardon等提出了TTE引导经皮ASD封堵术的可行性，避免了气管插管和插入食管探头的风险，国内一些技术成熟的心脏中心也相继开展了经TEE或TTE引导经皮ASD封堵术，并报道了该技术的可行性与安全性，临床应用逐渐增多。

由于绝大多数先心介入医生接受的是经X线引导手术的训练，超声和放射线工作原理不同，超声不易准确判断导丝和导管的位置，操作过程中导管、导丝、鞘管路径的整体观不如X线引导ASD封堵术，单纯TTE/TEE引导下介入治疗手术操作有一定难度，需要经验丰富、技术熟练的介入医生和超声科医生紧密配合。因此，术前须全面评估患者超声引导介入的条件和安全性；介入团队成员除了经验丰富、技术熟练的介入医生和超声科医生外，还需要有心脏外科医生；同时应该在DSA室，最好杂交手术室开展该项技术，一旦封堵失败可改为X线引导下介入，出现威胁生命的并发症时，立即紧急体外循环开胸进行心脏直视手术，最大限度保证患者安全。

1. 选择经股静脉途径　根据患者情况选择使用 TTE 或 TEE 引导，术前测量右锁骨中线第 3 肋间至静脉穿刺点距离作为工作距离，并在导管及导丝上做好标记。

2. 手术操作　全麻后，穿刺右股静脉，置入动静脉扩张鞘，静脉注射肝素 100 U/kg。经扩张鞘送入 MPA2 导管及超硬导丝，超硬导丝头部伸出导管外 2 ~ 4 cm，将导管及导丝一起向前推送。超声以"守株待兔"方式在导管必经路径上等待探测导丝、导管，在剑突下切面可监测导管及导丝通过下腔静脉进入右心房情况，导管及导丝进入体内到达工作距离后，导丝退入导管内，轻轻旋转导管，超声于四腔切面即可发现导管。在超声引导下调整导管方向，将导管送过 ASD 进入左心房。沿导管插入导丝，插入深度不能超过工作距离 5 ~ 7 cm。保留导丝，退出导管，同时标记导管插入的深度，修正工作距离。退出扩张鞘，沿超硬导丝将输送鞘送至左心房，其送入体内深度与前述导管送入体内的工作距离一致。缓慢退出导丝及输送鞘内芯的同时轻轻推送输送鞘管，保持输送鞘管头端在左心房内的位置不变，排净输送鞘内空气。

3. 封堵器选择同前　在主动脉短轴及心尖四腔心切面下，沿输送鞘管推送 ASD 封堵器（封堵器排气操作同前），先打开左心房侧伞盘，后撤封堵器使其贴住房间隔，再依次打开封堵器腰部和右心房侧伞盘。封堵器推送及释放期间注意输送鞘管尾部要置于水面下防止进气。封堵器安置成功后，超声在主动脉短轴切面、心尖四腔心切面和剑突下切面确认封堵器对二尖瓣、肺静脉及冠状静脉窦等周围组织无影响、位置、功能及形态良好后，逆时针旋转输送钢缆释放封堵器。

4. 手术结束　拔出输送鞘，压迫穿刺点后，绷带加压包扎。

第六节　筛孔样房间隔缺损介入治疗

继发孔型 ASD 中约有 10% 为筛孔样 ASD，又可称为多孔型 ASD（multi-fenestrated ASD，mfASD）。经皮介入封堵筛孔样 ASD 比封堵单个 ASD 更为复杂，需要更仔细地研究缺损的解剖位置以及周围的组织，并谨慎地选择最合适的封堵方式。

对于筛孔样缺损者，超声心动图术前检查和术中检测尤为重要。术前需要超声心动图明确缺损位置、数量、各个孔径大小以及相互比邻关系。术中轨道建立时，需要超声心动图引导、监测、探查导丝或导管是否通过目的缺损孔进入左心房，安全可靠地判定封堵前输送轨道是否到位，成功建立输送轨道是完成手术的基础。

一、使用单个封堵装置进行封堵

选择适应证是多个缺损的距离较近，相距≤7 mm，单个封堵装置的左盘面能够基本覆盖。单个封堵器可以封堵筛孔中最大的缺损孔，或是封堵筛孔范围最中央的缺损孔，靠封堵装置的左心房盘面覆盖住其余或周围小缺损。可以根据缺损大小和相互关系选择不同左盘边缘规格（5 mm、6 mm、7 mm 等）的常规 ASD 封堵器，或选择多孔筛状房间隔封堵器（Amplatzer cribriform occluder，ACO，AGA 医疗）。其中后者分为 5 种型号：18 mm、25 mm、30 mm、35 mm 和 40 mm，中央腰部直径均为 3 mm，左右盘面一样大。选择该封堵装置时，需用超声心动图详细探查缺损与 Koch 三角顶点（下方即为房室结解剖位置所在）的距离，避免封堵器放置后，过大的右盘面磨损房室结，发生严重房室传导阻滞。

二、使用多个封堵装置进行封堵

当多个缺损距离较远，相距＞7 mm，单个封堵器盘面一般无法覆盖，可考虑使用多个封堵器封堵，一般不建议使用超过两个封堵器。术前需要超声心动图仔细评估缺损的空间结构位置、相互之间的距离及其和周围组织的距离，如腔静脉入口、冠状动脉窦等。

由于放置多枚封堵器存在花费高和导致房间隔几何构形变化的危险，因此应当尽量选用单一封堵器封堵全部缺损。如果反复评估仍无法用一个封堵器完全封堵，可以另外选择封堵器再行封堵，操作与普通房间隔缺损相同。若房间隔伸展径不够或需要超过两个封堵器，外科手术应该是最佳选择。

第七节　超声心动图在房间隔缺损封堵术中的监测和评估

ASD 封堵后的效果和对缺损周围组织的影响无法用造影来判断，因此超声心动图是检测和评估 ASD 封堵后效果和并发症的主要方法。封堵过程中超声监测作用在于：判断封堵器型号大小是否合适、确认封堵器位置和形态是否良好、封堵器是否牢固稳定、有无房间隔骑跨现象、有无残余分流、封堵器有无对二尖瓣、肺静脉及冠状静脉窦等周围组织影响、有无心脏重要结构损伤及并发症出现等，实时而准确地判断封堵治疗效果及监测风险。

TTE 的主要监测切面为三个：主动脉短轴切面、心尖四腔心切面和剑突下两房心切面（图 6-11，图 6-12）。TTE 透声效果不佳时，需要 TEE 检测，一般选择四腔心切面和两房心切面（图 6-13）。

封堵器放置好后，超声检测的内容主要有以下几个方面：在各个主要切面下均见封堵器双盘面分开并夹在房间隔残端的两侧，尤其是主动脉根部短轴切面上见封堵器

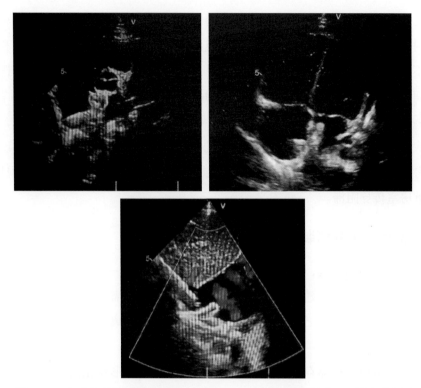

图 6-11　主动脉短轴切面、四腔心切面、剑下切面术中监测显示封堵器安置后释放前的形态位置和周围组织的关系

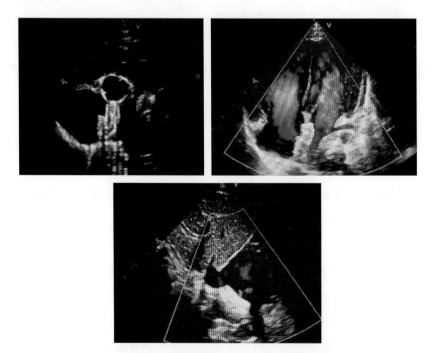

图 6-12　主动脉短轴切面、四腔心切面、剑下切面术中监测显示封堵器释放后的形态位置和周围组织的关系

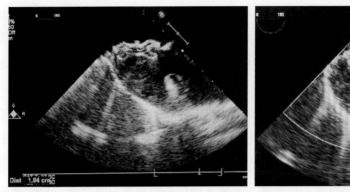

图 6-13　经食管超声术中监测封堵器的形态位置和周围组织的关系

的两个盘面呈"Y"形或"V"形并在主动脉后方从两侧"抱"住主动脉，或封堵器夹在主动脉后方残端两侧，心尖四腔心切面和剑突下两房心切面可见封堵器的两个盘面分开且与房间隔平行，呈"H"形，中间为房隔组织；周围重要结构包括二尖瓣、三尖瓣、上、下腔静脉、肺静脉、冠状静脉窦等不受封堵器影响，无中度以上的瓣膜反流，尤其是二尖瓣反流，无明显残余分流或仅有微量残余分流从封堵器中渗过；在超声的不同切面测量封堵器的腰部直径，腰部直径应该小于安装前的封堵器腰部直径；轻轻推拉封堵器后，封堵器的位置和形态无改变，则可释放封堵器，否则须收回并重新释放或更换封堵器。

第八节　房间隔缺损封堵术并发症与处理

随着介入治疗的迅速发展，介入器材不断完善，介入技术方法日臻成熟，ASD 封堵治疗的安全性已成为共识。但由于对适应证的把握、导管操作技术的掌握、封堵器个体化选择的差异，封堵治疗过程中可能出现的并发症仍然需要一如既往的重视。

ASD 封堵术后并发症包括一般的导管相关并发症、术中和术后早期并发症和中远期并发症。对一般的导管相关并发症，如出血、伤口感染、血管损伤（股动静脉瘘、假性动脉瘤等），只要术中轻柔的心导管操作和术后细心的护理就可以完全避免发生。

（一）术中和术后早期并发症与处理

1. 心律失常　术中由于导管刺激心脏，常会出现一过性心律失常，如房性期前收缩、房性心动过速、窦性心动过缓和室性期前收缩等，一般不需特殊处理，停止刺激后心律可恢复。较大的封堵器置入后，若对房室结及其周围组织摩擦会造成暂时性水肿，可能会出现窦性心动过缓、房室传导阻滞、房性或室性期前收缩等心律失常。如果放置封堵器后即刻出现房室传导阻滞，应收回封堵器，待心律恢复后更换小一号封堵器再次尝试，若仍出现房室传导阻滞，需放弃封堵。如果是封堵器完全释放后才出现Ⅱ度二型或Ⅲ度房室传导阻滞，建议尽早外科手术取出封堵器并修补 ASD；若术后新发Ⅰ度或Ⅱ度一型房室传导阻滞，可以使用糖皮质激素治疗，观察 7 ~ 10 d，如心律不能恢复，则需外科取出封堵器并修补 ASD。

2. 心包积液 / 心脏压塞 是 ASD 封堵术中、术后的急性而严重的并发症。术后即刻发生的心包积液，多为导丝或导管穿破心房或肺静脉所致，均与手术操作有关。术中应操作轻柔，超声心动图检测时注意观察心包情况。心包积液量少则可以观察生命体征，中 - 大量心包积液会导致心包压塞，需要立即行心包穿刺引流处理，积极处理后心包积液无明显减少者需急诊行外科开胸探查。由于患者术中进行了全身肝素化，一旦出现心脏压塞，需要用鱼精蛋白中和肝素（鱼精蛋白：肝素 =1.2：1）尽量减少可能的再出血。术后有少部分患者会出现迟发心包积液，应该加强超声心动图随访，密切监测，视情况行心包穿刺或开窗术，严重心包压塞需开胸探查。

3. 空气栓塞 空气栓塞可引起急性心肌梗死、脑卒中或体循环栓塞等严重并发症。主要是由于 ASD 输送鞘管内径较大，空气容易经输送鞘尾部的止血阀进入左心房。降低空气进入密闭输送系统的机会是预防空气栓塞的有效措施。封堵器在体外要用 20 ml 注射器充分多次冲洗，直至装载鞘内无气泡出现为止；输送鞘进入左心房后抽出内芯时动作要缓慢，同时经输送鞘尾端的止血阀进行抽吸排气；封堵器送入输送鞘时，应在装满水的盘子中进行，推送动作要平缓，降低空气吸进输送鞘的机会。对于高度怀疑空气栓塞的患者，应立即停止操作，快速评估气道稳定性、呼吸情况以及进行对症支持治疗，包括高流量吸氧、提高心率、机械通气、输液、血管加压药，甚至高级生命支持。

4. 二尖瓣关闭不全 术后即刻出现的二尖瓣关闭不全，可能与封堵器影响二尖瓣活动有关，封堵器释放前一定要多切面判断封堵器与二尖瓣距离，如果二尖瓣直接接触封堵器，应放弃封堵治疗。封堵术后进展性二尖瓣关闭不全的发生率为 10% ~ 37%，可能与封堵术后心脏形态重塑有关。轻度以下或无明确血流动力学意义的二尖瓣关闭不全，可密切随诊观察；如二尖瓣病变达手术指征者，应择期外科手术处理。

5. 残余分流 术后早期封堵器内可出现星点状分流，不需要处理，封堵器内皮化后残余分流将会消失。如果在封堵器覆盖范围以外发现的残余分流（多见于筛孔样 ASD），如果分流≥5 mm，有血流动力学意义，应再次封堵残余分流。如分流＜5 mm，可暂时不处理，部分可自行闭合。

6. 封堵器移位和脱落 封堵器移位和脱落可以发生在术中或术后 24 h 内。一般与缺损过大而封堵器选择过小或封堵器放置不到位有关。封堵器脱落后患者可出现心悸、胸闷或心律失常等表现。术前和术中超声心动图的判断最为重要，术后 1 d 复查超声心动图也很重要。术中操作应规范、确切，精确测量缺损大小，选择合适的封堵器可避免封堵器移位和脱落的发生。如果缺损较大，TTE 声窗不清楚者，需要进一步行 TEE 检查明确。如果封堵器较小，脱落后游离于左心房、右心房、肺动脉、主动脉者，可尝试用抓捕器抓捕后经鞘管取出，若封堵器较大难以取出，或封堵器卡顿于瓣膜或进入左心室或右心室者，应紧急行外科手术取出封堵器后修补 ASD。

7. 溶血　ASD 封堵术后罕见溶血现象，可见于发生主动脉 - 左心房 / 右心房瘘或二尖瓣反流者，由于高速血流撞击封堵器造成红细胞破坏所致。如果发现尿液呈茶色或出现进行性贫血，应停用阿司匹林等抗血小板药物，促进封堵器表面血栓形成，并给予糖皮质激素稳定细胞膜，减少细胞碎裂，碱化尿液，补液治疗。若保守治疗无效，则需外科取出封堵器并修补。

（二）术后中远期并发症与处理

1. 头痛或偏头痛　发生率可达 15%，疼痛的表现因人而异，且有个体差异，多发生于大封堵器致其表面不能完整内皮化，或为术后抗血小板治疗不够或存在阿司匹林抵抗，导致微小血栓形成并脱落阻塞脑血管所致，可适当延长抗血小板治疗至 1 年，并酌情加用氯吡格雷治疗 3 个月。少有对于药物治疗无效且难以控制的剧烈头痛者，建议外科手术取出封堵器并修补 ASD。

2. 出血或血栓栓塞　为抗凝和抗血小板的相关并发症。出血少见，主要见于胃肠道及颅内出血等。如封堵器左心房面形成血栓，可脱落引起全身的血栓栓塞，包括外周动脉栓塞、视网膜动脉栓塞等。一旦发现血栓，应加强抗凝治疗，如血栓移动度较大，有发生脱落风险者，需要外科手术取出封堵器并修补 ASD。

3. 封堵器磨蚀　是 ASD 封堵术后远期的严重并发症，包括主动脉 - 左心房 / 右心房瘘、二尖瓣穿孔 / 反流及心脏压塞等，其原因可能为缺损残端较短而封堵器偏大，置入的封堵器与主动脉和心房壁长期摩擦引起破裂损伤。故应严格掌握 ASD 封堵的适应证，对缺损较大、残端较短者应谨慎置入封堵器。术后定期复查超声心动图，一旦出现上述并发症，虽然有采用介入方法治疗 ASD 封堵术后主动脉 - 右心房瘘的成功报道，但推荐外科手术取出封堵器并修补 ASD 和瘘口。

第九节　房间隔缺损介入治疗术后处理及随访

1. 穿刺血管处理　术后股静脉穿刺部位局部加压绷带包扎压迫 2 h，若所用输送鞘较粗者，可以延长按压时间至 4 h。麻醉苏醒后患者哭闹不安不易按压者，可予适量水合氯醛镇静，以免穿刺口按压不到位出现渗血、血肿或假性动脉瘤。术后卧床

12 ~ 24 h。

2. 抗生素使用　术前 0.5 h 常规应用抗生素一次预防感染，术后无白细胞计数升高等特殊情况不再给予；若手术时间较长超过 3 h，建议术后追加抗生素一次。

3. 术后抗血小板治疗　术后当日起口服阿司匹林 3 ~ 5 mg/（kg·d），一天一次，共 6 个月。

4. 特殊情况处理　术后反复头痛患者，在口服阿司匹林的基础上，加用氯吡格雷 1 mg/（kg·d）一天一次，抗血小板治疗 3 个月。

5. 术后随访　术后 24 h、1 个月、3 个月、6 个月、12 个月及每年常规复查超声心动图和心电图，必要时复查胸部 X 线片。

（孙　凌）

第七章　室间隔缺损的介入治疗

室间隔缺损（ventricular septal defect，VSD）是指由于胚胎期室间隔发育不完整，使左、右心室之间存在交通，是一种最常见的先天性心脏病，约占儿童先天性心脏病的 25%，可单独存在，也可为复杂心内畸形的组成部分之一，如法洛四联症、大动脉转位、完全性房室间隔缺损、三尖瓣闭锁、永存动脉干等。

第一节　室间隔缺损封堵术概述

室间隔缺损的治疗有传统外科手术治疗和介入封堵治疗两种方法。虽然传统外科手术可以取得良好的治疗效果，但需在开胸及体外循环直视下修补，创伤大，恢复时间长，有一定的死亡率。近年来，尽管仍存在一些争议，但介入封堵术治疗室间隔缺损已经成为目前研究的热点。国内较多医疗中心开展儿童室间隔缺损介入封堵术，随着国产封堵器的不断改良，室间隔缺损介入封堵术后的严重并发症发生率明显降低，介入治疗已成为治疗室间隔缺损较为安全有效的治疗方法。

室间隔缺损的介入治疗始于 1988 年，Lock 首先采用 Rashkind 双伞封堵器关闭室间隔缺损，后改良成蚌壳状封堵器、CardioSEAL 等，多用于肌部和外科手术后残余分流，缺点是伞面直径大，易造成瓣膜损伤；双伞连接点小，移动度大，易出现残余分流；另外，由于出现过支架臂断裂、输送鞘管过大等原因，限制了其在婴幼儿合并大室间隔缺损患者中的使用，故目前临床已很少应用。1994 年 Sideris 应用组扣补片式封堵器治疗室间隔缺损，虽其补片薄，较少影响瓣膜功能，输送鞘管也小，但由于封堵器正反面补片间空隙大、扣合不紧密、补片移位、残余分流多、操作繁琐等原因也未能在临床广泛应用。1999 年 Kalra 和 Latiff 分别应用弹簧圈封堵一膜周小型室间隔缺损伴假性室间隔瘤形成和一例多发肌部型室间隔缺损病例，为小型室间隔缺损封堵提供了一个新的思路。2001 年 Amplatzer 研制出以镍钛合金为材质的具有自膨胀性的膜部室间隔缺损封堵器，经成功的动物试验后于 2002 年应用于临床。2002 年 AGA 公司的膜部室间隔缺损封堵装置在我国获准注册，由于其较之以往有明显的优点，如腰部直径与缺损大小一致，有利于缺损堵塞和装置固定，减少装置移动度和术后残余分流；伞面小，不易影响瓣膜组织；装置有自膨性；输送鞘管小等，使室间隔缺损介入成功率明显提高，而残余分流和其他并发症明显减少，在临床上迅速得到推广应用。但近十年的应用发现封堵后完全性房室传导阻滞发生率较高，传导阻滞可发生在封堵即刻，也可出现在置入后较长时间，究其原因可能与 Amplatzer 封堵器的"支架效应"有关。除此之外，封堵后造成主动脉瓣反流、三尖瓣反流和心功能不全、冠状动脉损伤等也时有报道，由于这些原因，现在欧美国家已减少 Amplatzer 封堵器在膜周型室间隔缺损中的应用。相对国外而言，国内却有大样本的成功实施介入手术的室间隔缺损病例，特别是国产封堵器应用于临床后，成功病例逐年增多，并发症明显较少，但仍缺乏长期随访的资料。因此，严格掌握适应证及规范操作，减少并发症的发生，并着手对术后患者进行多中心大样本的中长期的随访分析，不断改良介入封堵装置，是需要国内临床医生和生产厂家共同完成的任务。

第二节　室间隔缺损解剖与病理生理

一、解剖与分类

室间隔由纤维组织构成的膜部间隔和心肌组织为主构成的肌部间隔两部分组成。肌部又分为流入道间隔、心尖小梁部间隔和流出道间隔三个部分。正常心脏，三尖瓣和二尖瓣在不同平面与室间隔相连，三尖瓣止点位置较二尖瓣止点水平略低，所以有一小部分膜部室间隔在右侧位于左心室和右心房之间。室间隔缺损可出现于室间隔的任何部位，主要发生于膜部间隔和肌性间隔或其交接处，多为单发缺损，也可以为多发缺损，大小差异较大，可小至针尖，也可大到几乎整个室间隔，多数呈圆形或接近圆形，少数为不规则型。

室间隔缺损的分类较复杂，尚无统一的命名方法，目前临床用的比较多的是经典的 Robert Anderson 分型，根据缺损在室间隔的部位及其与房室瓣、主动脉瓣的关系分为：①膜周型：最常见，占 60% ~ 70%，位于室上嵴下室间隔膜部，向与之接触的流入道、流出道和小梁部延伸。②肌部型：占 10% ~ 20%，缺损边缘均为肌部，而膜部完整，可位于肌小梁部、流入道肌部和流出道肌部。③双动脉下型：较少见，缺损位于流出道部，上缘为主动脉瓣和肺动脉瓣纤维连接部。

二、病理生理

室间隔缺损（VSD）的血流动力学改变主要是因为心室水平左向右分流所致，分流量的大小取决于缺损大小及体、肺循环的压力和阻力。VSD 根据缺损大小可分为大、中、小三型，小型 VSD 为限制性缺损，分流量小，病理生理改变不明显。中型以上的 VSD 由于缺损较大，左向右分流量较大，肺体循环血流量比率在 2.5 ~ 3.0 以上，出现明显的病理生理改变。

（一）左、右心室对容量负荷增加的反应

左、右心室由于解剖结构和几何形态的不同，对容量或压力的负荷反应也不同。右心室壁薄，顺应性较好，呈圆形，为一低压容量腔，它对容量负荷（前负荷）增加的耐受性好，但对压力负荷（后负荷）增加的耐受性差；而左心室壁厚，顺应性差，其结构和几何形态为圆锥形，为高压腔，对压力负荷耐受性好，但对容量负荷耐受性很差。VSD 患者左、右心室容量均增加，并且与分流量成正比。在肺循环正常的情况下，较多血液经肺循环进入左心房、左心室，造成左心房、室增大，继而出现心肌肥厚，顺应性下降。如左心室无法及时将回流血液泵出，则出现左心功能不全并导致舒张末期压力升高，并相继引起左心房压、肺静脉压、肺毛细管楔压、肺动脉压升高导致右心室后负荷增加，右心室压升高，右心室肥大。由于左心房压力升高，使肺静脉血回流受阻，导致肺间质液体潴留，患者易反复发生肺部感染。另外，由于间质水肿和肺血管周围水肿，使肺顺应性减低。Donald 提出左心房平均压一旦超过 15 mmHg，肺顺应性突然下降，便会出现呼吸困难，通气 / 换气障碍，因此可同时表现出心力衰竭和呼吸衰竭。

（二）肺循环阻力和肺血流量的变化

1. 肺循环阻力变化　胎儿期肺循环阻力稍高于体循环，如存在 VSD 造成的分流量较小。正常婴儿，一般出生后 6 周至 3 个月内肺小动脉中间肌层和弹力层完全退化，很少超过 6 个月，而 VSD 患者解剖演变可有两种情况：①正常退化，肺血管阻力减低，右心室压力下降，左、右心室压差增大，左向右分流量增加，其幅度与所造成的后果与缺损大小有密切关系。小型缺损，分流量小，分流所引起的肺血管继发性改变不明显；大型缺损，分流量大，肺血流量远较体循环为多，肺动脉的收缩压可逐渐升高，随着年龄的增长，肺小血管壁的肌层逐渐肥厚，阻力增加，再加上血管痉挛，肺动脉压可升高至体循环水平，舒张压也有所升高，很易引起淤血性心力衰竭。②退化不完全：大型 VSD 患者，肺动脉系统退化可以不完全，肺血管阻力下降不显著，右心室和肺动脉保持高压，左、右心室压差不大，再加上婴幼儿肺小动脉收缩功能较好，

左向右分流量不大，故引起心力衰竭的机会较少。

2. 肺血流量变化　肺血流量的大小不仅取决于缺损的大小，还和肺阻力有明显相关性，肺血管阻力和年龄、血细胞比容以及肺血管本身结构有关。新生儿期，由于肺刚膨起，肺血管未充分发育，肺循环阻力高，再加上新生儿期血细胞比容较高，血流黏滞，也造成肺阻力增加，使左向右分流减少，因此新生儿期较少出现心力衰竭。但早产儿则不然，由于早产儿肺血管壁肌层发育不完善，肺血管阻力低，如果存在大、中型 VSD，则可早期出现心力衰竭。如果肺血流增加明显，受血流剪切力作用，内膜破坏并增生，肺小动脉因肺血流增多，压力增大而反应性收缩，造成肌层增厚。长期肺充血、肺高压可导致肺小血管阻塞，肺高压由动力性转变为梗阻性，当肺动脉压力增高导致右心室压力超过左心室，则出现右向左分流，并出现青紫，称为艾森曼格综合征。此外，由于肺血流量增加，肺间质充血，患者易反复患呼吸道感染，严重者可导致心力衰竭和呼吸衰竭。

3. 体循环血流量的减少　由于存在左、右心室的压差，氧合血经左心室进入右心室、肺循环，而进入体循环的血相对减少，导致体循环供血相对不足，生长发育迟缓，并诱发一系列代偿反应。首先为交感—肾上腺系统兴奋，使血液中儿茶酚胺增加，儿茶酚胺增加可使心率增快、心肌收缩力增强和外周血管收缩，阻力增加从而维持一定的血压；其次为肾素 - 血管紧张素 - 醛固酮系统兴奋，造成外周血管收缩，水钠潴留，维持一定的血容量和血压。但长期过度代偿可导致许多副作用，如儿茶酚胺可致心肌细胞凋亡增加、心肌纤维化和心律失常的发生；外周血管持续收缩可致外周循环差，酸中毒难以纠正，水钠潴留可致水肿、肝大等。

三、室间隔缺损的自然转归

（一）自然闭合

VSD 自然闭合率为 21% ~ 63%，小的缺损闭合率高，大的缺损闭合率低；5 岁以内闭合率高，5 岁以上则闭合机会较少；合并肺血管改变或肺动脉高压者很难自行闭合。其自然闭合的机制可能有：①肌部型 VSD，因肌束肥厚而闭合；②三尖瓣隔瓣后VSD，因三尖瓣隔瓣粘连自闭；③进行性的纤维侵入缺损边缘而闭合；④膜部先天性间隔瘤堵塞缺损而闭合。因此，并不是所有的 VSD 都需要进行治疗，那些有可能自然闭合的 VSD 是可以随访观察的，不能闭合的 VSD 则需要在合适的时机进行外科修补手术或心导管介入治疗。

（二）出现梗阻性肺动脉高压

并不是所有的 VSD 患者都适合随访观察等待自然闭合。较大的缺损，随着患者年龄的增长，肺血管病变逐渐发展，肺血管阻力逐渐增大，左向右分流量逐渐减少。随着肺血管病变的进一步发展，内膜增生、纤维化，导致血管闭塞、狭窄，使阻力严重升高，心内出现双向分流，进而以右向左分流为主，出现发绀，形成艾森曼格综合征，最终导致右心衰竭，丧失手术机会。

（三）充血性心力衰竭

约 10% 的患者发生充血性心力衰竭，尤其是小于 1 岁的大型 VSD 患者。由于大量左向右分流，肺循环血量增加，肺充血加剧，左心房、左心室容量负荷加重，导致心力衰竭，严重者可导致死亡。

第三节　室间隔缺损超声心动图表现

超声心动图检查是诊断 VSD 的重要手段，其对 VSD 的诊断准确性可达 98% 左右。常用切面为左心室长轴切面、右心室流出道长轴切面及主动脉根部短轴切面，胸骨旁、心尖及剑下四腔、五腔心切面。观察肌部间隔缺损应采用左心室长轴切面，四腔心切面及胸骨旁各短轴切面。

一、经胸超声心动图

（一）M 型超声心动图

虽然较大的 VSD 从主动脉向左心室方向做 M 型扫描时，可显示出主动脉根前壁与室间隔的连续性中断，有助于诊断 VSD，但绝大多数情况下，M 型超声心动图不能直接明确作出 VSD 的诊断，而仅能提示左心容量负荷增加等继发性改变。

1. 二尖瓣波群　左心室扩大，右心室流出道增宽，室间隔及左心室后壁运动增强，二尖瓣前叶 DE 振幅增高，EF 斜率加快等。

2. 主动脉波群　主动脉前、后壁运动幅度增大，左心房内径增大。

3. 肺动脉波群　伴有肺动脉高压时，肺动脉瓣运动曲线 a 波消失，呈 V 形或 W 形。

（二）二维超声心动图

二维超声心动图是诊断 VSD 较好的方法，尤其对于膜周型缺损具有较高的诊断准确性，可显示 VSD 的部位、大小及与周边组织的关系。VSD 缺损大小的测量应选在缺损口暴露最充分、直径最大时，由于有时切面常难以显示缺损口的最大径，所以超声上的测量值与手术测量值常有出入；另外，因室间隔是一凸向右心室的曲面结构，任何单一切面均不能显示室间隔的全貌，因此需从多个切面反复检查，结合多普勒超声等检查技术，以提高诊断的准确性。

探测 VSD 时常用切面：VSD 的直接征象是室间隔回声的连续性中断，断端部位回声增强。常用的切面有胸骨旁左心室长轴切面、大血管短轴切面、心尖五腔心切面、心尖四腔心切面及剑突下四腔心切面。

（1）胸骨旁左心室长轴切面：左心房、左心室扩大，左心室流出道增宽，室间隔和左心室后壁运动增强。较大的 VSD 者可观察到室间隔回声中断，断端处回声增强似火柴头。在此切面可以观察 VSD 的大小，VSD 残端距主动脉瓣的距离是否大于 2 mm，有无膜部瘤的形成，有无主动脉瓣脱垂等。

（2）大血管短轴切面：室间隔回声中断，断端处回声增强似火柴头。当存在肺动脉高压时，可见主肺动脉及左、右肺动脉内径增宽，后期可呈瘤样扩张。通过结合 CDFI 观察分析回声中断部位及其与周围组织结构的毗邻关系，可对部分 VSD 作出分型诊断：回声中断部位在 11 点钟位置者多为膜部型；靠近三尖瓣隔瓣根部者为三尖瓣隔瓣下缺损；位于 12 点钟位置者为嵴内型；而靠近肺动脉瓣瓣下者多为嵴上型或干下型；如累及部位较大，则为膜周部型缺损。在此切面主要可以结合彩色多普勒测量 VSD 的大小以及 VSD 残端距肺动脉瓣、三尖瓣隔瓣的距离，并对 VSD 进行分型诊断，同时可排除肺动脉瓣狭窄、右心室流出道梗阻性病变。

（3）心尖五腔心切面：可观察到左心房、左心室扩大，VSD 较大者可见室间隔回声中断，断端似火柴头。此切面为 VSD 介入治疗术前常用的也是极其重要的一个切面。此时观察 VSD 的大小，VSD 残端距主动脉瓣的距离，有无膜部瘤的形成，有无主动脉瓣脱垂等情况要优于胸骨旁左心室长轴切面。结合 CDFI 能更清晰地观察 VSD 的大小。

（4）心尖四腔心切面：可观察到左心房、左心室扩大，室间隔的回声中断，结合彩色多普勒，对三尖瓣隔瓣下型 VSD 及肌部型 VSD 的诊断尤其有意义。在此切面也可观察 VSD 的大小，VSD 残端距三尖瓣隔瓣的距离，有无膜部瘤的形成等。但部分小的 VSD 在此切面不易显示，应采用其他切面观察或结合 CDFI。

（5）剑突下四腔心切面：对检出 VSD 及其定位帮助很大，左心室长轴、大血管短轴、心尖四心腔及五腔心、双心室双流出道及右心室流出道等切面，均能观察到不同部位的缺损及其与大动脉的连接关系，具体表现及观察内容同以上几个切面。

应当指出，当 VSD 缺损较小，在声束分辨力以下者，使两断端的反射互相混淆连接，而不出现续中断现象。因此，在左心室长轴、四腔心及大血管短轴切面未看到连续中断者，也不能完全排除 VSD，必须全面结合脉冲多普勒和 CDFI，综合分析才能作出正确诊断。

（三）频谱多普勒超声心动图

1. 脉冲波多普勒　VSD 患者的异常血流信号出现于收缩期，在频谱图上见零线上下有频移幅度较高、离散度甚大的双向单峰实填频谱，为典型的涡流。此异常信号在收缩期内或早或晚出现，持续时间长短不一，此涡流的血流声为嘈杂、刺耳、低调、响度大的噪声。应用脉冲多普勒可对 VSD 的分流量以及心室水平双向分流量比值分别进行测量。取样容积置于肺动脉瓣上主肺动脉内，描记到肺动脉血流频谱，可排除肺动脉瓣狭窄、右心室流出道梗阻性病变。

2. 连续波多普勒　连续多普勒测量的血流速度比脉冲多普勒大。但反映的血流情况是整条取样线上的综合资料，故仅用于定量研究。检查时，应尽量使取样线与分流束平行，使两者的夹角减少到最低限度。其频谱特征是：在收缩期内有方向朝上或双向的实填单峰频谱，其上升支与下降支陡直，峰顶较锐利。分流速度一般在 3 ~ 5 m/s。连续多普勒可准确测量跨隔压差，计算肺循环与体循环血容量比值及缺损大小，其测与心导管测值有高度相关性（测量方法见上述）。

（四）彩色多普勒血流显像

彩色多普勒对 VSD 有较高的实用价值。在没有肺动脉高压的情况下，室间隔的右心室面可探及源于左心室的五彩镶嵌以红色为主的高速湍流分流束，从分流束基底部宽度可测得 VSD 的直径，有助于确定 VSD 的大小，但 VSD 的形态并非均呈圆形，还受到周围组织结构等各种因素的影响，应结合二维、频谱多普勒图像和临床表现等，采用多个断面反复观察，估计 VSD 大小及其分流量。

出现肺动脉高压后，因两侧心室间的压差减小，甚至几乎等于零，所以彩色的分流束基本呈现层流状态，左向右分流呈纯红色，右向左分流呈纯蓝色。而右心房和右心室流出道内可分别出现五彩镶嵌的三尖瓣和肺动脉瓣反流束。

分流束穿过室间隔的部位取决于缺损的解剖类型，具体部位同二维超声心动图室间隔回声中断的定位诊断。一般而言，从左心室长轴切面尤其是心尖五腔心切面可观察到 VSD 距主动脉瓣的距离、缺损的大小、分流的方向及分流量；从四腔心切面可探查到 VSD 距房室瓣环的距离、缺损的大小、分流的方向及分流量；右心室流出道断面则可显示 VSD 距肺动脉瓣的距离及其他相关信息；这可给手术提供可靠的依据。

二维超声心动图对小的肌部型 VSD 容易漏诊，但可以通过彩色多普勒超声观察到血流通过 VSD 的部位，从而对肌部 VSD 作出明确的诊断，有助于提高肌部 VSD 的诊断准确率。但同时也应小心，因为在正常室间隔的小梁部，有许多粗大的肉柱结构互相交叉排列，其间构成缝隙。在收缩期，这些缝隙部位也可出现彩色信号，此时应结合二维超声图像显示、频谱多普勒及心脏听诊与真正的 VSD 相鉴别（图 7-1）。

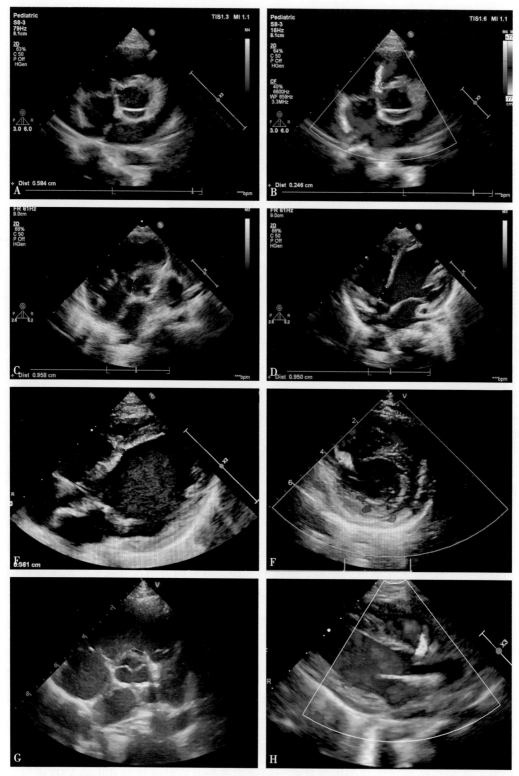

图 7-1　室间隔缺损二维超声图像，A、B. 膜部小型室间隔缺损；C、D. 膜周部型室间隔缺损；E、F. 肌部型室间隔缺损；G、H. 干下型室间隔缺损

二、经食管超声心动图

（一）经食管二维超声心动图

经胸超声（TTE）检查对膜周部缺损具有较高的诊断准确性，但对肌部缺损和干下型缺损，尤其当缺损直径较小时，诊断仍有一定的困难。而经食管超声（TEE）技术具有较高的空间分辨力，可准确识别小到 1 mm 的回声中断，所以对 TTE 显示不清的患者，可采用 TEE 检查。不过为了避免假阳性，回声中断的征象应在至少两个切面中得以显示。常用切面有主动脉左心室长轴、四腔心切面等。主要观察的亦是 VSD 的大小，VSD 残端距主动脉瓣的距离，有无膜部瘤的形成，有无主动脉瓣脱垂等。

（二）经食管动态三维成像

相对于 TTE 而言，经食管多平面探头检查时，由于不受胸骨、肋骨及肺组织的阻碍，获取的二维图像更为清晰，用体积显示方法对 VSD 及分流束进行三维重建，图像效果比较理想，能获取类似外科手术切面观，可以从右心室面或左心室面直接观察到缺损的整体形态及与毗邻结构的空间位置关系，有助于对缺损进行精确分型，同时还可以观察到缺损大小及其在心动周期内的动态变化。

三、其他注意点

（一）关于膜部瘤问题

在膜周部缺损和流入道肌部缺损的患者，可见膜部室间隔突入右心室，其基底部较宽，呈漏斗状，收缩期瘤体膨大，舒张期瘤体缩小，瘤壁常由三尖瓣组织构成。室间隔膜部瘤的形成是 VSD 自然闭合的征象，在完全闭合者，局部室间隔回声中断征象消失；在部分闭合者，膜部室间隔瘤顶部仍可遗留残余缺口及分流血流。此时，需测量瘤体基底部的直径，若呈基底部小、瘤体大的形状，可考虑于瘤体基底部进行封堵；若基底部宽大，则需仔细观察膜部瘤处的缺损数目及大小分布，可考虑在中间较大口径的缺损处放置一个封堵器，通过封堵器边缘的遮盖及封堵器的推挤作用，达到封堵的作用。

（二）关于主动脉瓣脱垂和反流

当合并主动脉瓣反流时，应仔细观察有无主动脉瓣脱垂，一般对轻度主动脉瓣反流而无主动脉瓣脱垂者，可予封堵治疗；当合并有严重主动脉瓣脱垂时，则不主张介入治疗。近年来，随着偏心型封堵器在临床的应用，对部分 VSD 合并主动脉瓣脱垂者已成功进行封堵术，但远期效果如何、封堵器对主动脉瓣会不会引起损伤等问题，还需进行长期随访。

第四节　室间隔缺损封堵术适应证及禁忌证

虽然随着介入器械的改进和手术水平的提高，VSD 介入治疗并发症逐渐减少，但介入治疗后的房室传导阻滞、瓣膜反流和封堵器脱落等并发症仍时有报道。因此，选择合适病例、严格掌握其适应证和禁忌证，以及出现并发症时的及时处理至关重要。

一、适应证

适应证：①年龄 ≥3 岁；②对心脏有血流动力学影响（超声心动图示左心室舒张期内径增大或心导管检查 Qp/Qs≥2.0），但无器质性肺动脉高压的单纯性 VSD；③VSD 的上缘距主动脉瓣 ≥2 mm，无主动脉右冠瓣或无冠瓣脱垂及主动脉瓣反流；④VSD 边缘距三尖瓣 ≥3 mm，无三尖瓣中度以上反流或三尖瓣叶或腱索异常；⑤膜周 VSD 直径通常在 3～12 mm。⑥肌部型 VSD：对心脏血流动力学有影响，直径通常 ≥5 mm；⑦外科手术后残余分流。

二、相对适应证

相对适应证：①年龄 2～3 岁；②缺损上缘距主动脉瓣的距离 <2 mm；③VSD 伴轻中度肺动脉高压。

三、禁忌证

禁忌证：①活动性感染性心内膜炎，心内有赘生物，或引起菌血症的其他感染；②患出血性疾病，禁用抗血小板药物；③封堵器安置处有血栓存在，导管插入处有血栓形成；④VSD 解剖位置不良，封堵器放置后影响主动脉瓣或房室瓣功能；⑤严重肺动脉高压导致右向左分流；⑥主动脉瓣中度及以上反流；⑦主动脉瓣脱垂达 VSD；⑧术前有明显的房室传导阻滞或束支阻滞，术中三度房室传导阻滞频发或恢复不良。

第五节　室间隔缺损封堵术操作流程

一、封堵器及输送系统

（一）封堵器

1. Amplatzer 封堵器　①Amplatzer 膜部室间隔封堵器：由美国 AGA 公司生产。该封堵器是一种自膨胀镍钛合金金属网结构的双面伞，封堵器的腰部长 1.5 mm，两盘片的边缘呈不对称形，在靠近主动脉侧的边缘为 0.5 mm，与其相对的边缘为 5.5 mm，且在最远端有一铂金标记用于定位，右心室侧的盘片上下边缘距离腰部各为 2 mm，两个盘及腰部缝有三层聚酯膜，形态为不对称双盘结构，具有自膨性特点。腰的直径为封堵器的大小，其规格有 4 ~ 18 mm，每种规格间隔 2 mm。② Amplatzer 肌部室间隔封堵器：腰部长度为 7 mm，左心室盘较腰部直径大 8 mm，右心室盘较腰部直径大 6 mm，其内部充填聚酯补片，腰部直径 6 ~ 18 mm，大小规格为 6 ~ 18 mm，每种规格间隔 2 mm。

2. 国产室间隔缺损封堵器　通常有三种封堵器：①不对称偏心膜部 VSD 封堵器：腰长 2 ~ 4 mm，左心室盘上缘距离腰部 0.5 mm 或为 0，下缘距离腰部大 5 ~ 6 mm，右心室盘距离腰部为 2 mm，通常有 4 ~ 18 mm 规格，10 mm 以内封堵器之间相差 1 mm，10 mm 以上相差 2 mm。②对称型 VSD 封堵器：腰长 2 ~ 7 mm，左、右心室盘面边缘均距离腰部 2 mm，根据缺损部位室间隔厚度选择合适腰长的封堵器，7 mm 腰的也可用于肌部型 VSD 的封堵。③小腰大边 VSD 封堵器：腰部长度 3 mm，左心室盘边缘距腰部 2 ~ 5 mm，右心室盘边缘距腰部 2 mm，适用于封堵有多个分流口的 VSD（图 7-2）。

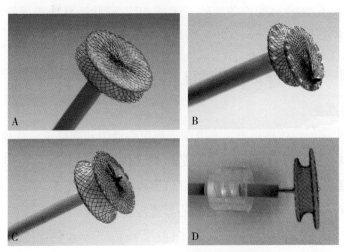

图 7-2　国产室间隔缺损封堵器
A. 对称伞；B. 偏心伞；C. 肌部伞；D. 小腰大边伞

3. 新型 VSD 封堵器材　近年来，国内一些生产厂家着手研发新型封堵器材，部分已经进入临床试验阶段。2010 年，中国先健科技有限公司研制了 Cera 陶瓷膜封堵器，该封堵器是在原镍钛合金封堵器表面包裹一层陶瓷膜，很大程度上提高了封堵器的耐腐蚀性、生物组织和血液相容性，并能有效阻止镍离子析出，目前该 Cera 封堵器已获得包括欧盟、印度、巴西、俄罗斯等国家和地区的市场许可，已被应用于数千余例先心病患者。上海形状记忆合金有限公司研发的完全生物可吸收 VSD 封堵器也由中国医学科学院阜外医院潘湘斌教授于 2018 年完成首例人体植入，并开展了临床试验。该封堵器采用聚对二氧杂环己酮作为骨架，聚左旋乳酸作为阻流膜，无任何金属标记点和金属残留，可在超声引导下操作。此外，输送系统经特殊设计，抛弃传统螺钉采用钳夹，保证封堵器的稳定性和安全性，但输送鞘管直径较传统金属稍大。2019年，先健科技有限公司设计研制的 KONAR-MFTM（MFO）多功能封堵器也开始应用于 VSD 介入治疗，其具有更好的柔软性、更细的鞘管、便于操作和释放等特性，可以选择从动脉或静脉入路进行释放。

（二）输送系统

AGA 的输送系统包括输送长鞘、扩张管、推送导管、输送钢丝、装载短鞘管和旋转器。鞘管为抗折鞘，远端弯曲呈 180°，推送导管一端有一平台，和封堵器右心室面的固定螺帽相匹配。通常 4 mm 封堵器用 6F 鞘管，6 mm 封堵器用 7F 鞘管，8 ~ 18 mm 封堵器用 8 ~ 9F 鞘管。国产输送系统则无推送导管，仅一根实心推送钢缆，输送鞘型号 5 ~ 9F。

（三）其他材料

包括鹅颈圈套器、0.081 cm（0.032 英寸）或 0.089 cm（0.035 英寸）的 260 cm 长交换黑泥鳅导丝或 260 cm 的面条导丝、5F 或 6F 右冠状动脉造影导管和 Cobra 导管、猪尾巴导管、多功能导管等。

二、室间隔缺损的介入封堵过程

（一）术前准备

患者经病史询问、体格检查、心电图、超声心动图和胸部正位片检查，确诊为有血流动力学影响的 VSD。术前检查血常规、尿常规、粪便常规、肝肾功能及凝血常规等，患者 / 家属签署手术同意书，术前 1 d 口服阿司匹林。

（二）超声心动图检查和常规诊断性心导管检查

1. 经胸超声（TTE）或经食管超声（TEE）检查　明确 VSD 位置、大小、数目、邻近结构、距主动脉瓣及三尖瓣距离和瓣膜反流情况。对近心尖部的肌部型 VSD 尤其要明确其解剖位置，以便封堵器和安装途径的选择。

2. 常规诊断性心导管检查　全身麻醉下，常规消毒铺巾，穿刺右侧股动、静脉，置入 5F 和 6F 止血鞘，常规肝素 100 U/kg 抗凝，若术程超过 1 h，每小时追加半量。右心导管测各腔室血氧饱和度和压力，检测肺动脉压力，计算 Qp/Qs；左心导管行左心室长轴斜位造影，测量 VSD 的形态、分流口的大小及其距主动脉瓣距离，升主动脉造影观察主动脉瓣反流情况。

（三）膜周型室间隔缺损封堵

由于膜周 VSD 周边组织复杂，室间隔的厚度也不尽相同，加上 VSD 形态各异，所以单一形状的封堵器已难以满足 VSD 介入治疗。选择个体化的封堵器十分重要，例如偏心型、对称型、小腰大边型等膜周 VSD 封堵器，动脉导管未闭封堵器等均可应用，选择的原则主要依据缺损的形态、距主动脉瓣和三尖瓣的距离等。对部分室间隔较厚的病例，还需提高封堵器腰部的长度，这样可避免封堵器对室间隔及其周边组织的过度压迫。此外，为减轻封堵器腰部对室间隔的压迫，国外现正设计一种腰部可依据 VSD 形态而变形的封堵器装置。下面简要介绍膜周 VSD 封堵的常规流程和方法（图 7-3）。

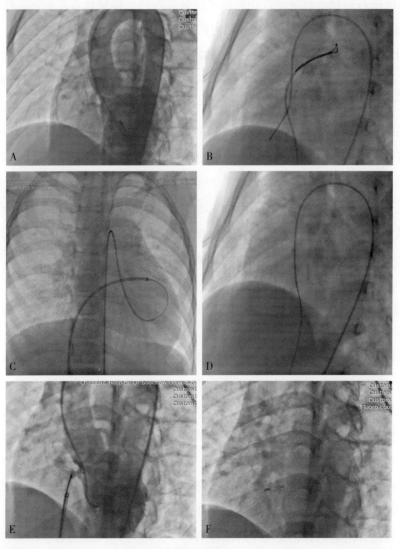

图 7-3　膜周型室间隔缺损封堵的常规流程，A. 左心室造影；B、C、D. 建立股静脉—右心房—右心室—左心室—股动脉的轨道；E. 再次左心室造影未见残余分流，封堵器位置好；F. 释放封堵器

1. 建立动静脉轨道　根据左心室造影结果，通常用 5F 切割后猪尾巴导管或右冠状动脉造影导管，经股动脉、主动脉进入左心室，调整导管头端位置，通过 VSD 进入右心室，将 0.081 cm（0.032 英寸）软头长交换导丝经导管进入右心室，并送入肺动脉或上腔静脉。由股静脉经端孔导管插入圈套器，套住导丝，由股静脉拉出，建立股静脉—右心房—右心室—左心室—股动脉的轨道。

2. 长鞘插入　由股静脉沿轨道插入合适的长鞘至右心房、右心室，与右冠状动脉或切割猪尾巴导管相接。将整个递送系统沿导引导丝经下腔静脉—右心房—右心室—VSD—左心室送至主动脉弓部，撤出扩张管，并将输送长鞘缓慢撤至左心室流出道，由动脉端推送右冠状动脉导管或切割猪尾巴导管连同交换导丝入左心室，此时长鞘头端顺势指向心尖。撤去导丝和输送长鞘内扩张器，排除长鞘内气体。

3. 封堵器与输送杆连接　根据造影和超声结果选择合适的封堵器，通常封堵器大于 VSD 1～2 mm。AGA 公司的输送系统包括输送长鞘、扩张管、推送导管、输送钢丝、装载导管和旋转器，推送导管一端有一平台，其形状和大小与封堵器右心室面的固定螺帽相匹配，防止释放封堵器旋转推送导管时引起封堵器的脱落或位置改变。使用时输送钢丝插入推送导管，通过装载器将输送钢丝与封堵器连接，顺时针旋转 3～4 圈，将封堵器固定在螺帽上（固定时会听到"啪"一声响），然后将封堵器拉入装载器内（目前国产输送系统无特定的推送导管）。这一过程需注意几点：①撤出扩张管时最好将尾端浸入水中，见有血液流出时堵住尾端；②将封堵器拉入装载器时，也要将封堵器和装载器头端完全浸入水中，这样做主要是为了避免有气体混杂其中。

4. 封堵器释放　将装载器连接到长鞘上，沿长鞘推送至左心室，在 X 线及超声心动图引导下释放封堵器。释放不对称伞时，要保持左心室盘下端标记指向心尖（6 点）位置，先推送封堵器释放左心室盘，回拉长鞘及输送杆，使左心室盘面紧贴室间隔，回撤长鞘，送出腰部，使腰部嵌入 VSD，继续回撤长鞘，释放右心室盘面，然后用输送导管推送右心室盘面，使其完全张开。TTE 或 TEE 观察封堵器位置、有无分流和瓣膜反流，然后行左心室造影确认封堵器位置和分流情况，确认无残余分流和瓣膜反流后，逆时针旋转输送杆，释放封堵器。在一些造影后发现 VSD 介入封堵较困难患者，如嵴内型或室间隔瘤形成多个破口病例，可采用保留已建立轨道的导丝在输送长鞘内，如选择的封堵器不合适，只要撤回封堵器而无需再次建立轨道，更换合适的封堵器即可。但此时选择的输送长鞘要比厂家推荐的相应长鞘大 1～2F 为好。

（四）肌部型 VSD 封堵

肌部型 VSD 用 Amplatzer 封堵器进行封堵的方法基本与膜周型 VSD 封堵方法一

样，根据 VSD 位置和大小，其封堵器释放可分为顺向法和逆向法两种。顺向法即长鞘经股静脉沿导丝进入右心室，再经 VSD 到达左心室，然后释放封堵器；逆向法即当肌部型 VSD 靠近心尖部，由于右心室面肌小梁多或右心室面 VSD 小，长鞘无法通过 VSD 时可采用逆向法，通过左心室面进入右心室，释放顺序为右心室盘面 - 腰部 - 左心室盘面。肌部 VSD 封堵器在释放前一定要通过超声心动图了解右侧伞面与三尖瓣腱索的关系及有无三尖瓣反流。如有三尖瓣腱索附着点异常（多见于前瓣腱索），需特别注意，因有可能封堵器摩擦三尖瓣腱索导致腱索断裂形成三尖瓣反流。

（五）术后处理

术后卧床 12 h，穿刺部位按压止血。常规抗生素治疗 3 d，口服阿司匹林 3 ~ 5 mg/（kg·d），6 个月，每天检查 1 次心电图，共 3 ~ 5 d。

第六节　特殊情况下室间隔缺损介入治疗

目前国内外能开展的复杂手术有 VSD 合并房间隔缺损、动脉导管未闭、肺动脉狭窄和主动脉缩窄等，但报道例数均较少。总体原则是先做难度大的畸形后做容易的畸形，因为这样可避免简单畸形介入完成后，难度大的畸形不能同时完成而需送外科手术的事件发生，至于具体手术年龄应根据术者单位的条件（术者经验及技术能力、器械条件及术后监护水平等）来决定。

一、膜周型室间隔缺损伴膜部瘤

膜部型 VSD 合并膜部瘤的形成会影响 VSD 介入治疗的选择，与基底部大小、瘤体大小和瘤体破口有关。经胸或食管超声检查只能确定是否有膜部瘤的形成，而基底部大小、瘤体大小和瘤体破口等膜部瘤的特征需要左心室造影才能准确测定。有以下几种情况影响介入治疗的选择：①基底部小，无论瘤体大小，只要膜部型 VSD 的上缘离主动脉瓣右冠瓣的距离大于 1 mm，可以进行介入治疗，这种患者一般不必考虑瘤体破口的大小和数目，因为封堵器将放置在基底部而封堵器的右侧伞将放置在瘤体内。②膜部瘤的基底部大而瘤体小，可以直接用封堵器关闭膜部瘤上的破口，一般不会影响右心室流出道，可以进行介入治疗。③膜部瘤的基底大而瘤体也大，但只有一个破口时，一般可以进行介入治疗。如果瘤体在右心室流出道内突出明显，封堵器关闭瘤体的破口后封堵器和瘤体可能影响右心室的流出道，选择介入方法治疗需要慎重。④膜部瘤的基底大而瘤体也大，且瘤体上有 2 个或 2 个以上的破口时，要准确测量各个破口的位置以及破口之间的距离，以确定是否可以用一个封堵器同时覆盖数个破口，同时考虑堵闭膜部瘤破口后封堵器本身和瘤体本身是否影响右心室的流出道。国产小腰大边封堵器的临床应用，使这种多个分流口的膜部瘤型 VSD 的介入治疗成功率明显提高。造影后尽量选择空间位置比较居中且分流量比较大的破口建轨道，必要时将输送鞘送入左心室后再进行一次造影，以评估输送鞘跟其余分流口的关系，选择合适的封堵器。如果用一个封堵器不能堵闭所有破口，或者封堵器和瘤体本身影响右心室流出道时，应该放弃介入治疗。也有报道两个分流口距离较远，使用两把封堵器分别进行封堵成功而没有造成主动脉瓣反流及右心室流出道的梗阻，但这类患者仍缺乏远期随访资料。⑤由于膜部瘤可能是膜部型 VSD 的一种自愈方式，在介入治疗膜部型 VSD 时，应该先确定该膜部型 VSD 会不会自愈，符合等待观察条件的，不要仓促进行介入治疗，以免加重患者负担（图 7-4）。

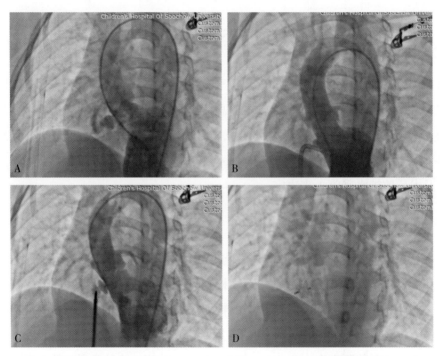

图 7-4　膜部瘤室间隔缺损封堵，A. 左心室造影，见 VSD 伴膜部瘤形成；B. 建立轨道送入输送鞘后再次造影；C. 选择小腰大边伞封堵后造影未见残余分流，封堵器位置好；D. 释放封堵器

二、室间隔缺损合并主动脉瓣脱垂

以往认为，合并主动脉瓣脱垂的 VSD 不建议介入封堵治疗。近年来，随着偏心型封堵器在临床的合理使用，对该类 VSD 成功封堵的案例越来越多。总结成功案例发现，封堵器左心室和（或）腰部有可能轻轻将脱垂的主动脉瓣"托住"，而不发生主

动脉瓣反流。封堵时应注意，主动脉瓣部分遮挡缺损口，超声或造影常对缺损的大小低估；必须选择偏心型封堵器；封堵术前、后要评估主动脉瓣有无反流；必要时可以建立轨道后，把输送长鞘经室间隔送入左心室后，再进行一次左心室造影，以进一步了解输送鞘上缘至主动脉瓣的距离，选择合适的封堵器。另外，虽然有些病例封堵即刻效果良好，但释放后随着心脏搏动封堵器位置仍然有可能轻微调整，因此术后需多次复查超声心动图了解有无主动脉瓣反流，一旦出现明显反流，需外科手术取出后行VSD 修补术。对该类 VSD 封堵病例尚缺乏长期随访资料，可见，VSD 合并主动脉瓣脱垂封堵治疗仍不成熟（图 7-5）。

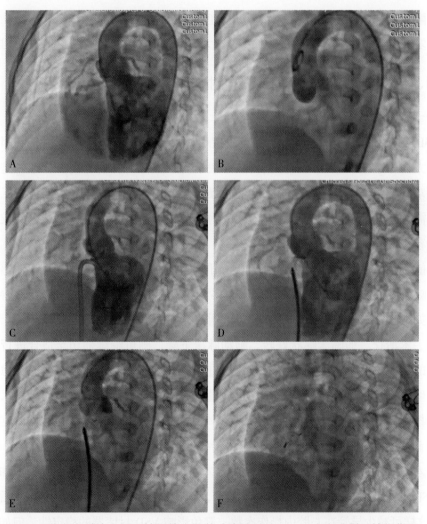

图 7-5 偏心伞封堵室间隔缺损伴右冠状动脉瓣脱垂，A. 左心室造影见缺损位置近主动脉瓣；B. 升主动脉造影见右冠状动脉瓣脱垂；C. 建立轨道输送鞘后再次造影，评估缺损距瓣膜距离；D. 使用偏心伞封堵后再次左心室造影未见残余分流，封堵器位置好；E. 再次升主动脉造影，无主动脉瓣反流；F. 释放封堵器

三、室间隔缺损外科修补术后残余漏封堵

VSD 外科术后残余漏多发生于并发膜部瘤和（或）较大直径的 VSD。可能与术中未切开膜部瘤，瓣膜、腱索遮盖缺损，未寻找到真正的缺损边缘，补片大小不适宜，甚至修补时遗漏膜部瘤的出口及手术修补时缝合过浅，三尖瓣隔瓣基底部瓣膜组织薄弱和缝线受力不均结扎缝线被撕脱等因素有关。法洛四联症术后并发 VSD 残余漏，可能与流出道疏通后缝线于肥厚心肌断面、易被撕脱有关。另外，对多发缺损的遗漏也可以造成 VSD 术后残余漏。由于发生残余漏缺损的左心室面直径较大，残余漏出孔为补片和缺损部位缝合交接处的部分撕脱所形成，缝线周围纤维化、缺损周围组织与补片粘连融合等因素，可以认为残余漏口粘连比较牢固。故常封堵残余漏的出孔。如残余漏有多个出孔，且出孔相距过远，一个封堵器不能封堵完全时，可选用两个封堵器。

四、合并其他畸形的室间隔缺损封堵

（一）VSD 合并动脉导管未闭

VSD 合并动脉导管未闭是儿童先天性心脏病中最常见的组合畸形之一。因为存在心室和大动脉水平两处左向右分流，故一般情况下多伴有肺动脉高压，除非是小型的 VSD 和动脉导管未闭。因此，在临床实际操作中，如在遇到有明显肺动脉高压的 VSD 患者时需考虑是否合并动脉导管未闭。因为有明显肺动脉高压时，无论体检或超声心动图都容易漏诊合并的小型动脉导管未闭。伴有肺动脉高压的患者往往在婴儿期即出现心功能不全的表现，肺循环充血症状（呼吸困难、喂养困难、反复呼吸道感染等），体循环缺血表现（体重增长缓慢、瘦小、多汗等）。该类患者往往需要应用改善心功能的药物如地高辛、利尿剂及卡托普利等。通过内科药物治疗临床症状无好转，则需早期外科手术治疗。如临床症状好转，肺动脉压下降，则可继续随访至适合进行介入封堵治疗的年龄。至于该类复合畸形何时是进行介入治疗的最佳年龄，除需考虑病变的严重程度外，还需结合本单位医疗综合力量（心胸外科和重症监护室的医疗水平）和术者的技术能力。当然年龄大一些，成功率及安全性也就高一些，同时可以克服年龄小的患者因血管太细不能实施经血管介入治疗的困难。

介入顺序：通过心导管和造影检查，基本可明确介入封堵治疗的成功率。如果造影显示 VSD 位置及形态非常适于介入封堵治疗，则可先行动脉导管未闭封堵，然后再封堵 VSD。这样可减少导管在心腔内操作次数，避免影响 VSD 封堵器的稳定性。但如果估计 VSD 介入治疗较困难，则需先完成 VSD 封堵，成功后再进行动脉导管未闭封堵。否则将是动脉导管进行介入封堵，而面临 VSD 无法封堵、再送外科手术治疗的尴尬。

（二）VSD 合并房间隔缺损

既往对 VSD 合并房间隔缺损按传统的治疗方法是于体外循环下进行开胸修补手术。随着 Amplatzer 房间隔缺损及 VSD 封堵器的先后问世，室间隔缺损的介入治疗迈上新台阶。近年来，国内较多医学中心开展房间隔缺损及 VSD 介入封堵术，该技术已日趋成熟，从目前资料总结分析，介入治疗间隔缺损是安全有效的，而且技术成功率非常高，因此 VSD 合并房间隔缺损就完全可以通过介入治疗一次或分次来治愈。

由于存在心房和心室两个平面的左向右分流，所以首先需排除严重肺动脉高压，有无双向或右向左分流；其次 VSD 和房间隔缺损需分别符合介入封堵治疗的适应证；再次则需考虑患者的年龄问题，如果年龄太小，一次完成介入能否耐受，或是血管太细而不能实施经血管的介入治疗。

介入顺序：一般是先行 VSD 的介入封堵，然后再做房间隔缺损。由于 VSD 的介入步骤及心腔内操作较多，所以如果先完成房间隔缺损封堵，再做 VSD 时，心导管等操作有可能影响房间隔缺损封堵器的稳定性。

（三）VSD 合并肺动脉狭窄

VSD 合并肺动脉狭窄这类疾病的临床症状一般根据肺动脉狭窄严重程度不一而不同。所以该类先天性心脏病在 VSD 有指征能完成介入治疗的前提下，是否做联合介入治疗取决于肺动脉狭窄球囊扩张能否成功。如果是重度肺动脉狭窄，右心室压力超过体循环压力，则心室水平出现右向左分流，临床上可有发绀发生，这类患者往往伴有肺动脉瓣下狭窄（右心室流出道肌肉肥厚），而且肺动脉狭窄分类中大多属于发育不良型，也就是肺动脉瓣环小，瓣膜明显增厚呈结节状，肺动脉总干没有扩张和右心室造影没有射流征。所以一般球囊扩张效果欠佳，治疗应以外科手术为主。但也有一部分病例肺动脉狭窄是典型的瓣膜狭窄，也可做经皮球囊扩张。如果肺动脉狭窄为轻至中度，也就是右心室压力低于体循环压力，一般临床上除了心脏杂音明显外，其余临床症状大多不明显。这部分患者由于有肺动脉狭窄，一般不会存在肺动脉高压，所以如果想以介入治疗这类组合疾病，一般可待小儿年龄稍大时而一次性完成介入治疗，当然事先也需了解肺动脉狭窄的类型。

介入顺序：一般是先行肺动脉狭窄球囊扩张术，然后再做 VSD 封堵。如果先做 VSD 封堵，再做肺动脉球囊扩张，部分扩张的位于右心室流出道的球囊可能会影响已封堵上的 VSD 封堵器的稳定性。

按常规进行肺动脉球囊扩张术成功后，即可开始做 VSD 封堵术。方法如前所述。但由于肺动脉狭窄球囊扩张时，右心室流出道和肺动脉瓣上部分肺动脉总干通常也被扩张，所以在同时做 VSD 封堵建立轨道时，可尽量将经过 VSD 的交换导丝放置在上腔静脉内并圈出，避免圈套器和导丝在右心室流出道和肺动脉内反复操作。如果在肺动脉内圈套交换导丝，则操作动作一定要轻柔，以防心脏穿孔。

（四）VSD 合并主动脉缩窄

VSD 合并主动脉缩窄在先天性心脏病中也是常见的一组畸形。主动脉缩窄是指主动脉弓峡部区域即左锁骨下动脉起始部近端与动脉导管或导管韧带附着点连接处远端之间的主动脉的先天性缩窄。临床上按狭窄部位与动脉导管相对关系分为接近导管、导管前和导管后的主动脉缩窄；根据狭窄范围可分为局限性和管状主动脉缩窄。该组畸形严重者，在婴幼儿期即可出现明显的肺动脉高压，临床上有心功能不全表现，因此都需要早期外科手术治疗。而能够达到适合进行介入治疗年龄的该组畸形，往往都是不太大的 VSD 和并不十分严重的主动脉缩窄。

当然该组畸形也可以分次做介入治疗，即在婴儿期先行主动脉缩窄球囊扩张术，如扩张成功，则可减轻心脏的后负荷。如果心功能得到改善，则在患者合适的年龄再做 VSD 封堵术。现有资料显示，在新生儿阶段，血管成形术并不优于外科手术。而在较大儿童中，球囊扩张虽与外科手术后都有较好的即刻效果，但在随后的随访中，动脉瘤的形成和再狭窄率仍较高，所以对该年龄段患者的主动脉缩窄以何种方式治疗的意见也没有达成一致。对未经外科手术的主动脉缩窄球囊扩张术的应用尚有争议，尤其是对伴有主动脉弓发育不良和长段型主动脉缩窄效果不佳，术后即刻效果较满意，但随访发现，动脉瘤、残余狭窄及主动脉撕裂发生率仍较高。因此，对该组畸形的介入治疗成功与否主要取决于主动脉缩窄介入治疗的好坏。而分次甚至多次的介入治疗是否优于外科手术的一次性治疗值得仔细考虑。对于适合同时进行介入治疗的 VSD 合并主动脉缩窄者，主动脉缩窄压差需 ≥ 20 mmHg。

介入顺序：在 VSD 和主动脉缩窄同时存在而又适合做联合介入治疗的情况下，治疗结果是否完美往往取决于主动脉缩窄血管成形术的成功与否，因此建议先做主动脉缩窄，待主动脉缩窄介入治疗成功后，再行 VSD 的介入封堵。按常规方法成功完成主动脉缩窄的介入治疗后，尽量不要将交换导丝撤离，而使其固定在左心室或升主动脉或右锁骨下动脉内。在进行跨缩窄段连续压力曲线记录或缩窄段以上主动脉造影时，可使用特殊的 Multi-Track 导管。该种导管可以沿着导丝记录连续压力曲线并同时做造影检查。

此后将导管放置在已被扩张的病变部位以上交换黑泥鳅长导丝，这样可避免导丝和导管对已被扩张的主动脉造成损伤，防止动脉穿孔的发生。此后再进行 VSD 的封堵治疗，但操作时要小心已被球囊扩张过或置入支架的主动脉病变部位。

（五）其他

目前有了临床操作简易和效果满意的封堵器材，使临床医生在其他一些少见先天性心脏病中也尝试应用介入治疗，包括一些复合先天性心脏病。但原则仍是该疾病介入治疗疗效与外科手术比较是否更好，远期效果是否更好或与外科手术相一致；另外，治疗费用也需考虑。

VSD 合并主动脉瓣狭窄理论上也是可以进行联合介入治疗的，但由于主动脉瓣狭窄球囊扩张术的操作较肺动脉瓣狭窄球囊扩张术困难，且可引起严重的并发症，包括动脉栓塞、明显主动脉瓣反流、心律失常、心功能不全、心脏穿孔等并发症，因此需慎重。

VSD 可合并单独的下腔静脉中断，这类患者也可以通过介入手段治疗。但如果通过股静脉插管，右心导管不能直接由下腔静脉进入右心房，此时只能经奇静脉于右心房后面上行到达上腔静脉后再进入右心房；再配以不加硬泥鳅导丝或球囊漂浮导管进入右心室和肺动脉。由于该途径曲折而长，VSD 的输送长鞘一般难以达到该位置，故通过股静脉插管很难完成 VSD 的介入封堵术。而此时往往可采取颈内静脉插管途径，即建立右或左侧颈内静脉—上腔静脉—右心房—右心室—VSD—左心室—主动脉—股动脉的导丝轨道，然后按常规方法完成 VSD 的封堵术。但这种途径要结合患者的年龄慎重选择，小年龄组难度较大。

对 VSD 同时合并两种以上的可施行介入治疗的先天性心脏病，如 VSD 同时合并房间隔缺损和动脉导管未闭，只要有适应证均可同时行封堵治疗。如两个病变介入治疗后仍需要外科手术，则不应选择介入治疗方法。

五、单纯超声引导下 VSD 封堵术

为了减少术中放射线对医生及患者的辐射损伤，避免使用造影剂引起过敏和肾衰竭的风险，自 2014 年开始，中国医学科学院阜外医院潘湘斌教授等尝试开展单纯超声心动图引导下经皮 VSD 封堵术，并取得很好的治疗效果，且随访发现，单纯超声引导组和射线引导组均未出现心包积液、封堵器脱落、房室传导阻滞、主动脉瓣反流和较术前加重的三尖瓣反流等并发症。单纯超声引导组在手术耗时、封堵器直径、心电图和新发三尖瓣反流等轻微并发症、耗材费等方面均显著优于射线引导组。

手术方法：患者在术前均行经胸超声心动图检查，明确 VSD 位置并测量直径。患者取仰卧位，麻醉后穿刺右侧股动脉，置入动脉鞘，根据 VSD 方向，部分修剪猪尾导管，使其头部呈约 1/3 圆弧，经动脉鞘送入猪尾导管及导丝。在超声心动图引导下，

将导丝及导管送达升主动脉，经主动脉瓣进入左心室。调整导管方向，使其开口朝向 VSD，在超声心动图引导下，轻轻推送将导丝经 VSD 进入右心室内。根据术前超声心动图测量的 VSD 直径，加 1 ～ 2 mm 选择对称型 VSD 封堵器及相应的输送系统。退出猪尾导管，在超声心动图监测下，沿导丝送入输送鞘，输送鞘通过 VSD 进入右心室后，退出输送鞘内芯及导丝，沿输送鞘送入封堵器。于右心室内释放封堵器右心室侧伞盘，后撤输送系统，使伞盘贴 VSD 右心室开口，后撤输送鞘，释放封堵器左心室侧伞盘。以经胸超声心动图评估残余分流及封堵器是否远离主动脉瓣。若封堵效果满意，逆时针旋转输送杆释放封堵器，撤出输送系统，压迫止血，绷带包扎。术后处理同射线引导组。

第七节　超声心动图在室间隔缺损封堵术中的监测和评估

一、术前检查，选择合适的病例

单纯超声心动图引导下经皮 VSD 封堵术对超声心动图的要求极高，术前需进行细致检查以确定 VSD 的部位、分流口数目、大小、分流状态、与周围半月瓣、房室瓣、腱索等结构的关系，了解周围组织结构尤其是主动脉瓣有无脱垂和反流等，还要估测分流量、肺动脉压力、心功能情况。

（一）二维及 M 型超声心动图

1. 胸骨旁左心室长轴切面　可见缺损部位的室间隔回声连续中断，断端部位回声增强，较大的 VSD 观察到室间隔前壁的连续性中断；左心房、左心室增大，左心室流出道增宽，室间隔和左心室后壁的运动增强。缺损较大伴肺动脉高压者。可显示右心室扩大，右心室前壁肥厚，室间隔膨向左心室，左心室不大、肺动脉干及两条分支扩张。可见缺损部位的室间隔回声连续中断，断端部位回声增强，较大的 VSD 可观察到室间隔前壁的连续性中断；左心房、左心室增大，左心室流出道增宽，室间隔和左心室后壁的运动增强。缺损较大伴肺动脉高压者。可显示右心室扩大，右心室前壁肥厚，室间隔膨向左心室，左心室不大、肺动脉干及两条分支扩张。

2. 胸骨旁大动脉短轴切面　测量 VSD 大小（左心室面内径、右心室面内径），与三尖瓣粘连情况，是否有膜部瘤形成，是否有多个破口，观察右心室流出有无异常肌束及狭窄。缺损部位靠近三尖瓣隔叶部位（10 点钟位置）为膜部缺损；靠近三尖瓣瓣叶根部者多为三尖瓣隔瓣下缺损；位于 11 ～ 12 点钟位置者属于嵴下型缺损；靠近肺动脉瓣下（12 ～ 1 点钟位置）为干下型缺损。临床上将直径小于主动脉口直径 1/3 的缺损认为是小型 VSD；直径为主动脉口直径 1/3 ~ 2/3 的缺损认为是中型 VSD；缺损等于或大于主动脉口直径的则为大型 VSD。

（二）多普勒超声心动图

彩色多普勒于缺损处可探及源于左心室的五彩镶嵌高速湍流性过隔血流。分流量大，血流速度高则呈多彩镶嵌；分流量小，流速低者左向右分流呈红色。过隔异常血流束的起始宽度与缺口大小密切相关。缺损较大的肺动脉高压患者，因两侧心室间的压差小，阻力小，彩色的分流束基本呈层流状态，左向右分流呈纯红色，右向左分流呈纯蓝色。

连续多普勒于缺损处检出收缩期高速的正向充填样频谱，常伴有粗糙的杂音。肺动脉压增高后，左向右的分流速度减低，呈双向充填样频谱。

（三）室间隔缺损部位与检查切面的选择

超声心动图通过切面的选择和缺损口的毗邻结构可以初步确定 VSD 的类型和特征。膜周型 VSD 通常在胸骨旁短轴和长轴切面显示，而肌部型 VSD 则在心尖四腔心切面偶尔也在较低位置的短轴切面可观察到，评价 VSD 最重要的二维切面是心底短轴切面。部分患者经胸超声心动图显示不清者，可用经食管超声检查以进一步明确（详见第二节内容）。

二、术中监测和引导

常规左心造影明确 VSD 位置大小及分流口数目后，选择合适的封堵器，在 X 线指引下建立动静脉钢丝轨道后，可通过超声确认导丝行走路径是否经过 VSD，是否穿过三尖瓣腱索，乳头肌有无受累。送入鞘管后，将封堵器用钢缆经输送鞘推送至左心室后分别按顺序释放出左盘面、腰部及右盘面。随后在不同的切面（TTE 常用左心室长轴、大血管短轴、心尖五腔心切面；TEE 常采用主动脉左心室长轴和四腔心切面）观察封堵器位置、形态，左、右盘面是否分别在室间隔的两边，用 CDFI 显示是否存在残余分流情况，以及封堵器是否影响三尖瓣、主动脉瓣、肺动脉瓣，有无引起右心室流出道或流入道的梗阻（尤其是存在膜部瘤的患者）、有无心包积液等，并再次造影观察封堵器的位置，一旦确定无误则可释放封堵器，撤出导管。在此过程中不能有任何疏漏，否则将会出现封堵器移位甚至脱落的严重后果，需急诊手术甚至危及生命。值得注意的是，超声在此过程中并无绝对的固定切面，而是只需充分显示清楚封堵器，使之腰部和左、右心室伞缘位于同一平面并呈类似"H"形，且应确定左、右盘面分别在室间隔的两边且没有明显的残余分流。

有一些术者术中打开封堵器的盘面及腰部并调整位置的操作过程也是在超声引导

下完成的，即沿钢丝轨道从静脉端送入封堵器输送导管至左心室心腔中间，再送入封堵器至左心室，此时可完全在超声指引下，顺序打开封堵器左心室面的伞，后撤导管使之紧贴室间隔左心室侧，将封堵器的腰部拉到缺损部位，然后打开右心室伞，使之与右心室侧室间隔紧贴，从而封闭 VSD，并用彩色多普勒检查有无残余分流。此时超声可代替 X 线透视，减少射线量。

三、术后随访

VSD 患者分别于术后即刻、24 h、1 个月、3 个月、6 个月及 1 年按常规行 TTE 检查，在上述各个切面观察心脏大血管的形态结构，心功能状况，封堵器的位置、形态，以及是否对周围组织形成影响等，并通过彩色多普勒观察有无残余分流，还应注意观察封堵器是否影响右心室流出道、右心室流入道、左心室流出道血流及与主动脉瓣之间的关系（图 7-6）。

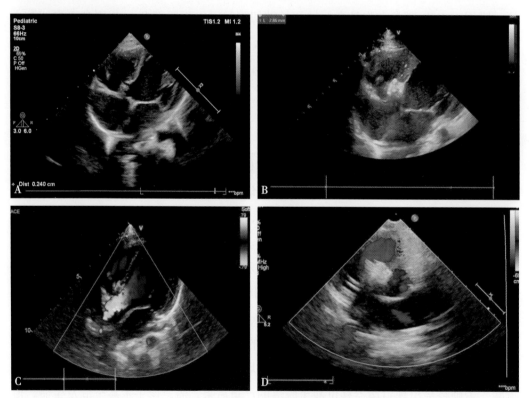

图 7-6　超声心动图随访情况，A. 术前超声：室间隔缺损部位及大小；B. 术后超声：确认封堵器位置；C. 术后左心室长轴切面：无残余分流；D. 术后短轴切面：封堵器位置良好，主动脉瓣无反流

总之，在介入治疗 VSD 过程中，超声心动图对术前患者的选择、术中的监测及术后的随访均具有十分重要的作用。

第八节 室间隔缺损封堵术并发症与处理

一、心律失常

心律失常是 VSD 封堵术中最常见的并发症。首先大多为术中导管或导丝在心室内操作或释放封堵器时，可造成一过性室性心律失常如室性期前收缩、短阵室性心动过速等，一般无须特殊处理，及时调整导管或鞘管的位置、暂停操作即可消失。

其次为传导阻滞，如不完全性/完全性右束支传导阻滞、左前分支阻滞、双束支传导阻滞和房室传导阻滞等。如果出现右束支伴左前分支阻滞，同时合并 P-R 间期延长，可能出现完全性房室传导阻滞，需提高警惕。房室传导阻滞多见于膜周型 VSD 封堵术后，一般发生在手术当时或术后 1～7 d，也有报道术后 1 个月、6 个月甚至 1 年后出现。术中出现传导阻滞主要和建立轨道时通过缺损插入导管或导丝时刺激室间隔内的左、右传导束支有关，此时应暂时停止操作，一般多可自行恢复，待恢复后再进行操作，动作务必轻柔，必要时更换其他更适合的导管或导丝，以免操作时间过长对传导束造成不可逆的损失；术后出现传导阻滞主要考虑是由于传导束位于缺损后下缘，封堵后左、右心室盘面对传导束压迫或摩擦造成传导束损伤。再次，封堵后局部炎症可造成周围组织纤维增生造成传导障碍。最后，如果胸骨发育异常，如漏斗胸造成心脏受压转位，也可能造成心脏传导系统走行变异导致术后传导阻滞。术后出现的一度房室传导阻滞及右束支传导阻滞一般不需要处理，也可给予静脉或口服营养心肌药物。二度和三度房室传导阻滞及左束支传导阻滞应进行及时、积极的治疗，可静脉应用糖皮质激素（甲泼尼龙或地塞米松）、白蛋白、大剂量维生素 C 及磷酸肌酸钠等治疗，疗程一般为 3～7 d，并适当延长住院观察时间。一旦术后出现三度房室传导阻滞伴心率缓慢，或者右束支及左前分支阻滞，应同时安装临时起搏器，并加用适量的利尿剂以减轻心脏负荷。大部分病例经积极处理后心电图异常可在 2 周内恢复，如超过 2 周未恢复者，可考虑安装永久起搏器或外科取出封堵器并修补 VSD。

术后心电图异常还可表现为窦性心动过速、心肌劳损、心肌缺血等，一些患者表现为非阵发性交界性心动过速等。由于 VSD 与心脏传导束解剖关系密切，手术者应不断提高操作技巧，术中操作轻柔，尽量缩短操作时间，精准测量，选择合适的封堵器，将来减少手术操作及封堵器盘面对室间隔周围传导束的刺激，从而降低传导阻滞的发生率。

二、封堵器移位和残余分流

较少发生，一般发生在术中或术后不久，主要是跟缺损的大小和形态以及封堵器选择不当所致有关。由于心室的运动幅度大，左、右心室压力阶差大，因此室间隔和封堵器的相对运动幅度也较大，如果封堵器选择不恰当，易产生移位和残余分流，甚至脱落。术后应严密观察患者心电图、心脏杂音的变化、术后第二天常规复查心电图和超声心动图，如果发现封堵器移位影响周围组织，出现明显的主动脉瓣、二尖瓣或三尖瓣的关闭不全，已消失的心脏杂音重新出现，或者残余分流较多，需外科手术取出并修补缺损。

封堵器移位严重者可发生脱落，一般会掉入左心室、主动脉、右心室或肺动脉。脱落的封堵器可以用经皮穿刺的方法，用圈套器捕获并回收，但需要较粗的鞘管。

导致残余分流发生的原因主要是封堵器选择过小、伴膜部瘤的 VSD（尤其是右心室面有多个分流口的）等。菜花状的膜部瘤型缺损经常在右心室面有多个分流口，这种缺损在解剖上多数位于三尖瓣隔瓣后，室间隔组织与三尖瓣隔瓣纤维组织形成瘤状结构，封堵器在封堵瘤体基底部的时候较难堵住真正的缺损口，容易嵌在瘤状结构中，因为与纤维组织粘连不够牢固而容易发生残余分流。对于这一类 VSD，要充分测量缺损边缘距主动脉瓣的距离，尽量使用对称伞或国产的小腰大边封堵器进行封堵。另外，有一些膜周偏肌部的 VSD，可使用腰部较常规封堵器高的封堵器进行封堵，以免因为 VSD 较长，封堵器腰部偏短右盘面不能完全在右心室面展开，释放后容易出现移位甚至脱落。

三、溶血

VSD 介入治疗后发生急性机械性溶血的较少见，通常与残余分流有关，一般多出现在术后 24 ~ 48 h，原因主要是当出现残余分流时，由于左、右心室压差大，当高速的血流通过残余的细小间隙时产生的血流湍流及与封堵器的金属网面接触摩擦使红细胞破坏而出现溶血。临床以"酱油色尿"或"茶色尿"多见，严重者可排出鲜红色的血性尿。严重溶血可导致血红蛋白进行性下降以及面色苍白等，实验室检查显示尿血红蛋白 +++ ~ ++++，并可伴红细胞尿。出现溶血后应立即停用抗凝药物，并复查超声心动图，了解封堵器位置和残余分流情况，一般在封堵器中央网眼内的残余分流，其分流速度较慢，术后随着阻流体上的血栓形成，多数在 1 ~ 3 d 内消失；但在封堵器上、下边缘的残余分流的分流速度较快，如分流速度超过 3 m/s 者术后较难完全消失。由于溶血主要与封堵器选择有关，因此封堵后造影及超声如果显示存在较多分流，且听诊可闻及 2/6 级以上收缩期杂音时，暂时不释放，可等待 10 min 后重新造影或行超声心动图检查，如仍有较多分流，应更换封堵器。

溶血的患者要绝对卧床休息，同时增加补液量，予碱化尿液和激素治疗。如果出现中度以上贫血，需输血治疗。经积极治疗后，溶血一般 3 ~ 5 d 可消失，很少有超过 1 周者。经保守治疗 48 ~ 72 h 无明显好转，患者血红蛋白尿仍持续在 +++ 以上，血色素进行性下降，超声心动图显示残余分流血流速度超过 3 m/s，可考虑外科手术取出封堵器并修补 VSD。

四、瓣膜反流

首先，术中封堵器对瓣膜装置或主动脉瓣下间隔的损伤，可能会引起三尖瓣、二尖瓣和主动脉瓣的反流，因此在术前以及术中释放封堵器前需进行造影和超声心动图检查以评估瓣膜情况。需要强调的是膜周型 VSD 封堵，其 VSD 上缘距主动脉右冠瓣要≥2 mm。如果距离较近，需选择偏心型封堵器，并在释放前做升主动脉造影，如出现明显反流，则不能释放。如果新出现主动脉瓣关闭不全或原有的关闭不全加重则必须回收封堵器，更换小一号的封堵器尝试封堵，如果仍有主动脉瓣关闭不全，则考虑 VSD 太接近主动脉瓣，建议外科手术治疗。其次，术中建立轨道和术后封堵器位移也可造成瓣膜、腱索损伤并导致反流。因此，建议术中操作要轻柔，建立轨道时要排除导丝穿过腱索，术后要定期复查。在通过 VSD 建立动静脉轨道时，如果需要用较大的力量才能使右冠导管或猪尾导管沿交换导丝送入下腔静脉时，必须马上想到导丝很可能是穿过了三尖瓣腱索。在建立动静脉轨道时应该观察导丝经三尖瓣处是否有成角、明显的弯度等导丝走行不畅的情况，如高度怀疑导丝穿过腱索，则应退回导丝重新建立轨道。建议交换导丝最好能送入上腔静脉或下腔静脉并在导管的保护下用圈套器拉出股静脉，但即使这样，一旦发现导丝或导管有成角，仍应警惕穿腱索的可能。总之，手术过程中应动作轻柔，如发现瓣膜受损，需早期行外科手术。

五、空气栓塞

发生率较少，主要是由于封堵器装载或交换导丝使用不当所致。装载封堵器时，需将其完全浸入生理盐水中，然后回拉入鞘管。另外，将长交换导丝和扩张管从长鞘中取出时，最好将尾端浸在水中，让血液流出后再封堵末端，将装载器和长鞘连接时也需注意空气混杂。如能细心操作导管和交换导丝，则能最大限度地减少空气栓塞的发生。

六、其他

心包积液极为罕见，可能是术中导管刺激和细导丝引起心脏穿孔所致。选择合适病例，术中操作轻柔可避免此类事件发生。感染性心内膜炎也偶有报道，术中应严格执行无菌操作避免感染发生。其他偶见心脏及血管穿孔，导致心脏压塞，严重者可导致死亡。

第九节　室间隔缺损介入治疗术后处理及随访

一、术后处理

术后进行心电监护，定期超声心电图检查，了解有无残余分流和瓣膜反流、封堵器的形态、位置及房室大小等情况。定期心电图检查，尤其要检测有无房室传导阻滞及束支阻滞的发生，该并发症通常发生在术后 1 周内，也有报道发生在术后数月或1 年后，所以建议 VSD 封堵术后留院观察 5 d 方可出院。

二、随访

（一）即刻随访

术后 2 h 做经胸超声心动图检查，观察封堵器位置、有无明显残余分流及有无心包积液，并测定左心室收缩功能等。

（二）长期随访

治疗后 1 个月、3 个月和 6 个月时进行随访，并口服阿司匹林 3～5 mg/（kg·d），6 个月，预防血栓形成。术后 3 个月内嘱家长勿让患者做剧烈运动，避免封堵器移位或脱落。在随访时常规进行心电图和超声心动图检查，以明确是否有心律失常发生和封堵器移位、脱落或瓣膜反流等情况。随访期间，如患感染性疾病需积极治疗，以防止感染性心内膜炎发生。长期随访至关重要，特别是对封堵术后出现心电图改变者，尤其强调要长期随访，以便能及时发现可能的并发症并及时处理。

（黄　洁）

第八章 动脉导管未闭的介入治疗

动脉导管未闭（patent ductus arteriosus，PDA）是常见先天性心脏病之一，其发病率占先天性心脏病的 10% ~ 21%，每 2500 ~ 5000 例存活新生儿中即可发生 1 例。早产儿发病率明显增加，出生时体重<1 kg 者发病率可高达 80%。女性多见，男女比例约为 1∶3。根据 PDA 直径的大小可有不同的临床表现，大多数专家认为 PDA 一经诊断就可进行治疗，而且大多能够通过介入方法治疗。

第一节 动脉导管未闭封堵术概述

国内早期曾应用 Porstmann、Rashkind 及 Sideris 封堵装置封堵 PDA，由于操作复杂、并发症多、适应证不广或残余分流率高等原因未获广泛应用。20 世纪 90 年代中晚期弹簧圈及 Amplatzer 蘑菇伞状 PDA 封堵器在我国的应用，极大地推进了 PDA 封堵技术在我国的开展。Amplatzer 蘑菇伞型封堵器是美国 Amplatz 医生设计的一种由镍钛记忆合金丝编织而成的自膨胀型封堵器，闭合器内的聚酯纤维片，有助于产生血栓而关闭 DA 的分流，是近年来介入关闭 DA 应用范围最广、最有效、最安全的一种方法。1992 年 Cambier 等首次报道应用 Gianturco 弹簧圈堵闭 PDA，此后不同种类的弹簧圈先后应用于临床，目前国内应用的弹簧圈主要为 Cook 公司的 Gianturco 弹簧圈、可控弹簧圈及 Pfm 公司的 Duct Occlud、Nit-Occlud 弹簧圈。国内外又相继研制出不同形状及不同特点的 PDA 封堵器，如圆柱形及三伞形血管塞子（plug）、二代动脉导管封堵器（Amplatzer duct occluder Ⅱ，ADOⅡ）等（图 8-1），由于此类封堵器中无涤纶片，对传送鞘的直径要求小，从而放宽了对患者的年龄限制，其操作技术也相对简单，正在临床上逐步得到应用。ADOⅡ作为经典 PDA 封堵器（ADO）的补充，它是一个以镍钛合金的金属丝网制作而成的可以自膨的装置，采用高密度编织技术，编织金属线比原来细 50%，但是编织密度提高 100%。ADOⅡ取消了封堵伞内部的聚酯纤维覆膜，无填充物技术使封堵伞形状更小、更柔软，便于传输，最小可以采用 4F 的专用传送系统行介入治疗，可以采用

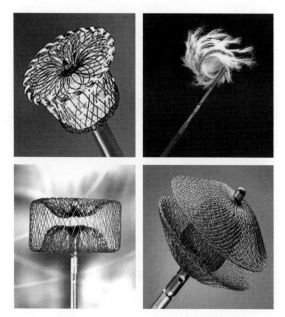

图 8-1 常见动脉导管未闭封堵装置：蘑菇伞、弹簧圈、Plug、ADO II

主动脉或肺动脉两种路径中的任何一种进行递送，解决婴幼儿小型 PDA 的封堵问题。

第二节 动脉导管未闭解剖与病理生理

在胎儿期，动脉导管（ductus arteriosus，DA）是维持血液循环的重要通道，出生后由于动脉血氧分压升高、DA 内压力降低、循环血中前列腺素 E_2 水平降低及 DA 局部前列腺素 E_2 受体减少等因素共同作用，DA 管壁肌层收缩，管腔功能丧失，使 DA 发生功能性关闭。DA 收缩后，管壁局部缺氧缺血，触发细胞凋亡及诱导生长因子的合成，刺激内膜增生，发生血管重塑，最终完成 DA 解剖关闭。此外，血小板黏附和聚集、基因及环境因素等可能也参与了 DA 解剖关闭过程。未成熟儿 DA 平滑肌发育不良、平滑肌对氧分压的反应低于成熟儿，故早产儿 PDA 发病率高，占早产儿的 20%，且伴呼吸窘迫综合征发病率更高。若 DA 持续开放，构成主动脉和肺动脉间不应有的通道，即称 PDA。大量主动脉血经 DA 进入肺动脉，导致左心房扩大，左心室肥厚扩大，甚至发生充血性心力衰竭。长期大量血流向肺循环的冲击，肺小动脉可有反应性痉挛，形成动力性肺动脉高压；继之管壁增厚硬化导致梗阻性肺动脉高压，此时右心室收缩期负荷过重，右心室肥厚甚至衰竭。当肺动脉压力超过主动脉压时，左向右分流明显减少或停止，产生肺动脉血流逆向分流入主动脉，患者呈现差异性发绀，下半身青紫，上肢正常。

Krichenko 等将 PDA 形态分类见图 8-2。

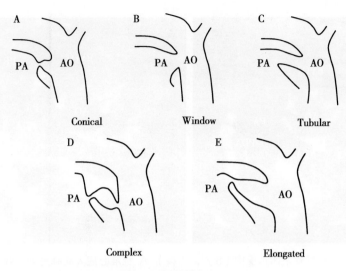

图 8-2　动脉导管未闭分型

A 型：呈漏斗型；B 型：类似窗型；C 型：呈管状；D 型：多处
狭窄；E 型：不规则型

第三节　动脉导管未闭超声心动图表现

一、M 型超声心动图

M 型超声心动图表现为左心系统容量负荷增加：如左心房、左心室增大，左心室流出道及主动脉增宽等。

二、二维超声心动图

1. 心底大动脉短轴切面　可显示主肺动脉远端、左、右肺动脉分叉处，与降主动脉之间有一异常通道，即为未闭的 DA（图 8-3）。

2. 胸骨上窝动脉导管切面　可清楚地显示主动脉峡部通过未闭的动脉导管与肺动脉之间相交通；CDFI：大动脉水平降主动脉向肺动脉分流信号（图 8-4）。

3. 左侧胸骨旁高位切面　可清楚显示降主动脉与肺动脉之间的异常交通，由于该切面与动脉导管长轴平行，对判断 PDA 的解剖类型、长度和宽度有重要价值（图 8-5）。

4. 左心室流出道增宽，左心室、左心房扩大。

5. 主肺动脉增宽，左、右肺动脉也可扩张。

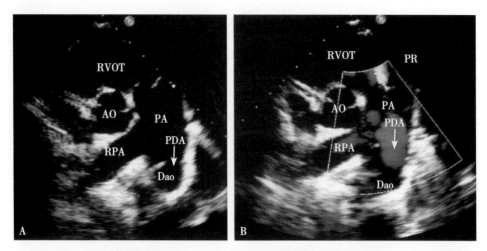

图 8-3　粗大动脉导管未闭声像图（6 岁，男孩），A. 标准心底大动脉短轴二维显示粗大动脉导管未闭；B. 彩色多普勒显示低速左向右分流信号（合并重度肺动脉高压）

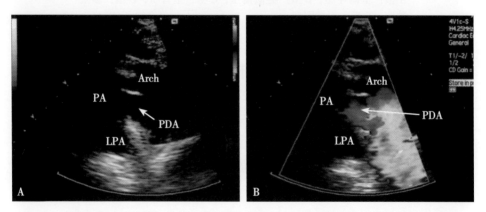

图 8-4　胸骨上窝动脉导管切面显示动脉导管未闭，A. 二维声像图；B. 彩色多普勒声像图

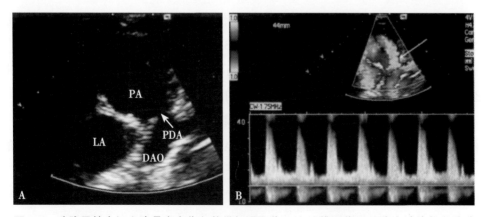

图 8-5　动脉导管未闭左胸骨旁高位矢状纵切面图像，A. 二维图像显示降主动脉与主肺动脉间的异常通道；B. 彩色及连续多普勒声像图

三、多普勒超声心动图

1. 彩色多普勒超声心动图　于上述切面可直接显示 DA 的异常分流束，分流束显示以红色为主的花色血流信号，起自降主动脉，经 DA 进入肺动脉。分流束多沿肺动脉左侧壁上行，可直达肺动脉瓣或肺动脉壁。

2. 脉冲或连续多普勒超声心动图　将取样容积置于 DA 部位，可探及持续整个心动周期的连续性血流频谱；若合并重度肺动脉高压，则呈现双向分流频谱。

第四节　动脉导管未闭封堵术适应证和禁忌证

一、动脉导管未闭封堵术适应证

1. 适应证　体重＞8 kg，具有临床症状和心脏超负荷表现，不合并需外科手术的其他心脏畸形。

2. 相对适应证　①体重 4 ~ 8 kg，具有临床症状和心脏超负荷表现，不合并需外科手术的其他心脏畸形；②"沉默型"PDA；③导管直径＞14 mm；④合并感染性心内膜炎，但已控制 3 个月；⑤合并轻 ~ 中度左房室瓣关闭不全，轻、中度主动脉瓣狭窄和关闭不全。

二、动脉导管未闭封堵术禁忌证

1. 感染性心内膜炎、心脏瓣膜和导管内有赘生物。
2. 严重肺动脉高压出现右向左分流，肺总阻力＞14 wood 单位。
3. 合并需外科手术矫治的心内畸形。
4. 依赖 PDA 存活的患者。
5. 合并其他不宜手术和介入治疗疾病的患者。

第五节　动脉导管未闭封堵术操作流程

一、动脉导管未闭封堵过程

1. 麻醉　婴幼儿采用基础麻醉，术前 5 ~ 6 h 禁食、水，同时给予一定比例添加钾镁的等渗盐水和足够热量的葡萄糖静脉补液。能配合操作的大龄患者可用局部麻醉。

2. 手术操作　常规穿刺股动、静脉，送入动静脉鞘管，6 kg 以下婴幼儿动脉最好选用 4 ~ 5F 鞘管，以免损伤动脉。行右心导管检查测量主动脉、肺动脉等部位压力。合并有肺动脉高压者必须计算体、肺循环血流量和肺循环阻力等，判断肺动脉高压程度与性质，必要时行堵闭试验。行主动脉弓降部造影了解 PDA 形状及大小，常规选择左侧位 90° 造影。在此位置不能清楚显示时可采用右前斜位 25° 加向头成角 15° ~ 20° 来明确解剖形态。造影时注意由于 PDA 痉挛可导致测量值小于实际值，需结合临床判定。

将端孔导管送入肺动脉经 DA 至降主动脉，若 PDA 较细或异常而不能通过时，可从主动脉侧直接将端孔导管或用导丝通过 PDA 送至肺动脉，采用动脉侧封堵法封堵；或者用网篮导管从肺动脉内套住交换导丝，拉出股静脉外建立输送轨道。经导管送入 260 cm 加硬交换导丝至降主动脉后撤出端孔导管。使用肝素盐水冲洗传送长鞘管，保证鞘管通畅而且无气体和血栓。沿交换导丝送入相适应的传送长鞘管至降主动脉后撤出内芯及交换导丝。

二、蘑菇伞封堵法

蘑菇伞封堵法选择比 PDA 最窄处内径大 3 ~ 6 mm 的蘑菇伞封堵器，将其连接于输送杆前端，回拉输送杆，使封堵器进入装载鞘内，用生理盐水冲洗去除封堵器及其装载鞘内气体。从传送鞘管中送入封堵器至降主动脉打开封堵器前端，将封堵器缓缓回撤至 PDA 主动脉侧，嵌在导管主动脉端，回撤传送鞘管，使封堵器腰部镶嵌在动脉导管内并出现明显腰征，观察 5 ~ 10 min，重复主动脉弓降部造影，显示封堵器位置良好，无明显造影剂反流后可释放封堵器。

三、弹簧圈封堵法

弹簧圈封堵法穿刺双侧股动脉，先经一侧动脉行主动脉弓降部造影。导管经股动脉—降主动脉— PDA 到达肺动脉，选择适当型号弹簧圈装置传送导丝顶端，并插入输送导管内，根据所选择弹簧栓子的圈数，将其推送导管顶端 3/4 ~ 1 圈，回撤全套装置，使弹簧栓子圈曲并封堵于 PDA 内，然后固定传送导丝后撤输送导管，使弹簧栓子在 PDA 主动脉一侧形成 2 ~ 3 圈，经对侧股动脉再行主动脉弓降部造影，位置适合无残余分流可释放弹簧栓子。

四、第二代动脉导管封堵器（ADO Ⅱ）介入治疗方法

第二代动脉导管封堵器（ADO Ⅱ）介入治疗可以采用主动脉或肺动脉两种路径中的任何一种进行递送。①经动脉途径：穿刺一侧股动脉，先行主动脉弓降部造影，右

心导管经股动脉—降主动脉—PDA 到达肺动脉，沿交换导丝将 4F 或 5F 传送鞘送至肺动脉瓣上，装载好的 ADO Ⅱ 通过传送鞘送至肺动脉，释放肺动脉端盘面，然后分别释放腰部和主动脉端盘面。②经静脉途径：即下腔静脉—右心房—右心室—肺动脉—PDA—降主动脉，先释放降主动脉端盘面，然后回拉，使左盘面嵌入 PDA 壶腹部，继而释放腰部和肺动脉端盘面。封堵器释放前行降主动脉或肺动脉造影，确定封堵器位置，无明显残余分流，无降主动脉狭窄，然后释放。撤除长鞘管及所有导管，局部压迫止血，包扎后返回病房。

第六节　特殊情况下动脉导管未闭介入治疗

1. 婴儿 PDA 治疗　对年龄<1 岁，尤其是<6 个月的婴儿 PDA 行封堵术时操作难度较大，并发症也相对较多（图 8-6）。主要表现为血管细小，穿刺困难；右心室流出道可能较短，并与主肺动脉连接时形成一定的角度，有的递送鞘通过右心室流出道时易打折。婴幼儿 PDA 弹性较大，置入封堵器后 DA 最窄直径大多增宽，要正确选择封堵伞的型号，最好大于 PDA 最窄处 4 ~ 6 mm，管状 PDA 选用封堵器要大 PDA 直径的 1 倍以上，同时要考虑主动脉端的大小，使主动脉侧的伞盘尽量在主动脉壶腹部内，以免造成主动脉管腔狭窄，术后要测量升主动脉到降主动脉的连续压力曲线，如压差大于 10 mmHg 提示有狭窄必须收回封堵器，重新置入合适的封堵器材或改为外科手术。要避免封堵器过分向肺动脉端牵拉，造成医源性左肺动脉狭窄，传送鞘管的使用体重≤8 kg 的婴儿静脉不宜选用>9F 鞘管。送入鞘管时应该用逐渐增粗的鞘管逐一扩张静脉穿刺口，以免大鞘管的突然进入造成静脉痉挛、撕裂、内膜卷曲断裂而产生静脉血栓和破裂等并发症。

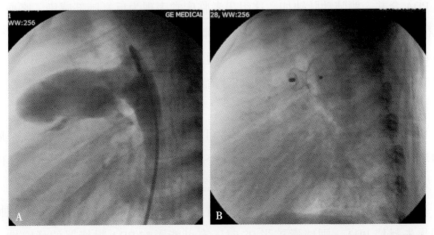

图 8-6　<6 个月的婴儿动脉导管未闭封堵术。A. 婴儿漏斗型动脉导管，肺动脉端 4.5 mm；B. 应用 12 ~ 14 mm 封堵器封堵

2. PDA 合并肺动脉高压（pulmonary arterial hypertension，PAH）　由于合并重度 PAH 的 PDA 多为中大型，故目前多用蘑菇伞法。这种类型的 PDA 封堵一般分 2 个步骤：试封堵及永久性封堵。试封堵仍为常用的区别动力性与器质性 PAH 的方法。封堵成功后暂不释放封堵器，观察 10 ～ 30 min。监测肺动脉压力、主动脉压力和动脉血氧饱和度的变化。如肺动脉压力降低＞ 20% 或 30 mmHg 以上，PVR 下降，主动脉压力和血氧饱和度无下降或上升，且无全身反应，可释放封堵器，进行永久封堵（图 8-7，图 8-8）。如肺动脉压力升高或主动脉压力下降，患者出现全身明显症状，立即收回封堵器，并对症处理。新近研究显示，以试封堵术后肺 / 体循环收缩压比值作为判断指标最为可靠，如试封堵术后肺 / 体循环收缩压比值＜ 0.5，可永久关闭 PDA，术后肺动脉压力最终将完全恢复正常；反之，如比值＞ 0.5，即使封堵术后肺动脉压力显著下降，也必然存在术后持续性 PAH。

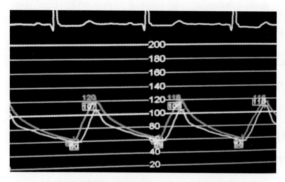

图 8-7　动脉导管未闭封堵前压力：主动脉压力 118/61（85）mmHg；PAP：112/61（78）mmHg，Qp/Qs：2 : 1；PVR 9.1 Wood

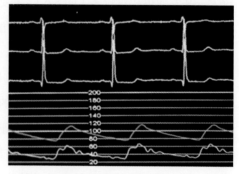

图 8-8　动脉导管未闭封堵后压力：主动脉压力 116/76（92）mmHg，PAP 67/29（43）mmHg

3. PDA 合并一侧肺动脉缺如　这组患者临床常表现为反复肺部感染、咯血和肺动脉高压征象，常伴有充血性心力衰竭，一侧肺动脉缺如，另一侧肺动脉高压（图 8-9），可先行诊断性导管，明确肺压力、阻力，通过造影了解肺血管的发育、PDA 形态大小，确定手术指征，再行堵闭 PDA，术后肺血来源减少，对控制肺动脉高压进展很有益处，同时减少肺部感染、咯血的发生。

4. PDA 合并 ASD　这种组合畸形通常可通过一次性介入治疗来治愈，一般先行 PDA 封堵，然后再封堵 ASD，这样在封堵 ASD 时，所有心脏内操作不会影响 PDA 封堵器。如果患者年龄小或体重轻而耐受性较差，可考虑分期封堵术。

5. PDA 合并 PS　这两种畸形发生的位置接近，而且治疗时导引钢丝通过肺动脉，因此如果先封堵 PDA，则球囊扩张 PS 时，有可能影响 PDA 封堵器的稳定性；正确操作步骤是先行 PS 球囊扩张，扩张时导引钢丝可以固定在左下肺动脉，也可以通过

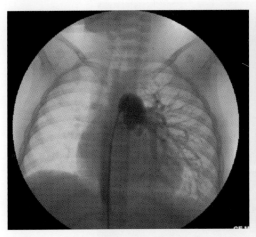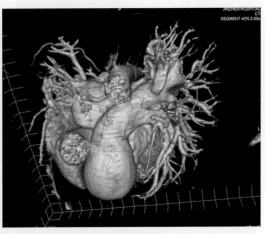

图 8-9　动脉导管未闭合并一侧肺动脉缺如影像图像，肺动脉造影及 CT 提示右侧胸廓较左侧缩小，右肺动脉主干及右肺内动脉分支缺如，主动脉弓部可见动脉导管与肺动脉交通

PDA 固定在降主动脉中，PS 球囊扩张成功后再通过此钢丝递送 PDA 传送鞘进行 PDA 封堵，其优点是避免了导引钢丝在右心室流出道、肺动脉内的反复操作，因而可避免并发症的发生。

6. PDA 合并 CoA　由于 PDA 和 CoA 发生的位置都在主动脉峡部，因此介入治疗的步骤很重要。在术前需充分考虑同时施行介入治疗或分期施行介入治疗，因为同时施行 PDA 封堵和球囊扩张有可能造成封堵器的脱落或主动脉的撕裂、穿孔。

7. PDA 合并下腔静脉肝段缺如　合并下腔静脉肝下段缺如时，常规方法操作受限，可通过特殊途径释放封堵器。根据 PDA 的大小和形状，穿刺右锁骨下静脉、右颈内静脉，最好是选用右颈内静脉或经主动脉侧送入封堵器进行封堵。

8. 特殊形态 PDA　①细长管型（图 8-10，A），特别是长度＞10 mm，管径＜2 mm 的 PDA，既往此类 PDA 多应用弹簧栓子或小型号 ADO 蘑菇形伞封堵，应用弹簧圈封堵操作较复杂，经股动脉途径封堵 PDA 时输送导管易通过 PDA 进入肺动脉，但释放前不能行主动脉造影以观察栓子位置、形态及有无残余分流，需要穿刺两侧股动脉，一侧用来操作另一侧造影；ADOⅡ传送装置尾部的 Y 型接口可行造影检查，单侧动脉穿刺即可同时解决封堵及造影。ADO 蘑菇形伞长度为 7 mm，难于适应细长管型 PDA，而 ADOⅡ中间腰部采用可拉伸的螺旋结构，长度 6 mm 的可延伸为 12 mm，封堵器柔软可塑形，可以很好封堵此类 PDA。②串珠型（图 8-10，B）PDA 呈"两腔"或"分格状"，ADOⅡ外观如哑铃型，两边由两个对称圆盘组成，中间有可拉伸的腰部，操作时将其腰部卡在动脉导管内，利用伞的柔软可塑性，将六层封堵网面贴合于 PDA 增强了封堵效果。③不规则型（图 8-10，C），PDA 肺动脉端骤然变细，经肺动脉端通过导

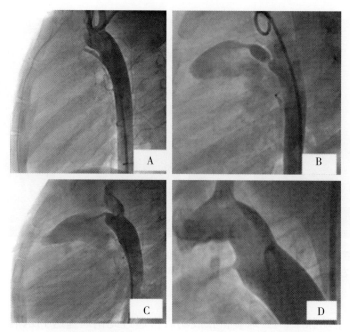

图 8-10　特殊形态动脉导管未闭，A. 细长管型动脉导管；B. 串珠型动脉导管；C. 不规则型动脉导管；D. 外科结扎术后动脉导管残余分流

管及鞘管均困难，一般 PDA 主动脉端会大于肺动脉端，ADO Ⅱ可以经主动脉端进行递送，操作变得简单易行。④ PDA 外科结扎术后残余分流（图 8-10，D），PDA 外科术后局部组织粘连、纤维化及瘢痕形成，动脉导管的弹性降低、可伸展性变小，动脉导管的走行及形状发生改变，使导管或导丝通过 PDA 困难时，ADO Ⅱ输送鞘远端成角约90°，有利于封堵器从静脉或动脉端释放。

第七节　超声心动图在动脉导管未闭封堵术中的监测和评估

多采用在胸骨旁大动脉短轴、高位胸骨旁和胸骨上窝三个重点切面监测评估手术，以二维超声和彩色多普勒超声相结合，评价 PDA 的形态，测量肺动脉端最细处内径，选择比经胸超声心动图测量最窄处内径大 3 ～ 6 mm 的封堵装置封堵 PDA，再通过经胸超声心动图及透视方法评价封堵效果，具体操作：患者取仰卧位，分别经股静脉顺行或股动脉逆行。两种路入途径均需明确导管已送至肺动脉：经股静脉途径首先在大动脉短轴切面明确导管经股静脉、右心房、右心室、送至肺动脉，在胸骨上窝切面同时显示左肺动脉、PDA 及降主动脉，清晰显示导管经 PDA 进入降主动脉；经股动脉途径先在胸骨上窝切面明确导管经股动脉到达降主动脉峡部，经 PDA 进入主肺动脉，在大动脉短轴切面明确导管顺利经 PDA 送至肺动脉，随后监测导丝、输送鞘管、封堵伞的分别送入。分别在前述三个重点切面观察封堵器形态和血流，评估封堵效果：要求伞腰部与动脉导管管壁贴合紧密，无明显残余分流。封堵器肺动脉及主动脉侧伞片完全张开，且不影响血流。多切面验证封堵伞位置、形态满意，伞面贴合紧密，伞腰位于导管内，封堵伞未过度占据降主动脉及左肺动脉管腔。降主动脉、左肺动脉血流通畅，彩色多普勒显示局限在封堵器边缘的 1 ~ 2 mm 的细线样、低速分流认为可以接受。结合术中输送导管连续测量主动脉弓部是否存在压差，判断是否需要调整封堵伞的位置，必要时收回封堵伞，调整角度，重新植入合适的封堵器。确认封堵器位置形态良好后释放。释放后再次评价。超声心动图引导经皮介入技术是用切面的方式进行探测，往往不能准确显示导管头端的位置，这也是初学者面临的最大挑战。另外，由于超声图像的局限性，在婴儿期大型 PDA 等疾病的治疗上，导丝较难建立轨道，所以目前并不适合对此类畸形开展该技术。

第八节 动脉导管未闭封堵术并发症与处理

1. 封堵器脱落 发生率约为 0.3%，主要为封堵器选择不当，个别操作不规范造成，术中推送封堵器切忌旋转动作以免发生脱载。一旦发生弹簧圈或封堵器脱落，可酌情通过网篮或异物钳将其取出。若不成功或对栓堵于重要脏器者，应行紧急外科手术，以免延误病情，造成严重不良后果甚至死亡。

2. 溶血 发生率<0.8%。主要与术后残余分流过大或封堵器过多突入主动脉腔内有关。尿色呈洗肉水样，严重者为酱油色，可伴发热、黄疸、血红蛋白下降等防治措施是尽量避免高速血流的残余分流。一旦发生术后溶血，可使用激素（甲泼尼龙或地塞米松）、止血药、碳酸氢钠等药物治疗，保护肾功能，多数患者可自愈。残余分流较大，内科药物控制无效者，可再置入 1 枚或多枚封堵器（常用弹簧圈）封堵残余缺口。若经治疗后患者病情不能缓解，出现持续发热、溶血性贫血及黄疸加重等，应及时请外科协同处理。

3. 残余分流和封堵器移位 各类封堵器均有残余分流的发生。一般可以采用弹簧圈或血管塞将残余分流封堵，必要时接受外科手术。封堵器移位的发生率为 0.4%，如移位后发现残余分流明显或影响到正常心脏内结构，须行介入或外科手术取出封堵器。

4. 降主动脉狭窄 应用蘑菇伞封堵器的发生率为 0.2%，主要发生在婴幼儿，系封堵器过多突入降主动脉造成。轻度狭窄（跨狭窄处压差小于 10 mmHg）可严密观察，如狭窄较重，需考虑接受外科手术。

5. 左肺动脉狭窄　主要由于封堵器突入肺动脉过多造成。应用弹簧圈的发生率为3.9%，蘑菇伞封堵器的发生率为 0.2%。左肺动脉狭窄发生与 PDA 解剖形态有关，术中应对其形态有充分的了解，根据解剖形态选择合适的封堵器有助于避免此种并发症。轻度狭窄可严密观察，若狭窄较重，则需介入治疗或外科手术。

6. 心前区痛　蘑菇伞封堵器发生率为 0.3%。主要由于置入的封堵器较大，扩张牵拉动脉导管及周围组织造成，一般随着置入时间的延长逐渐缓解。

7. 一过性高血压　短暂血压升高和心电图 ST 段下移，多见于大型 PDA 封堵后，系动脉系统血容量突然增加等因素所致，可用硝酸甘油或硝普钠静脉滴注，部分患者可自然缓解。少数患者出现术后高血压可用降压药物治疗。

8. 血栓形成　血管损伤穿刺、插管可损伤血管，术后下肢制动、伤口加压致血流缓慢，穿刺处形成血凝块，均可致动脉栓塞或部分栓塞。因此，在拔出动脉套时，应轻轻压迫穿刺部位 10 ~ 15 min，压迫的力量以穿刺部位不出血且能触及足背动脉搏动为标准。血栓形成后应行抗凝、溶栓和扩血管治疗。若药物治疗后上述症状不能缓解，应考虑外科手术探查。

9. 动静脉瘘及假性动脉瘤　发生率分别为 0.08% 和 0.35%。前者常见于股动静脉瘘，因穿刺点不当或局部血管走行异常，使动静脉同时穿通，导引导丝或扩张导管误入该通道，拔管后即形成动静脉瘘。血液经动脉穿刺孔由血管内流出并聚集于血管周围组织即形成假性动脉瘤。这两种并发症均可使患者产生局部疼痛，伴血管杂音，经多普勒超声可确诊。一旦疑有动静脉瘘，切忌再插入直径更大的导管或扩张管；若瘘口较大且局部无血肿，可行外科修补术；瘘口较小者，可局部压迫并随诊观察。假性动脉瘤瘤体小，可局部压迫、理疗等保守治疗；若瘤体大，可行外科手术或经导管堵塞术。

10. 感染性心内膜炎　PDA 患者多数机体抵抗力差，反复呼吸道感染，若消毒不严格，操作时间过长，术后抗生素应用不当，都有引起感染性心内膜炎的可能。导管室的无菌消毒，规范操作，术后应用抗生素，是预防感染性心内膜炎的有力措施。

11. 术后处理及随访　术后局部压迫沙袋 6 ~ 8 h，卧床 24 h；静脉给予抗生素 3 d。术后 24 h、1 个月、3 个月、6 个月及 1 年复查心电图、超声心动图，必要时复查胸部 X 线片。

（王霄芳）

第九章　肺动脉瓣狭窄的介入治疗

肺动脉瓣狭窄（pulmonary stenosis，PS）是一种常见的先天性心脏病（congenital heart disease，CHD），居 CHD 的第 4 位，占先天性心脏病的 8% ~ 10%，在中国活产婴儿发病率为 0.73‰。PS 可以单独存在，也可合并其他心脏畸形或是 CHD 的一种表现形式（如法洛四联症）。另外，PS 也可以是某些综合征的一部分，包括 Noonan 综合征（Noonan syndrome）、Williams 综合征（Williams syndrome）等。

第一节　肺动脉瓣狭窄介入治疗概述

在 PS 治疗的历史上，早期只能选择外科开胸手术治疗，但随着介入诊疗技术的不断发展，经皮球囊肺动脉瓣成形术（percutaneous balloon pulmonary valvuloplasty，PBPV）由于操作简便、创伤小、无手术瘢痕、可重复等优点，已逐步取代外科手术治疗。1982 年美国霍普金斯大学 Kan 等最早开展 PBPV 手术。目前 PBPV 术已成为 PS 的首选术式。2000 年，奥地利林茨儿童中心成功实施首例胎儿肺动脉瓣成形术（fetal pulmonary valvuloplasty，FPV），标志着 PS 治疗进入胎儿时代，此后国内外陆续有相应报道，但病例数仍较少。

第二节　肺动脉瓣狭窄解剖与病理生理

PS 从病因上来看，绝大部分是先天性疾病，偶尔也有获得性的病例。后者的来源包括感染性心内膜炎、类癌性心脏病、风湿性心脏病和医源性病因。

一、病理解剖分型

正常的肺动脉瓣叶为三个半月瓣，瓣叶间完全分离，瓣环与右心室漏斗部肌肉相连接。根据狭窄部位，PS 解剖上可分为：

1. 单纯 PS　①典型肺动脉瓣狭窄：瓣膜口狭窄呈鱼嘴状，瓣叶活动良好，呈幕顶状，肺动脉干扩张。②发育不良型肺动脉瓣狭窄：肺动脉瓣增厚呈不规则状或结节状，肺动脉瓣不呈幕顶状；瓣环发育不良，小于正常平均值；瓣膜狭窄后轻度扩张或无扩张。

2. 漏斗部狭窄。

3. PS 伴漏斗部肌肉肥厚狭窄：漏斗部肌肉肥厚继发于瓣膜狭窄，当瓣膜狭窄解除后，漏斗部肥厚肌肉可逐渐消退。

二、血流动力学

当存在 PS 时，右心室血液流出受阻，从而导致右心室压力增高，右心室后负荷增大，心室肌肥厚，最终导致右心衰竭；肺循环由于血流减少，导致气体交换及含氧血回流入体循环减少，最终可导致各个脏器缺氧表现。

第三节　肺动脉瓣狭窄超声心动图表现

PS 常用的超声心动图切面为胸骨旁右心室流出道长轴切面、肺动脉长轴切面、肺动脉瓣短轴切面和剑突下右心室流出道长轴切面。正常的肺动脉瓣叶超声回声较细，收缩期瓣叶开放并贴近肺动脉壁而看不到瓣叶，舒张期瓣叶关闭时才能看到瓣叶的回声阴影，瓣叶边缘闭合点在中间。PS 时多切面可以显示肺动脉瓣叶不同程度的增厚，回声增强。瓣叶联合粘连，瓣孔位于中央的 PS，收缩期瓣叶开放受限，瓣叶尖端停止于中间而呈幕顶状（图 9-1），继发改变可以发现肺动脉总干扩张、右心室心肌肥厚、部分出现心腔扩大、右心室收缩功能下降、三尖瓣反流。瓣叶发育不良的 PS，其瓣叶边缘多不规则，出现明显的增厚、表面硬化和挛缩，活动度降低，启闭活动不明显。

彩色多普勒血流成像技术可以显示狭窄的位置及范围。由于狭窄处血流速度明显增快，血流信号呈五彩镶嵌状的射流（图 9-2）；将取样容积置于狭窄处的远端，可以发现血流速度明显加快。连续波多普勒超声可以测得狭窄部位的最大血流速度 V，根据简化的 Bernoulli 方程（$\Delta P=4V^2$）可以推算出狭窄处的压差，根据压差评估 PS 的严重程度（图 9-3）。一般认为：右心室流出道与肺动脉的收缩压差达 10 mmHg 以上可以诊断 PS；右心室流出道与肺动脉间压差≤50 mmHg 为轻度狭窄；压差＞50 mmHg，右心室收缩压低于左心室收缩压为中度狭窄；右心室收缩压高于左心室收缩压为重度 PS。

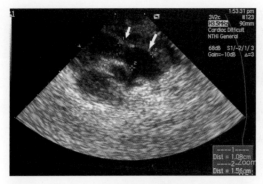

图 9-1　超声心动图可见肺动脉瓣叶开放受限，呈幕顶状，可见肺动脉总干扩张

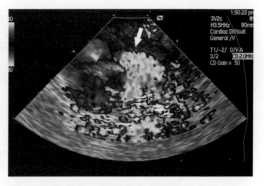

图 9-2　彩色多普勒可见肺动脉瓣狭窄处存在五彩镶嵌状的血流信号

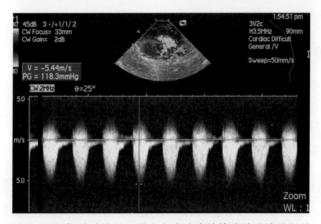

图 9-3　根据肺动脉瓣口最大血流速度估算跨肺动脉瓣压差

第四节　经皮球囊肺动脉瓣成形术适应证及禁忌证

一、经皮球囊肺动脉瓣成形术适应证

（一）适应证

1. 经导管或超声多普勒测量的跨瓣收缩期压差≥40 mmHg（1 mmHg=0.133 kPa）或者合并右心功能不全的典型 PS。

2. 依赖于动脉导管开放的危重肺动脉瓣狭窄。

（二）相对适应证

1. 符合上述球囊扩张术指征的瓣膜发育不良型 PS。

2. 室间隔完整的肺动脉瓣闭锁，如果解剖条件合适，并且排除右心室依赖性冠状动脉循环，可以进行瓣膜打孔球囊扩张术。

3. 婴幼儿复杂先心病伴 PS，包括少数法洛四联症患者，暂不能进行根治术时，可采用球囊扩张术进行姑息治疗。

二、经皮球囊肺动脉瓣成形术禁忌证

1. 室间隔完整的肺动脉瓣闭锁或重度 PS，合并右心室依赖性冠状动脉循环。

2. PS 伴有需要外科手术处理的重度三尖瓣反流。

3. 单纯性肺动脉瓣下漏斗部狭窄，但瓣膜正常者。

第五节　经皮球囊肺动脉瓣成形术操作流程

一、术前准备

术前常规进行体检、心电图、胸部正位片及超声心动图等检查，初步明确 PS 类型及严重度。

二、右心导管检查及右心室造影

1. 右心导管检查　测定跨肺动脉瓣压力阶差：选用右心导管经股静脉途径插入，分别测量腔静脉、右心房、右心室、肺动脉压力，导管进入肺动脉后自肺动脉回撤至右心室，并记录连续压力曲线，以评价肺动脉瓣跨瓣压力阶差。

2. 右心室造影　目前常用猪尾导管由股静脉途径插入，至右心室中部，取左侧位，右心室造影后依次显影右心室，右心室流出道，肺总动脉，左、右肺动脉分支，左心房及左心室，以观察 PS 的类型及严重程度。同时根据造影进行并肺动脉瓣环直径的测量。综合以上结果明确手术指征，并作为选择球囊大小的依据。

三、球囊成形术操作方法

1. 球囊导管的选择　通常选择的球囊与瓣环直径比值为 1.2 ～ 1.4，近年来也有人推荐球囊与瓣环直径比值为 1.2 ～ 1.25，希望在不影响球囊扩张效果的前提下能减少远期肺动脉瓣反流的发生率。球囊长度根据患者的年龄来决定，新生儿或小婴儿宜选择长度为 20 mm 的球囊；30 mm 长度球囊可适应于除小婴儿以外所有儿童期患者。

2. 单球囊肺动脉瓣成形术　先以端孔导管或球囊端孔漂浮导管由股静脉途径插入肺总动脉，最后到达肺小动脉，然后经导管插入长度为 260 cm 的直头或弯头加硬导引导丝并固定于肺下叶动脉，撤去端孔导管，循导丝插入球囊导管。先以少量1∶3或1∶4稀释造影剂扩张球囊以观察球囊是否恰跨在瓣环中央。如果球囊位置良好，则用稀释造影剂快速扩张球囊，随球囊腔内压力的增加，腰征随之消失。一旦球囊全部扩张，腰征消失，立即回抽造影剂。通常从开始扩张至吸瘪球囊总时间为5～10 s，这样可减少由于右心室流出道血流中断时间过长而引起的并发症。通常反复扩张2～3次，有时1次的有效扩张即可达治疗目的。球囊扩张后重复右心导管检查，记录肺动脉至右心室的连续压力曲线，测量跨瓣压差，并做左侧位右心室造影以观察球囊扩张后的效果以及右心室漏斗部是否存在反应性狭窄。

3. 双球囊肺动脉瓣成形术　为了达到足够的球囊/瓣环比值，应用单一球囊难以达到足够的球囊与瓣环直径比值时，部分病例尤其是年长患儿需做双球囊扩张术。双球囊扩张术选用的两根球囊直径和长度应大致相同，以避免扩张时上下滑动。简易的双球囊直径的计算方法为，一个球囊直径加上另一个球囊1/2直径的总和。双球囊的有效直径亦可根据以下公式计算：

$$\frac{D_1 + D_2 \pi\left(D_1/2 + D_2/2\right)}{\pi}$$

（D_1 和 D_2 为应用的球囊直径）

由左、右股静脉进行穿刺插入球囊导管，方法同单球囊扩张术。然后先推送一侧球囊导管直至肺动脉瓣处，以少量稀释造影剂扩张球囊，使瓣口位于球囊中央，然后吸瘪球囊。再推送对侧球囊导管至肺动脉瓣处，使两根球囊导管处于同一水平。两根球囊导管同时以稀释造影剂进行同步扩张，通常为2～4次。观察球囊扩张时腰征存在的程度，以判别采用球囊直径是否足够。为了获得满意的扩张效果，选用的两根球囊直径和长度应大致相同，以避免由于球囊大小相差悬殊，在球囊扩张时产生上下滑动。同时尽量使肺动脉瓣口骑跨于球囊导管中央。

4. 球囊扩张术后重复肺动脉与右心室压力检测及右心室侧位造影　扩张后，球囊经止血鞘插入者可撤回球囊导管，再行右心室造影导管进行测压及右心室造影；以评价术后肺动脉与右心室压差及是否存在右心室漏斗部反应性狭窄。扩张前后血流动力学改变的主要评价参数为：在有效扩张后，右心室收缩压、跨肺动脉瓣压差及右心室收缩压/降主动脉收缩压较术前明显下降，如果术后肺动脉与右心室（漏斗部）之间跨瓣压差≤25 mmHg，右心室造影示PS已解除，为PBPV术效果良好。如跨瓣压差≥50 mmHg为效果不良，应考虑是否需更换更大的球囊重新行PBPV术。部分患者（多为重度PS）在PBPV术后瓣口梗阻虽已解除，由于反应性漏斗部狭窄，右心室压力下降不满意，但连续曲线示肺动脉与漏斗部压差已解除，则仍为有效。

第六节　新生儿危重型肺动脉瓣狭窄介入治疗

新生儿危重肺动脉瓣狭窄（critical pulmonary stenosis，CPS）是新生儿期即出现重度发绀并有危及生命的 CHD，其生存依赖于动脉导管未闭，需要早期干预治疗。经导管介入治疗新生儿 CPS，包括早产儿，与外科手术效果相当，且由于其微创、无需开胸及体外循环、可多次重复等特点，是目前治疗的首选方式。

新生儿 CPS 早期临床上容易出现重度发绀、低氧血症及酸中毒，或有水肿、肝大等右心功能不全的表现，超声心动图可以检测到肺动脉瓣严重狭窄、重度三尖瓣反流，同时可以观察到右心房、右心室心腔扩大，心电图表现电轴右偏、右心室肥厚，胸部正位片示肺血减少（如合并粗大的动脉导管未闭时，肺血可不减少）、心影增大。通过上述临床表现及辅助检查可明确诊断。

PBPV 术前，应了解右心室发育的情况及冠状动脉循环，如合并严重右心室发育不良及右心室依赖性冠状动脉循环时，则不能进行 CPS 球囊扩张术。介入前应使用前列腺素 E_1 保持动脉导管开放，以保证肺的血流量、改善低氧血症，推荐速度为 5 ~ 10 ng/（kg·min），同时纠正酸中毒。

一、导管检查及心室造影术

患者气管插管机械通气，静脉复合麻醉，保温毯保暖，肝素化。取右股静脉途径，选用 5F 漂浮造影导管或 MPA2 导管（早产儿选用 4F 导管），常规行右心导管检查，记录右心室及肺动脉压力，测算跨 PS 压差。然后，于后前位及左侧位行右心室造影，显示右心室腔大小、肺动脉瓣严重狭窄或闭锁，并测量肺动脉瓣环直径（图9-4）。

二、应用经皮球囊肺动脉瓣成形术

将 5F-JR2.5 右冠状导管（早产儿用 4F-MPA2 导管）置于右心室流出道 - 肺动脉瓣下方，用 0.014 inch*190 cm 长钢丝，穿过狭窄的肺动脉瓣，送至左下肺动脉，或经过 PDA，送至降主动脉（图 9-5）。采用直径 2.5 ~ 4.0 mm，长 20 mm 的小球囊，以稀释造影剂充胀球囊，预扩张肺动脉瓣 3 ~ 4 次（图 9-6）；再交换 0.021 inch*260 cm 或 0.025 inch*260 cm 长钢丝，送至左下肺动脉（若钢丝经过 PDA 送至降主动脉，则不需交换钢丝），然后选择 1.0 ~ 1.2 倍于肺动脉瓣环直径的球囊，扩张肺动脉瓣 2 ~ 3 次（图 9-7）。

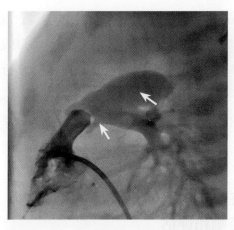

图 9-4　右心室造影可见肺动脉瓣严重狭窄，可见射流征，合并狭窄后肺总动脉扩张

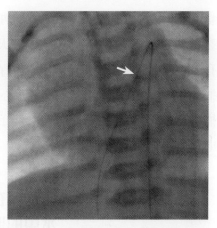

图 9-5　长钢丝经过狭窄的肺动脉瓣口再经过动脉导管送至降主动脉

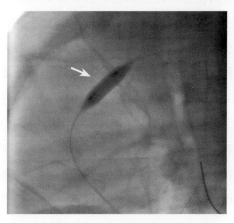

图 9-6　选用 4 mm 的小球囊预扩张肺动脉瓣

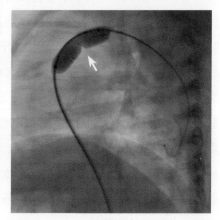

图 9-7　交换长钢丝后，选用大球囊扩张肺动脉瓣，可见狭窄处的"腰征"明显

三、介入术后疗效判断

介入术后大多血氧饱和度会明显升高，部分患者由于反应性流出道痉挛，可能仍存在低氧血症，需继续滴注前列腺素 E_1，以增加肺血流、改善右心室的顺应性。介入术后右心室压力下降 50% 以上、跨肺动脉瓣压力下降 50% 以上，右心室造影显示瓣膜开放提升扩张效果满意。术中需灵活选择一次性根治还是姑息扩张，如患者病情不稳定，可行分期扩张，不要刻意追求一次根治的完美效果。

四、并发症预防及处理

新生儿 CPS 介入手术并发症较普通患者 PS 高。常出现：①穿刺的静脉穿孔、闭塞：通常通过压迫止血等好转，无需特殊处理。②右心室流出道痉挛：撤离导管或排空球囊可缓解；如无缓解，可予碳酸氢钠或 β 受体阻滞剂治疗。③三尖瓣腱索或乳头肌断裂：多由于选择的球囊过长或位置太低引起，需要外科手术修补。④心脏或肺动脉穿孔、心包积液：少量积液可以内科保守治疗，自行吸收，大量心包积液需行心包穿刺抽液或立即外科手术治疗。⑤严重心律失常：如室上性心动过速或房室传导阻滞，一般撤出导管可恢复，如不能恢复，可予相应的抗心律失常药物进行治疗，必要时予起搏电生理等治疗。

第七节　超声心动图在经皮球囊肺动脉瓣成形术中的监测和评估

超声心动图在 PBPV 术中主要监测球囊的位置，评估球囊扩张后即刻的疗效与并发症。在患者麻醉后、介入治疗前再次通过超声心动图测定肺动脉与右心室间的压差，测定肺动脉瓣环的直径、有无窦状间隙开放或其他心脏结构畸形，观察术前有无心包积液、瓣膜反流、心功能不全。PBPV 术中，在球囊扩张后，立刻观察肺动脉瓣环有无撕裂、左心室射血分数有无变化、有无心包积液、三尖瓣腱索及乳头肌有无损伤、肺动脉瓣反流有无加重等评估手术并发症情况，通知手术医生及时评估处理。另外，通过观察肺动脉瓣瓣叶开放和活动情况、频谱多普勒检测跨肺动脉瓣的血流速度、与术前比较评估扩张的效果，是否需要再次扩张。根据频谱多普勒测量的血流最高流速时获取的跨瓣压差是峰值压差，与心导管检查测得的峰压差相关性良好，因此也可以用于 PBPV 术后的长期随访。

第八节　经皮球囊肺动脉瓣成形术并发症与处理

经皮球囊肺动脉瓣成形术为安全、有效的治疗 PS 的非开胸方法，据早期统计，PBPV 手术相关的病死率为 0.24%，严重并发症的发生率为 0.35%，多见于新生儿、小婴儿及重症患者。

（1）下腔静脉与髂静脉连接处撕裂：多见于新生儿，可致腹腔积血、低血压及心搏骤停。多系操作不当，技术不熟练所致。

（2）肺动脉瓣环撕裂及出血多：由于球囊选择过大，或对瓣环直径测量高估所致。

（3）一过性的心动过缓、血压下降：多由于肺动脉前向血流阻断所致，应尽量缩短球囊扩张的时间。

（4）心脏穿孔或心包填塞：术中如发生血压下降、心动过缓或导管头端途径异常时，应怀疑心脏穿孔，须立即行超声心动图检查，以便早期诊断和及时处理。

（5）三尖瓣重度反流：可能由于球囊导管穿过三尖瓣腱索或球囊扩张时损伤三尖瓣所致，需外科手术治疗。

（6）右心室流出道反应性痉挛：部分患者在球囊扩张术后瓣口梗阻虽已解除，但由于发生反应性漏斗部痉挛，致使右心室压力下降不满意，可给予 β 受体阻滞剂治疗 1 ~ 6 个月。

（7）心律失常：术中可出现一过性房室传导阻滞或快速性心律失常。

（8）肺动脉瓣反流：较为常见，但多为轻至中度，一般不需要处理。为预防并发症，需严格掌握适应证；术前全面评估 PS 的解剖与生理；选择合适的球囊导管，规范操作；术中需严密监测血流动力学、血氧、酸碱度及电解质，及时纠正处理。

第九节　肺动脉瓣狭窄介入治疗术后处理及随访

一、术后处理

术后需严密监测血流动力学、血氧、酸碱度及电解质，及时纠正处理。术后需要入专门监护室内观察，观察内容包括局部穿刺部位止血、生命体征监测，必要时术后 2 h 内复查超声心动图。

二、术后随访

PBPV 术后长期效果一般较好，再狭窄的发生率低，部分再狭窄的患者可以再次进行 PBPV 术。PBPV 术后需要长期随访，包括临床体检、心电图和超声心动图检查等；推荐术后第 1 个月、3 个月、6 个月、12 个月及以后每年常规随访。

PBPV 术后患者活动能力明显增强，心脏杂音减轻，通常无震颤，肺动脉瓣第二音较前增强。术后随访心电图需注意 QRS 波电轴改变，RV1 波振幅是否下降，TV1 波由倒置劳损变为双向或直立，最后逐渐恢复正常。超声心动图可观察房室大小，肺动脉瓣开放及活动，房室瓣活动；测定肺动脉与右心室间压差，肺动脉瓣反流通常对右心室功能无明显影响。对于术后经胸超声心动图检查发现，有右心室流出道梗阻尚未完全解除或有待进一步明确诊断者，可进行右心导管检查，一方面可明确诊断；另一方面可再次行球囊扩张术。成功球囊扩张术后，通常很少发生再狭窄。

（吴蓉洲）

第十章　主动脉瓣狭窄

先天性主动脉瓣狭窄（aortic valve stenosis，AS）是最常见的先天性左心室流出道梗阻类型，占活产婴儿的 0.2‰ ~ 0.4‰，男性多见，男女比例约为 4∶1，可单独存在，也可合并其他心脏畸形，或作为遗传综合征的一个组成部分，该病是一潜在威胁生命的疾病。

第一节　主动脉瓣狭窄的介入治疗概述

儿童 AS 需要长期序贯治疗，终生管理，理想的管理策略是具有最佳的血流动力学性能和瓣膜相关并发症发生率低。1984 年 Lababidi 等首先报道应用经皮球囊主动脉瓣成形术（percutaneous balloon aortic valvuloplasty，PBAV）成功治疗 AS，引起了广泛关注。随后不断有学者对 PBAV 方法学进行较多的研究和改进，逐步将 PBAV 技术应用到新生儿病例，甚至胎儿病例，并和外科手术镶嵌治疗，使 AS 达到最佳疗效。目前，PBAV 术已成为一种被广泛接受的治疗儿童 AS 的方法。作为外科手术的替代方案，PBAV 术无须体外循环、住院时间短、避免 ICU 住院、显著减少疼痛和瘢痕、住院费用低、更容易标准化和可重复干预，可以延缓外科瓣膜置换术的时间。

尽管 PBAV 能有效地缓解 AS，早期死亡率低，但其具有较高的中期和长期再干预风险。一项来自波士顿儿童医院的长期随访研究显示：509 例行 PBAV 术后患者，术时平均年龄 2.4 岁（1 d ~ 40.5 岁），平均随访 9.3 年（0.1 ~ 23.6 年），44% 的患者需要再干预治疗，包括再次或多次 PBAV 术（23%），外科主动脉瓣修补术（13%），主动脉瓣置换术（23%）。免于再干预的发生率术后 1 年为 89 ± 1%，术后 5 年为 72 ± 2%，术后 10 年为 54 ± 3%，术后 20 年为 27 ± 3%。PBAV 术后压差和主动脉瓣反流程度是再干预的独立风险因素。对于 PBAV 术后的患者，平衡主动脉瓣残余压差和主动脉瓣反流程度很重要也很困难，AS 压差＞35 mmHg 伴轻度反流的患者再干预的风险高于 AS 压差＜35 mmHg 但反流更严重的患者。

第二节　主动脉瓣狭窄病理解剖与病理生理

一、病理解剖

正常的主动脉瓣由三个半月形的瓣膜组成。三个瓣膜游离缘互相对合，均匀对称，在瓣膜关闭时相互重叠。最常见的先天性主动脉瓣异常是两个瓣尖部分或完全融合，导致功能性二叶瓣在瓣膜融合处可见纤维嵴或中缝。但并非所有的主动脉瓣二叶畸形都会导致主动脉瓣狭窄，大多数的主动脉瓣二瓣畸形的瓣膜功能都是正常的。AS 的瓣膜游离缘有不同程度的相互融合，瓣孔呈圆形或椭圆形，开口在中央或偏心位置。瓣膜数可为单瓣、二叶瓣、三叶瓣或多瓣。各种类型的 AS 的共同病理特点是瓣膜增厚，开放受限，瓣口狭小。瓣环发育不良和瓣膜黏液性变也可导致瓣膜狭窄。

二、病理分型

1. 主动脉单瓣型　罕见，主动脉瓣为融合一体的单瓣，偏心处存在一裂隙或小孔，该型多见于新生儿危重患者。

2. 主动脉二瓣型　最常见，瓣叶融合最多见于右冠瓣和左冠瓣，占 70% ~ 80%；其次是右冠瓣和无冠瓣，左冠瓣和无冠瓣融合最少见。

3. 主动脉三瓣型　可有两种病理表现。一种为三个发育不良的主动脉瓣，瓣叶大小不等，瓣缘卷曲呈结节状，并与交界处有不同程度的粘连，常伴有主动脉瓣环发育不良。另一种为三个主动脉瓣叶发育好，但瓣缘异常增厚，导致主动脉出口狭窄。

4. 其他　主动脉多瓣（四瓣及以上）和瓣环狭窄罕见。

三、病理生理

AS 的血流动力学改变为左心室排血受阻，病理生理改变的严重程度取决于瓣膜的狭窄程度。轻度狭窄可无明显的血流动力学改变。随着病情的进展，狭窄程度加重，血流动力学改变也更明显。

1. 心脏收缩功能不全　由于 AS，左心室射血时阻力增高，为了维持正常排血量和血压，左心室收缩力代偿性增加，射血期心室壁张力上升，收缩期延长，心肌做功增加，心肌代谢和耗氧量增加。持续的压力负荷导致病理性心室重构，心肌纤维化样改变，心脏收缩功能降低。

2. 心脏舒张功能不全　随着左心室代偿性心肌肥厚的进行性加重，心肌顺应性下降，舒张末期压力增高，舒张功能减低。

3. 冠状动脉供血不足　原因包括：①严重的 AS，收缩期血流高速通过主动脉瓣口，因 Venturi 效应产生抽吸作用，减少了冠状动脉的血液灌注量；②左心室收缩时限延长，舒张时限相对缩短，冠状动脉灌注时间缩短；③左心室收缩期高压使冠状动脉壁受到心内膜心肌的挤压，增加了灌注的阻力；④部分 AS 者可合并冠状动脉开口狭窄。

以上多种原因都可使肥厚的心肌严重供血不足，左心室或心内膜下出现缺血、坏死，导致心力衰竭、晕厥甚至猝死。

第三节　主动脉瓣狭窄超声心动图表现

超声心动图不仅可以提供左心室流出道梗阻的位置和严重程度，而且对评估左心室对后负荷增加的反应，对心脏收缩功能和舒张功能的评估都有意义。

1. 主动脉瓣叶与交界联合的形态　胸骨旁大动脉短轴是显示主动脉瓣叶数目、相对大小和交界联合形态的最佳剖视观。胸骨旁长轴是测量主动脉瓣环的首选视图。胸骨旁长轴切面和大动脉短轴切面结合，可以解剖上辨别瓣叶数量，并描述瓣叶的活动度、厚度和钙化情况，叠加彩色多普勒可显示狭窄瓣口的射流征象（图 10-1，图 10-2）。

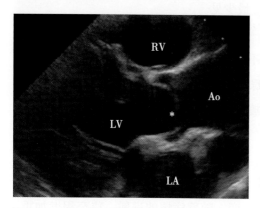
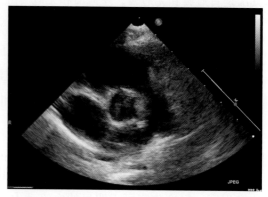

图 10-1　胸骨旁长轴切面显示狭窄的主动脉二叶瓣

图 10-2　胸骨旁短轴切面显示狭窄的主动脉二叶瓣

2. 评估梗阻程度　超声心动图对 AS 程度的定量评估最常用的方法是在心尖、胸骨旁或胸骨上窝进行彩色多普勒和连续波多普勒探测。

（1）最大瞬时压差法：将主动脉瓣最大跨瓣流速代入简单的伯努利方程，$\Delta P = 4V^2$。可计算出收缩期主动脉瓣口的最大瞬时压差。$\Delta P < 50$ mmHg 为轻度狭窄，ΔP 在 50 ~ 75 mmHg 为中度狭窄，$\Delta P > 75$ mmHg 为重度狭窄。

（2）平均压差法：勾勒射流频谱轮廓线，计算机将给出主动脉瓣口收缩中期的平均压差。平均压差<25 mmHg 为轻度狭窄，平均压差在 25 ~ 50 mmHg 为中度狭窄，平均压差>50 mmHg 为重度狭窄。

超声心动图测量的 AS 压力阶差与心导管不同，超声心动图测量的最大瞬时压差代表的是狭窄口的最大流速和压力阶差，而心导管检测的是左心室与升主动脉的峰值压差。流体通过狭窄口时速度最大，压力也最大，当离开狭窄口后，一部分动能转化为势能而速度降低，压力降低，这种现象称为压力恢复。狭窄程度较轻时，血流通过狭窄口速度很快降低，压力恢复现象明显，超声心动图检测的最大瞬时压差与心导管的测值相差较大。狭窄较重时，通过狭窄口的高速射流会一直冲向升主动脉，压力恢复现象不明显，超声心动图的测值与心导管的测值相差不大。

在心功能低下、存在多部位梗阻，或存在分流（房间隔缺损、室间隔缺损或动脉导管未闭）时，超声心动图的测量可能会低估瓣膜的狭窄程度。

3. 左心室肥厚的程度　左心室肥厚提示梗阻程度较重。通常采用 M 型超声心动图测量室间隔与左心室游离壁的厚度并与相同年龄和体表面积的正常儿童比较或计算 Z 值进行判断。

4. 主动脉瓣反流的程度　超声心动图对于主动脉瓣反流程度的评估有多种方法，但均为半定量评估。

（1）反流束进入左心室的长度：如反流束局限于左心室流出道不超过二尖瓣前叶，为轻度反流；如越过二尖瓣前叶，不超过乳头肌水平，为中度反流；如越过乳头肌至心尖部，为重度反流。

（2）反流束宽度及反流束宽度指数：在胸骨旁长轴测量，反流束宽<3 mm 为轻度反流；反流束宽在 3 ~ 6 mm 为中度反流；反流束宽>6 mm 为重度反流。反流束宽度指数（反流束宽度与左心室流出道内径的比值）<25% 为轻度反流，25% ~ 46% 为中度反流，47% ~ 64% 为中 - 重度反流，≥65% 为重度反流。

5. 左心室功能的评估　包括左心室舒张末期和收缩末期内径、射血分数以及左心室短轴缩短分数。

第四节　经皮球囊主动脉瓣成形术适应证及禁忌证

一、经皮球囊主动脉瓣成形术适应证

2011 年度美国心脏协会（AHA）制定的《儿童心脏病心导管检查与介入治疗适应

证》明确指出，心导管证实静息状态下跨主动脉瓣峰值压差≥50 mmHg 或跨主动脉瓣峰值压差≥40 mmHg 同时伴有心绞痛、晕厥或心电图缺血性 ST-T 变化者；或无论压差高低，AS 患者依赖动脉导管未闭存活或伴有左心室收缩功能不全是 PBAV 术的 I 类适应证。中国 2015 版《儿童常见先天性心脏病介入治疗专家共识》中指出，经导管检查跨主动脉瓣压差≥50 mmHg 或跨主动脉瓣压差≥40 mmHg，同时合并静息或运动时合并有心绞痛、晕厥等症状，或者心电图上有缺血性 ST-T 改变为 PBAV 术的明确适应证；依赖于动脉导管开放的新生儿单纯性重症 AS 以及合并左心室收缩功能减退的儿童单纯性 AS，无论跨瓣收缩期压差如何，均推荐进行球囊扩张术。

二、经皮球囊主动脉瓣成形术禁忌证

PBAV 术禁忌证：① AS 伴中度以上主动脉瓣反流；②发育不良型 AS；③纤维肌性或管道样主动脉瓣下狭窄；④单纯主动脉瓣上狭窄；⑤有风湿活动的 AS；⑥左心室存在血栓、心内膜炎和围术期不能使用抗血栓治疗。

第五节　经皮球囊主动脉瓣成形术操作流程

一、心导管检查及心血管造影

1. 股静脉插管　分别测定上腔静脉、下腔静脉、右心房、右心室、肺动脉的压力及血氧饱和度。肝素 1 mg/kg 抗凝。

2. 股动脉插管　猪尾导管插入股动脉，经降主动脉、主动脉弓、升主动脉逆向达左心室。如果主动脉瓣口严重狭窄，猪尾导管不能顺利进入左心室，可先测定主动脉压力后行升主动脉造影，观察射流方向，再设法将导管送入左心室。

3. 心导管造影　左心室造影做左前斜位，可显示左心室流出道、瓣膜狭窄、瓣上狭窄及左心室功能状况。升主动脉造影可显示 AS 时的负性射流征象及瓣膜的幕顶运动，主动脉瓣反流、冠状动脉形态，同时测量主动脉瓣环的大小。

二、经皮球囊主动脉瓣成形术

1. 手术入路的选择　一般采用经股动脉逆行扩张主动脉瓣。采用此通路在新生儿及小婴儿容易导致股动脉损伤的并发症，顺行入路经房间隔穿刺在保持球囊通过主动脉瓣的中心位置方面有优势，但该技术较为繁琐，且有损伤二尖瓣装置并导致二尖瓣关闭不全的风险。颈动脉插管途径短且直，容易进入左心室，缩短操作时间，是新生儿常用的手术入径。严重的 AS 的患者用导管或导丝进入左心室往往比较困难，选择 JR 或多用途导管更便于进入左心室，但在某些患者中，JL 或 AL 导管可能更有优势，因为导管头端弯曲的角度会自动指向狭窄的瓣膜左后方开口。

2. 球囊扩张导管的选择 ①球囊导管大小的选择：应用单球囊技术时，初始球囊的直径为所测主动脉瓣环直径的 80% ~ 90%。每次球囊扩张后，评估血流动力学结果和主动脉瓣反流的程度。如果主动脉瓣反流的程度没有或只有轻微的改变，且残余压差仍然显著（>35 mmHg），则选择比先前使用的球囊仅大 1 ~ 2 mm 的球囊进行重复扩张。双球囊技术多用于瓣环较大的年长儿，单一球囊难以达到合适的球囊 / 瓣环比值，或者使用的球囊过大而使抽吸时间延长的患者。采用双球囊技术时，两个球囊的直径加起来应约为主动脉瓣环直径的 1.2 倍。严重 AS 时可选用较小球囊先行扩张，然后再选用适当的球 / 瓣比的球囊导管进行扩张，这样一方面便于球囊扩张导管通过瓣口，另一方面小球囊预先扩张后便于大直径球囊的插入。②球囊导管长度的选择：目前除常规应用的 3 cm 长的球囊外，对年长儿还推荐应用 4 ~ 5 cm 长的球囊。长的球囊骑跨在主动脉瓣口，有利于球囊的固定，从而达到满意的扩张效果。

3. 操作要点 ①每一根球囊导管在体外应仔细检查有无破损，并以 3 倍稀释的造影剂多次扩张和吸瘪球囊，充分排气，检查球囊抽吸是否有异常。②球囊扩张时由于左心室产生的弹射力，球囊会自然地向升主动脉侧移动。因而手术的难点之一是在球囊扩张期间保持球囊位于主动脉瓣的中心位置（图 10-3）。选用较长的球囊有助于保持球囊的稳定。还可通过右心室临时起搏加速心率，减少心输出量使球囊在左心室流出道内保持稳定（图 10-4）。在球囊充气前调整起搏频率，通常起搏频率为 200 次 / 分，使血压下降 50%，球囊快速扩张。抽吸，整个过程不超过 5 ~ 10 s，操作结束后

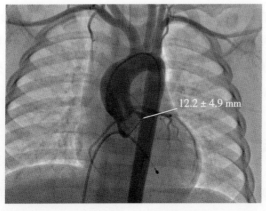

图 10-3 升主动脉造影，可见主动脉瓣狭窄的负性射流征（白色箭头），并可测量瓣环直径

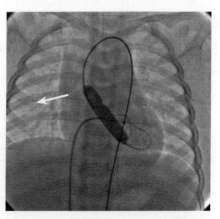

图 10-4 右心室临时起搏下行球囊扩张，可见腰凹（白色箭头）

停止心脏起搏。③球囊扩张完成后，心导管测量左心室到升主动脉的连续压力曲线，并再次行升主动脉造影观察主动脉瓣反流程度。

第六节　特殊情况下主动脉瓣狭窄介入治疗

新生儿 AS 多为重症，常常伴有左心功能不全，由于动脉细小，瓣口严重狭窄，手术操作难度高，并发症及死亡率高。

1. 适应证　重症 AS，AS 依赖动脉导管未闭存活或伴有左心室收缩功能不全的 AS。

2. 术前准备　重症 AS 时，由于左心室高压和二尖瓣反流可引起肺动脉高压，因此常通过动脉导管的右向左分流以维持降主动脉血流，开放的动脉导管一旦发生生理性收缩，可引起体循环血流量的减少，产生严重的并发症，这些患者常常需要静脉滴注前列腺素 E_1 保持动脉导管的开放。

3. 手术入路　颈动脉插管为常用的方法，该途径与心脏距离近、途径直，操纵导管非常容易进入左心室。有些中心习惯性地采用股动脉插管，优点是操作方便，但该处血管并发症较多，包括局部血栓形成、股动脉撕裂、假性动脉瘤、出血等。

4. 球囊选择　通常选用直径等于或略小于主动脉瓣环的球囊。

第七节　超声心动图在经皮球囊主动脉瓣成形术中的监测和评估

超声心动图作为无创性检查在 PBAV 术前、术中、术后的随访中都具有重要价值。术中，每次球囊扩张后需超声心动图检查测量主动脉瓣过瓣流速和主动脉瓣反流程度，还需要检测是否有心包积液以排除相关并发症。球囊扩张术完成后，再次心导管测量左心室到升主动脉的连续压力曲线，超声心动图同步测量主动脉过瓣流速，留存数据记录，作为术后门诊随访心超数据的比对。

第八节　经皮球囊主动脉瓣成形术并发症与处理

PBAV 术具有一定的手术风险，需要有娴熟的技术，精确的判断，及时处理可能发生的危急状态，并需要有外科的密切配合。

1. 主动脉瓣反流　PBAV 术后主动脉瓣反流的发生率报道不一，大部分为轻度，中至重度反流为 4% 左右。严重的主动脉瓣反流可引起急性左心衰竭，需要外科手术修补或瓣膜置换。主动脉瓣反流的严重程度和球囊 / 瓣环比值的大小相关，采用合适的球囊 / 瓣环比，可明显减少主动脉瓣反流的发生率。术中采用较长球囊、右心室临时起搏等方法保持球囊扩张时的稳定性也有助于减少主动脉瓣的损伤，降低主动脉瓣反流的发生，同时提高 PBAV 术的成功率。

2. 局部动脉并发症 股动脉局部插管处血栓形成和（或）血管撕裂损伤。血栓形成最早表现为足背动脉搏动减弱或消失，足温减低，皮肤苍白。内科处理包括低分子肝素、链激酶及尿激酶等抗凝治疗。局部血管撕裂损伤可出现动脉失血表现，须紧急给予覆膜支架介入治疗或外科手术修补。

3. 心律失常 心律失常是常见并发症之一，快速性心律失常包括室性期前收缩、室性心动过速，甚至心室颤动。缓慢性心律失常包括窦性心动过缓、左束支传导阻滞、房室传导阻滞、窦性静止等。心律失常大多为一过性，回撤球囊导管后可缓解。有时为持续性，需要药物及机械辅助治疗（电转律、起搏器等）。

4. 心脏穿孔 导引导丝头端过硬及导管过于坚硬，在推送过程中动作粗鲁可引起心脏穿孔。另外，应用过大的球囊导管，球囊扩张时可引起主动脉瓣及周围组织撕裂。一旦发生，可引起心包积血、心包填塞、出血性休克表现，需要快速心包穿刺减压，急诊外科手术。

5. 二尖瓣损伤 多见于采用房间隔穿刺经左心房、二尖瓣达左心室途径进行球囊扩张，可引起二尖瓣撕裂、腱索断裂，导致二尖瓣反流。目前在儿童中很少采用该途径。

6. 栓塞 导管操作过程中细小血块、空气或脱落瓣膜小片等都可引起动脉系统栓塞。因此，导管操作前需肝素 1 mg/kg 抗凝，球囊导管扩张前应充分排气，这样即使扩张时球囊破裂，也不至于由于空气逸出引起栓塞。

第九节 主动脉瓣狭窄介入治疗术后处理及随访

PBAV 术后即刻、1 个月、3 个月、6 个月及 1 年，以后每年随访，复查内容包括体格检查、心电图、超声心动图，必要时运动试验，以观察疗效及病情变化，并制订后续治疗方案。

（郭 颖）

第十一章　主动脉缩窄的介入治疗

主动脉缩窄（coarctation of the aorta，CoA）是一种先天性的主动脉管腔的狭窄，可发生于胸、腹主动脉的任何部位，最常见于左锁骨下动脉远端的动脉导管周围，可导致上肢高血压及下半身低灌注。发病率为活产儿的 3/10 000 ~ 4/10 000，占所有先天性心脏病的 6% ~ 8%。

第一节　主动脉缩窄介入治疗概述

虽然外科手术修复一直是先天性 CoA 的标准治疗，但是近年来得益于术者经验的积累及球囊/支架技术的不断改进，经导管介入治疗 CoA 的手术安全性和成功率均明显提高，现已成为许多心脏中心的首选。

一、经皮球囊主动脉血管成形术

1983 年，Lock 及其同事首次报道使用球囊血管成形术治疗婴幼儿的 CoA 并获得初步成功。近 40 年的临床研究证实球囊血管成形术对局限性的缩窄或外科手术后的再狭窄是安全有效的，尤其对病情危重的小婴儿，还可作为缓解症状的一种姑息治疗，其较外科手术创伤低，恢复快。球囊扩张通过造成血管内膜及中层的撕裂和过度伸展，可使管腔扩大，术后狭窄段血压的恢复可促使血管壁进一步重塑，以达到持久的疗效。但同样因为主动脉内膜的撕裂，早期容易导致主动脉夹层和破裂，远期可出现动脉瘤及因为血管弹性回缩而导致的再狭窄。目前国内能使用的球囊扩张导管是：① CBVP 球囊（BALT），球囊规格为直径 8 mm、10 mm、12 mm、15 mm、18 mm、20 mm、23 mm、25 mm 和 28 mm，长度 30 mm、40 mm；② TYSHAK（NuMED）和 Z-MED Ⅱ球囊（B. Braun），球囊直径为 6 ~ 30 mm，长度 20 ~ 60 mm，后者破裂压可达 15 atm；③ Opti-Plast 超薄 PTA 球囊（BARD），球囊直径为 3 ~ 9 mm，长度 20 mm。

二、经皮主动脉支架植入术

自 20 世纪 90 年代血管内支架被成功用于治疗先天性心脏病后，支架在 CoA 中的使用也日益广泛。通过提供持久的结构支撑以及无须过度扩张血管壁，支架植入显著减少了对主动脉血管壁的损伤，尤其覆膜支架的应用，更进一步降低了动脉瘤的发生率。但支架植入技术比球囊成形术更复杂，需要更大的输送鞘管，可能导致并发症的风险更高。早期并发症包括支架移位和（或）栓塞，覆膜支架阻塞主动脉分支血管以及主动脉夹层和破裂等，远期并发症还包括再狭窄、支架断裂和动脉瘤形成。为适应儿童期患者生长的需要，支架应选择可以扩展到 18 ～ 20 mm 的成人尺寸。对于体重<25 kg 的 CoA 患者，由于血管通路小、再狭窄率及并发症高，应尽量避免支架植入，以多次球囊扩张为好。

第二节　主动脉缩窄病理解剖与病理生理

一、病理解剖

主动脉弓及其分支在胚胎第 6 ～ 8 周发育。左位主动脉弓起源于左侧第四弓动脉，动脉导管由左侧第 6 弓动脉形成，两者在主动脉峡部水平汇合，若第 4 和第 6 弓动脉发育缺陷则形成缩窄。缩窄处的主动脉内膜和中层增厚形成膜状或嵴状凸起，突向主动脉腔内。缩窄通常是局限性的，直对动脉导管开口或动脉韧带处，但也可表现为主动脉弓和峡部的长段发育不良。以往将 CoA 分为婴儿型（狭窄在主动脉与动脉导管连接之前）和成人型（狭窄在主动脉与动脉导管连接之后），又称导管前型和导管后型，但这个分型现已不用。有根据狭窄累及的范围分为局限和管状两种，也有人将其分为单纯型 CoA（伴或不伴动脉导管未闭）和复合型 CoA（合并除外动脉导管未闭的其他心脏畸形）。合并的心脏畸形较常见的有：主动脉二叶瓣、室间隔缺损、二尖瓣畸形、左心室流出道梗阻等。

二、病理生理

病理生理改变取决于狭窄的程度、侧支循环的建立及伴随的心脏畸形。胎儿期降主动脉血供大多数由肺动脉通过动脉导管供应，流经主动脉弓峡部的血流量只有10%，故胎儿的血流动力学很少受到影响。出生后 1 ～ 2 周，由于动脉导管迅速关闭，侧支循环还未建立，如狭窄严重，左心室无法耐受突然增高的后负荷，可出现肥厚、扩张和严重的功能障碍；降主动脉因严重供血不足，导致下半身脏器缺血，患者可早期死亡。如狭窄程度轻，有机会建立丰富侧支循环者，通常临床耐受良好，可至成年时才出现症状，表现为高血压、头痛、运动不耐受及心力衰竭等，体检可发现股动脉和足背动脉的搏动减弱。当 CoA 合并复杂的心脏畸形时，常在出生后的前 2 周出现严重的心力衰竭，需要尽快干预；这些新生儿通常表现为主动脉弓和峡部的长段发育不良，可能和其他心脏畸形进一步导致主动脉血流减少有关。如 CoA 伴动脉导管持续开放，当狭窄程度重或伴有重度肺动脉高压时，可引起大动脉水平的右向左分流，下半身血液由肺动脉供给而出现差异性青紫。

第三节　主动脉缩窄超声心动图表现

多普勒超声心动图除可以准确判断 CoA 及其严重程度外，还能充分显示合并的心脏畸形，对绝大多数患者能够提供足够的解剖学和生理学数据，使临床医生做出全面的诊断。在胸骨上窝探查可显示主动脉弓长轴的全貌，典型的 CoA 表现为左锁骨下动脉远端的主动脉后壁嵴状突向血管腔，而相对于突起处的主动脉外壁凹陷，狭窄通常呈偏心状狭窄远端主动脉扩张（图 11-1，A）。彩色多普勒血流显像可见此处血流速度加快呈五彩镶嵌状（图 11-1，B）。连续波多普勒提示过狭窄处的血流速度增快及减速延迟（图 11-2），有时血流频谱中还可见重叠的缩窄近端的低速血流信号。跨狭窄段的瞬时峰值压差可以根据过狭窄处的最大血流速度，使用伯努利方程 [$\Delta P=4V^2$，ΔP：压力阶差（mmHg），V：最大流速（m/s）] 计算得出。剑突下矢状切面可显示腹主动脉搏动减弱。在部分年长儿及成人中，主动脉峡部的超声成像质量可能不如婴幼儿，使超声诊断面临困难，此时可借助心脏计算机断层扫描（CT）/ 核磁共振（MRI）进一步明确。

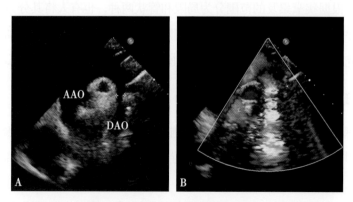

图 11-1　胸骨上主动脉弓长轴切面显示局限性主动脉缩窄
A. 二维超声心电图显示主动脉局限性狭窄（狭窄处直径 6.3 mm）；
B. 叠加彩色多普勒显示狭窄处血流呈湍流改变

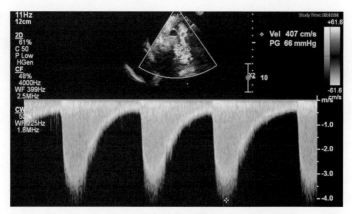

图 11-2　胸骨上主动脉弓长轴切面连续波多普勒超声检测，狭窄处血流速度 4.07 m/s，压差为 66 mmHg，血流减速延缓

第四节　经皮球囊主动脉缩窄成形术适应证及禁忌证

一、经皮球囊主动脉缩窄成形术适应证

2011 年 ACC/AHA 公布了经导管治疗原发性 CoA 和 CoA 术后残余狭窄介入治疗指南。对于 CoA 外科术后再狭窄，如伴有以下两种情况之一并且解剖结构合适，无论患者年龄如何，推荐行经皮球囊血管成形术（Ⅰ类适应证）：①经心导管测量跨缩窄处收缩期压力阶差＞20 mmHg；②经心导管测量跨狭窄处收缩期压力阶差＜20 mmHg，但存在以下情况之一：明显的侧支血管、单心室循环或左心收缩功能下降。对于未经外科手术的 CoA，无论患者年龄如何，当存在严重的心室功能低下、严重二尖瓣反流、低心输出量或受心脏状况影响的全身性疾病时，可考虑将主动脉球囊血管成形术作为一种姑息性措施来减轻患者症状（Ⅱa 类适应证）。

二、经皮球囊主动脉缩窄成形术禁忌证

随着心导管技术及内外科联合治疗的进展，目前无绝对禁忌证，对于危重症的新生儿和小婴儿或外科手术风险高的患者，经皮球囊主动脉血管成形术可作为稳定病情的姑息治疗，尽管再狭窄发生率明显增高。相对禁忌证包括：急性感染期、非 CoA 导致的严重心功能不全、未控制的严重室性心律失常、严重的内环境紊乱以及器材或设备不完善等。

此外，对伴有主动脉弓横部发育不良的患者，经皮球囊主动脉血管成形术无效，应考虑外科手术。主动脉弓横部发育不良（hypoplastic transverse aortic arch，TAA）定

义为：主动脉弓横部直径/降主动脉横膈膜水平直径＜0.6。对于主动脉脉管型缩窄或弓降部长段发育不良的患者，应考虑支架植入作为初始治疗，尤其是年龄较大的患者。已有动脉瘤形成者建议覆膜支架植入。

第五节　经皮球囊主动脉缩窄成形术操作流程

1. 左、右心导管检查　全身麻醉下经皮穿刺股动、静脉插管，常规给予肝素 50 ~ 100 U/kg，维持术中活化凝血时间＞200 ~ 220 s。先行右心导管检查，测定各腔室的血氧及压力，判断分流（如同时伴有动脉导管未闭或室间隔缺损等）及肺动脉高压情况。随后经股动脉插管，递送端孔导管在软头导丝导引下通过缩窄段至升主动脉内，交换造影导管（猪尾巴导管或多途径造影导管）连接多导生理记录仪后自升主动脉缓慢回退至降主动脉，测量缩窄段上下的压力阶差。使用多途径（Multi-track）造影导管的好处是在反复回退导管测量数据时可保持导丝位置不变。如果从股动脉通路递送导丝穿过缩窄处困难或失败，可尝试腋动脉或肱动脉入路。

2. 升主动脉造影　造影导管置升主动脉行左前斜/右前斜和左侧位造影（根据解剖结构选择合适的投照角度），测定 CoA 处、缩窄近、远端血管及主动脉横膈水平的直径，以显示 CoA 部位、程度、范围及主动脉弓发育情况。如果 CoA 严重，缩窄处仅容导管通过，需注意及时撤去导管，仅保留导丝于升主动脉或左心室内，避免导管放置时间过长引起左心室射血受阻导致循环衰竭。

3. 球囊导管的选择及到位　左心室或升主动脉造影后，经导管置入 260 cm 的 0.035 inch 加硬交换钢丝（如 Amplatz 加硬或超硬导丝）通过缩窄段，撤除造影导管，将导丝固定在升主动脉，根据 CoA 严重程度选用合适直径的球囊扩张导管。通常采用的球囊与缩窄处直径比值为 2.5 ~ 4.0（平均 3 倍左右）；如无主动脉弓发育不良，选用球囊直径不大于缩窄段近端主动脉的直径；如伴有主动脉弓发育不良，球囊直径不宜超过降主动脉横膈水平的直径。严重的 CoA 可先选用小号球囊，再换用大号的球囊行顺序扩张，避免动脉破裂（图 11-3）。球囊长度通常在小婴儿和儿童为 2 cm，而在青少年和成人中一般为 3 ~ 4 cm。将球囊导管循导丝经股动脉插管，上行至 CoA 部，根据之前的升主动脉造影图像，调节球囊的位置使球囊中央骑跨于缩窄部。

4. 球囊扩张　一旦球囊中央位于缩窄部，即以稀释造影剂（1 份造影剂 +2 ~ 3 份生理盐水）扩张球囊，可见球囊中央出现腰凹，表明球囊位置准确，持续扩张球囊直至腰凹消失，整个过程一般持续 10 ~ 30 s，随后应快速抽吸球囊。球囊扩张时的压力，需根据每一球囊扩张导管的制造厂家标出的允许压力而定。球囊扩张无需持续较长时间，因为 CoA 的解除是在球囊内压力急剧上升的一瞬间，过长持续加压无助于增加疗效，还可能导致左心室后负荷急剧增高引起循环衰竭。在大多数情况下，不建议进行多次的扩张，除非球囊在扩张过程中滑动明显或"腰凹"未完全消失。

5. 球囊扩张术毕　球囊扩张术后，保留交换导丝在升主动脉内，待球囊内所有造影剂排空后撤去球囊导管（可持续负压吸引以减小球囊外形），沿导丝插入多途径造影导管至升主动脉，复测跨 CoA 部压力阶差；并行升主动脉造影，观察球囊扩张术后缩窄部的形态学改变（图 11-3），有无动脉瘤及夹层发生等。

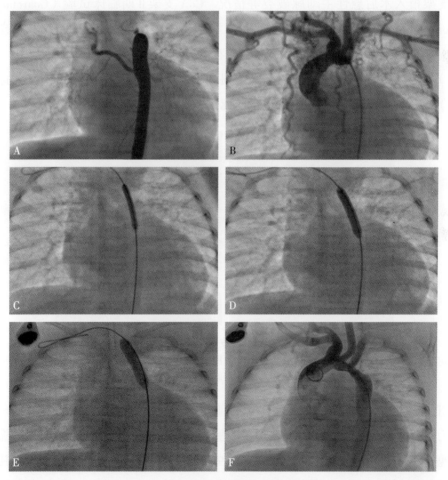

图 11-3　男，10 个月，8 kg，主动脉缩窄外科术后 9 个月。A. 降主动脉造影显示主动脉峡部缩窄明显，仅见细丝血流，同时可见心影明显增大。B. 升主动脉造影显示狭窄处仅容 4F 猪尾导管通过，伴丰富动脉侧支血管。C-E. 缩窄处分别予 4 mm、6 mm、8 mm EV3 球囊顺序扩张。F. 球囊扩张术后升主动脉造影显示峡部明显增宽

第六节　主动脉缩窄支架植入治疗

最常用的裸支架是 Palmaz 系列、Genesis-XD 支架（Cordis 公司，迈阿密，美国），Cheatham-platinum（CP）支架（NuMed Inc.，霍普金顿，纽约州，美国）和 Andrastent（Andramed GmbH，德国）。覆膜支架在裸支架外还套有一层可膨胀的聚四氟乙烯薄膜，可将动脉瘤阻隔在循环外（图 11-4），1999 年首次被报道应用于治疗 CoA 合并动脉瘤的患者。随后覆膜支架被广泛推荐用于严重的 CoA，伴有动脉导管未闭、炎症性疾病、高龄、长段狭窄或主动脉管壁病变（马方综合征和特纳综合征）的患者以及裸支架植入术后急性主动脉破裂等情况。CoA 支架 II 期临床试验（Coarctation of the Aorta Stent Trial II，COAST II）报道，覆膜 CP 支架可以很好的治疗和（或）预防 CoA 相关的主动脉壁损伤，83 例事先存在主动脉壁损伤的 CoA 患者中，76 例（92%）成功使用覆膜 CP 支架完全覆盖损伤处，主要的并发症为血管入路的损伤（4 例），无急性主动脉壁损伤、再干预及死亡。

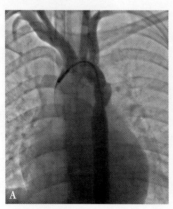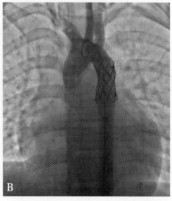

图 11-4　女，12 岁，53 kg，经皮球囊主动脉血管成形术后 9 个月
A. 升主动脉造影提示主动脉残余狭窄伴动脉瘤形成。B. 升主动脉造影显示覆膜 CP 支架植入后狭窄解除，并完全覆盖动脉瘤

CP 支架是专门为先天性心脏病设计的血管内支架，采用"Z"型设计，闭环设计支撑力强，边缘圆钝，扩张时不易引起球囊破裂，X 线下透视性好，兼容磁共振；支架的型号目前国内有 CP8Z 22、28、34、39 和 45，根据所选球囊大小不同，其最大可扩直径可达 24.68 mm，但随着支架直径的变大，其长度也相应缩短，一般缩短率在 20% 左右。Numed 公司设计的 BIB（Balloon in balloon）球囊是放置主动脉支架的首选，它能更均匀地扩张支架，避免出现单球囊扩张导管导致的"狗骨头"征，这可能导致支架显著缩短及球囊破裂。此外，双球囊的设计在内球囊扩张后还能继续调整支架位

置，有助于支架的精确定位，减少并发症。输送鞘管大小的选择取决于球囊的大小、支架的型号和所应用的植入技术。因推送球囊支架时可能发生支架脱载，故选用鞘管需足够大，一般植入金属裸支架时所需长鞘尺寸应该比球囊导管所需鞘管大 1 ~ 2F，植入覆膜支架则需大 2 ~ 3F。CP 支架所需输送鞘管通常为 10 ~ 14F。

支架植入前的心导管检查与升主动脉造影步骤同经皮球囊主动脉血管成形术。

1. 支架和球囊导管的选择和安装　根据造影测量结果选择合适的支架和球囊导管。支架的长度依据左锁骨下动脉（如之前外科手术已使用左锁骨下动脉或病变累及左锁骨下动脉，此时需用颈总动脉作为标志）和缩窄部位远端 15 mm 之间的距离而定；同时，还需兼顾支架扩张后的缩短率，以确保扩张后支架长度能完全覆盖整个狭窄段。所配球囊导管直径：按照主动脉横弓部或弓远端直径而定，取较大者，偶尔还可再大 1 ~ 2 mm。将所选择的支架用手指滚动按压的方式缓慢仔细固定至所选的球囊上，一方面注意不要损坏球囊，另一方面注意事先将导丝穿过球囊前端，避免按压导致球囊导丝腔被压瘪。另外，还可通过借助胶带缠绕支架来施加更大的压力。装载覆膜支架时手套应保持干燥，以避免聚四氟乙烯薄膜层从支架上剥离。

2. 支架的递送及释放　将输送长鞘沿加硬导丝先送入血管并通过狭窄部位，然后再将装载了支架的球囊导管沿导丝在输送长鞘内送入狭窄部位。支架到达病变部位后，缓慢后撤长鞘，使固定在球囊上的支架暴露在长鞘之外，停止回撤长鞘，使之停留于靠近球囊近端的位置。通过鞘管的侧管造影定位并调整支架的位置，使其中央部位骑跨在狭窄处，先扩张 BIB 球囊的内球囊，观察支架位置准确后（此时切忌回抽吸瘪内球囊，可能会导致支架移位），再扩张 BIB 球囊的外球囊，直至"腰凹"消失。支架扩张完成后，重复行心血管造影，确定支架的位置良好。脉压差大、伴有主动脉瓣反流的患者可放置右心室临时起搏，快速的心室起搏（180 ~ 240 次 / 分）可减少心排血量，以避免球囊在扩张中出现小的不必要的移动，更有助于支架的精确位置。部分病例如残余狭窄，还可使用超高压球囊进一步扩张解除。扩张支架瞬间除了支架球囊系统需骑跨在缩窄段中间外，加硬支撑导丝切忌移动。如有移动，也将造成支架的移位。

第七节　超声心动图在经皮球囊主动脉缩窄成形术中的监测和评估

通过多普勒超声心动图测量的跨狭窄段压差常较心导管的测量值高，考虑原因可能与心导管麻醉状态下的心排血量低，以及多普勒超声测量的是瞬时压差而心导管测量的是峰值压差有关，但两者的相关性良好。故一般不以超声心动图所测压力阶差作为经皮球囊主动脉血管成形术的适应证指标，但可作为术后疗效的评价指标，术前、术后可动态监测跨狭窄段压力阶差变化情况，并与心导管所测压力进行比较，了解这两种方法所测压力之间的相关性，为术后复查仅超声心动图评估压力阶差过高的结果提供实际有效的分析。另外，超声心动图可实时检测心脏大小、左心室功能恢复情况以及排除心包积液等并发症。

第八节　经皮球囊主动脉缩窄成形术并发症与处理

一、外周血管损伤

包括穿刺部位的血栓形成、动脉壁撕裂、假性动脉瘤、出血、血肿等。多见于小婴儿、股动脉插管粗者，建议操作规范、轻柔，并用从小到大的扩张条逐步扩张股动脉。穿刺后立即全身肝素化，选择合适的球囊，不易过大，球囊越大，局部动脉并发症越多。此外，术后压迫止血过程中手法不宜过重，以不出血又可触及股动脉搏动为度。股动脉栓塞早期可给予低分子肝素皮下注射或静脉肝素滴注，尿激酶溶栓等，尤其经穿刺部位给药效果更佳。局部血肿、假性动脉瘤形成早期可加强局部按压，多可自愈。如股动脉撕裂、髂动脉破裂可引起腹膜后出血，甚至死亡，一旦发现须尽早行外科手术修补。

二、主动脉损伤

1. 主动脉夹层　多见于球囊持续扩张时间较长者（1～2 min）。对于小的夹层，可复查 CT 或 MRI 评估进展情况，必要时植入金属裸支架或覆膜支架。对于大的夹层，须即刻植入金属裸支架或覆膜支架。

2. 动脉瘤　由于血管内膜和中层的撕裂，单纯球囊扩张成形术后动脉瘤发生率较高，文献报道高达 24%～35%。小的动脉瘤复查 CT 或 MRI 评估进展情况，如进行性增大或为螺旋形动脉瘤，建议植入支架。大的或进行性增大的动脉瘤建议即刻植入覆膜支架。

3. 主动脉破裂　儿童和青少年少见，多见于老年患者，一旦发现，应急诊外科手术或即刻植入覆膜支架。

三、再狭窄

婴儿和新生儿发生率明显高于成人与年长儿可达50%，与小婴儿血管弹性回缩大且多伴随主动脉弓的发育不良，球囊扩张本就属于姑息性治疗有关。

第九节　经皮球囊主动脉缩窄成形术术后处理及随访

　　术后常规心电监护，复查超声心动图和胸部正位片，如无特殊，48 h 后可予出院。虽然没有证据支持使用阿司匹林（剂量为 3 ~ 5 mg/kg，每日 1 次），但一些作者主张在支架植入后 6 个月内使用。建议患者在术后 30 ~ 60 d 内避免体力活动。门诊随访包括临床评估，血压测量、12 导联心电图、胸部正位片和经胸超声心动图（1 个月、6 个月和 12 个月），此后每年 1 次。运动测试可以在手术后 3 个月进行，然后是术后 12 个月。建议术后 6 ~ 12 个月之间行 CT 评估缩窄处解剖形态，特殊情况下，也可以在手术后 30 d 复查。临床体检上、下肢血压的测量非常重要，如上肢血压不高或上下肢血压压差不大，但此时超声心动图估测压差偏大，应复查心脏 CTA 了解病变部位情况。

（徐欣怡　高　伟）

第十二章　室间隔完整的肺动脉闭锁

室间隔完整的肺动脉闭锁（PA/IVS）是以肺动脉瓣闭锁同时合并不同程度右心室发育不良的一组疾病，常合并各种冠状动脉的异常。PA/IVS 早在 18 世纪末就已经被认识。但直到 20 世纪末，人们才对此类疾病的病理生理及解剖特征有较为系统的认识。由于病理解剖及处理原则类似，临床通常将新生儿期动脉导管依赖的危重型肺动脉瓣狭窄和 PA/IVS 一起阐述。未经治疗，此类疾病 5 年生存率仅为 59% ~ 67%，而可行双心室循环修复的仅占 29% ~ 33%。

第一节　室间隔完整的肺动脉闭锁介入治疗概述

据统计，该疾病在新生儿中占（0.42 ~ 0.81）/10 000，在先天性心脏病中占 1% ~ 3%，如果把自然流产或人工流产的胎儿也计算在内，其发生率可能高达 0.6‰。在产前诊断的先天性心脏病中，严重的肺动脉狭窄（CPS）和 PA/IVS 约占 5%。

迄今，此类先天性心脏病病因仍不明确。虽然有合并 18- 三体综合征、21- 三体综合征，甚至 4P 缺失综合征等的报道，但大多数 PA/IVS 是单发病例，合并基因异常较为少见。有报道显示，在双胎输血综合征中，高达 11% 的受血胎儿会出现肺动脉狭窄或闭锁，其机制仍然不明确。

第二节　室间隔完整的肺动脉闭锁病理解剖与病理生理

在病理上，PA/IVS 右心室和肺动脉之间存在连续性中断，这种闭锁大多是肺动脉瓣膜性闭锁（图 12-1），少数也可表现为长段的肌性闭锁。心脏通常有不同程度扩大，主要是右心房扩张。少数情况下，严重右心室发育不良合并右心室冠脉交通时，三尖瓣反流不明显，右心房大小接近正常，心脏大小可以正常。右心室 - 三尖瓣发育不良是 PA/IVS 存在的重要解剖特征（图 12-2），较多专家建议应用三尖瓣瓣环大小（Z 值）

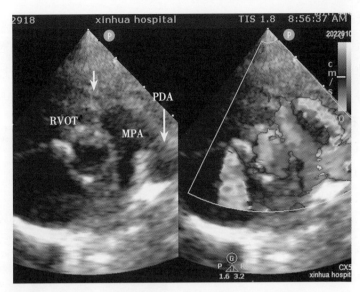

图 12-1　肺动脉膜性闭锁，肺动脉总干发育良好

RVOT：右心室流出道；PV：肺动脉瓣；MPA：肺动脉干；PDA：动脉导管未闭

来反映右心室发育程度，实践中，证实三尖瓣 Z 值可以较好地评价右心室大小。另一个更为公认的方法是把右心室分为流入道、流出道和小梁部三个部分来描述。大多数患者三个部分都存在，部分严重发育不良者右心室只有两个部分甚至只有一个流入道部。此类患者三尖瓣极少正常，可以表现为不同程度狭窄和反流。三尖瓣狭窄通常是所谓发育不良型三尖瓣狭窄，三尖瓣装置存在瓣环小、瓣膜增厚、乳头肌及腱索缩短增粗等病理变化。有时，三尖瓣隔瓣可以和室间隔粘连，出现三尖瓣下移畸形。右心室严重发育不良者三尖瓣大

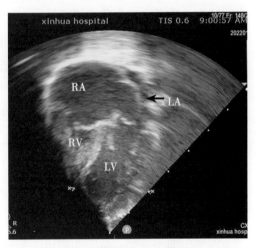

图 12-2　心尖四腔切面，显示发育不良的右心室和三尖瓣，扩大的右心房，凸向左心房的房间隔。RA：右心房；RV：右心室；LA：左心房；LV：左心室

多表现为严重狭窄，反流不严重。相反，右心室发育较好者常有三尖瓣严重反流，三尖瓣呈现发育不良和下移的解剖特征。

　　PA/IVS 可以出现各种冠状动脉异常，包括起源异常、心外膜走行和数量异常。单支冠状动脉可能起源于主动脉甚至起源于肺动脉。异常的右心室 - 冠状动脉交通是 PA/IVS 的另一特征。正常时由于右心室压力较低，在收缩期和舒张期血流均是自主动

脉通过右冠状动脉系统供应相应心肌。在 PA/IVS 的情况下，右心室压力显著升高，使冠状动脉血流减少，这将导致心肌尤其是心内膜下区域慢性缺血。如果冠状动脉系统和右心室窦隙间存在交通，则形成心内的右侧环状分流，使静脉血不通过体循环而直接进入右心房，这条通路是右心室 - 心肌内冠状窦隙 - 冠状动脉 - 冠状静脉 - 冠状静脉窦 - 右心房 - 右心室。在 PA/IVS 严重的病例中，由于右心室高压形成的剪切力，造成冠状动脉的内、外壁均形成广泛的组织学损害，冠状动脉出现不同程度狭窄甚至闭塞。如果一侧或两侧冠状动脉与主动脉不连接或连接处严重狭窄，或左、右冠状动脉主支与右心室形成大型的冠状动脉瘘，则形成所谓右心室依赖的冠状动脉循环（RVDCC）（图 12-3）。这类患者如果打开肺动脉瓣，极易因为右心室压力降低出现心肌缺血，或者手术失败。研究显示，PA/IVS 患者心肌存在缺血、纤维化、梗死等多种病理变化。罕见情况下可以出现右心室心内膜弹力纤维增生。

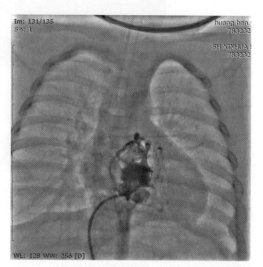

图 12-3 正侧位右心室造影。正侧位右心室造影，可见右心室发育差，流出道细小，缺少小梁部。右心室和数支扩大的冠状动脉相通。右心室造影时，主动脉显影

PA/IVS 在胎儿期大多能正常发育，大多数 PA/IVS 胎儿右心室发育不良，由于三尖瓣反流，右心房会不同程度扩大，整体心胸比可以保持正常。但在少数病例，右心室可以扩大，甚至出现心胸比明显扩大。心胸比严重扩大者，预后欠佳。胎儿期，肺动脉瓣狭窄通常呈进展性发展，孕中期的危重肺动脉瓣狭窄可以逐渐发展成肺动脉闭锁。

如果产前未诊断，新生儿期由于动脉导管逐渐关闭会出现明显发绀，而且这种发绀不会因为吸氧而缓解，临床上呼吸急促比较明显，但没有明显呼吸困难。第二心音单一，三尖瓣听诊区可闻及全收缩期杂音。如果动脉导管分流明显，可以在胸骨左缘第二肋间闻及连续性杂音。产前如果已经确诊，出生后即应用前列腺素 E_1 维持动脉导管开放，可大大减少出生后的死亡率。胸部正位片可以显示不同程度心影增大而肺门血管稀疏。心电图示左心室优势，可以合并 ST-T 异常。

胎儿期超声心动图中增大的右心房和显著的三尖瓣反流通常是右心室流出道严重梗阻的首要线索。有时候，严重右心室发育不良，合并大型的右心室 - 冠脉交通，三尖瓣反流反而不明显，如果筛查时不注意观察左、右心室大小，有可能遗漏肺动脉闭

锁的诊断。超声心动图观察右心室是否存在流入道、流出道和小梁部三个部分，同时需要测量三尖瓣瓣环 Z 值，左、右心室的横径 / 长径，甚至通过三维超声心动图测量右心室的容积，对决定单心室还是双心室修补有重要参考意义。胸骨旁右心室流出道长轴、主动脉根部短轴可以显示肺动脉和右心室的连接并区分是膜性闭锁还是肌性闭锁，此类切面还能显示右心室流出道部分的发育。严重病例中，右心室流出道呈肌性的盲端，和肺动脉主干相距甚远。肺动脉瓣处应用彩色多普勒检查有助于判断是严重狭窄还是闭锁。除此之外，超声心动图还需要观察左、右冠状动脉的起源，有没有右心室和冠脉相通的情况。由于超声心动图不易显示冠状动脉和主动脉之间连接的情况，RVDCC 的诊断通常还需要结合心血管造影。超声心动图检查还需要注意观察房间隔水平交通的大小，如果房间隔缺损足够大，房间隔水平的右向左分流将有助于维持体循环的容量。

第三节　室间隔完整的肺动脉闭锁治疗方案

尽管超声心动图及 CT 检查可以显示此类患者右心室发育程度，但大多情况下，仍然需要进行心导管造影。造影除可以显示右心室的形态、大小，小梁部的范围，右心室流出道的大小及肺动脉瓣环、瓣膜情况之外，还可以显示右心室是否和冠状动脉相通，冠状动脉起始部有没有狭窄等信息。此类信息对决定手术方案有重要意义。

在胎儿期超声心动图主要需要鉴别由于胎儿三尖瓣大量反流或者胎儿肺血管阻力严重增高导致的假性肺动脉闭锁，双胎输血综合征时受血胎儿由于心力衰竭有被误诊为肺动脉瓣闭锁的报道。需注意，此类胎儿右心室大多明显扩大，而不似 PA/IVS 出现右心室发育不良。

出生后需要马上维持动脉导管开放，全身应用前列腺素 E_1 是此类疾病治疗的一个重要里程碑。在前列腺素 E_1 使用之前，此类患者大多很难存活至手术治疗。动脉导管的大小决定了肺循环血流量的大小，从而决定了体循环的血氧饱和度。但需要注意的是，体循环血氧含量和体循环的血流量并不成正比，房间隔缺损的大小影响着体循环的血流量。当房间隔限制时，由于部分降主动脉血流通过动脉导管分流至肺动脉，虽然体循环可能保持较好的血氧，但较低的主动脉舒张压和低心排量仍然可能造成内脏器官和肾的缺血，出现酸中毒甚至心源性休克表现。

手术或介入治疗的根本出发点是患者的心室能否进行双心室修补。需要基于以下几点做出判断：①右心室的形态和功能；②三尖瓣瓣环大小和功能；③右心室是否存在三个部分；④是否存在右心室依赖的冠脉循环；⑤左心室功能是否正常。手术方式通常包括以下几种：

（一）体肺分流术

即通过人工管道连接锁骨下动脉和一侧肺动脉来维持肺循环血流。此为姑息手术，通常作为单心室修补手术的第一步或者在右心室流出道开通手术同时进行。

（二）经胸右心室流出道开通术

经典的手术方式是在体外循环下，切开闭锁的肺动脉瓣膜，如果合并流出道肌肉肥厚，可以一并切除。合并肺动脉瓣环发育不良者，可以做右心室流出道跨瓣修补。单纯体外循环下右心室流出道开通者，常难以维持满意的前向血流，常需要同时加做体肺分流手术。

由于体外循环对心功能的影响，传统右心室流出道开通有相对较高的死亡率，部分中心尝试开胸状态下，由超声心动图引导，经右心室小切口应用穿刺针穿透闭锁的肺动脉瓣，然后经穿刺针递送入支撑导丝，顺着支撑导丝递送扩张球囊，横跨肺动脉瓣膜，然后扩张球囊撕开闭锁的瓣膜，从而达到开通闭锁的肺动脉瓣膜的目的。手术技巧的进步使此类患者存活率大大提高。

（三）经导管右心室流出道开通术

在心导管检查中，需要进行右心室测压和造影，通常右心房压力增高，a 波明显。右心室压力常明显升高，大多超过左心室压力，右心室舒张末期压力增高。传统应用 Berman 球囊漂浮导管漂入右心室进行右心室造影，但在右心室严重发育不良合并大量反流的时候，球囊导管不易进入右心室，作者采用 RLG 或 Simons 导管，由于导管特殊的形态，头端很容易通过三尖瓣瓣环进入右心室。由于新生儿右心室腔小，应用 5 ml 注射器手推造影剂可以清晰进行右心室造影。根据心室发育程度，可以选择正位或者侧位进行造影，同时评估右心室发育程度（图 12-4）。当超声心动图或右心室造影

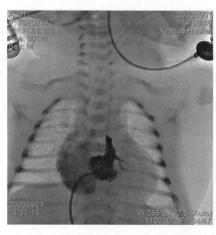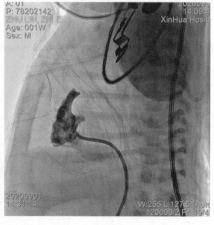

图 12-4　正侧位右心室造影。应用 RLG 导管，正侧位右心室造影，可以显示右心室的三个部分，评估右心室发育程度，三尖瓣反流程度，肺动脉瓣环的发育

提示右心室和冠状动脉存在交通时，必须进行升主动脉造影，可以应用漂浮导管经房间隔到达升主动脉，也可以应用猪尾导管经股动脉逆行至升主动脉根部进行造影，必要的时候需要选择行左、右冠状动脉造影，以明确左、右冠状动脉与主动脉的连接以及有无冠状动脉的狭窄等病变。

最初的手术方式是经股静脉将同轴导管递送至肺动脉瓣下，然后将射频导管递送至肺动脉瓣膜中央处，应用射频能量在闭锁的肺动脉瓣膜上打开一个小孔，经此小孔引入支撑导丝经动脉导管到达降主动脉，再顺着此支撑导丝置入扩张球囊将肺动脉瓣扩张开。手术中需要注意的是，如果射频导丝位置没有正确固定的话，可能造成心脏穿孔和心包填塞。

专用的射频导丝目前在国内难以获得。国内上海新华医院应用 RLG 或 Simons 导管作为工作导管，正位投照下将 RLG 导管头端指向左侧，稍微逆时针旋转导管，推送导管时，当压力波形提示心室波形时，提示导管头端已经到达发育不良的右心室。完成测压和造影后，再在此导管通道中送入微导管使微导管头端到达肺动脉瓣中央（图 12-5），顺着此微导管递送用于冠脉慢性完全闭塞病变（CTO）的穿通导丝（图 12-6），穿刺肺动脉瓣后，再顺着已经建立的轨道引入球囊至瓣环的位置，把闭锁的肺动脉瓣扩张开（图 12-7）。通常，穿通导丝在肺动脉中难以固定，应将导丝经动脉导管送至降主动脉，或者经股动脉置入端孔导管，通过动脉导管到达肺动脉，在肺动脉中展开抓捕器，抓取穿过肺动脉瓣的穿通导丝头端，从而建立经股静脉 - 肺动脉 - 动脉导管 - 股动脉的轨道，有助于减少手术的难度。对于右心室发育处于临界的患者，在扩张肺动脉瓣膜的同时，可以在动脉导管放置支架，保持动脉导管的前向血流。现有结果显示，手术结果及中期疗效令人鼓舞。

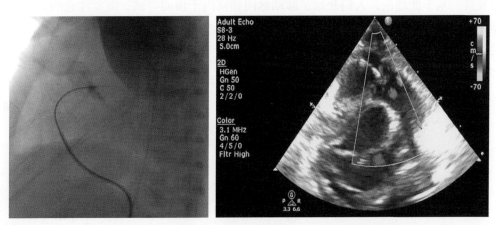

图 12-5　应用造影和超声心动图确认微导管或导丝位于肺动脉瓣的中央

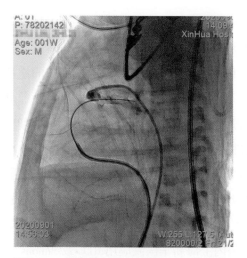

图 12-6　导丝通过肺动脉瓣以后，可以通过动脉导管造影确认导丝位置

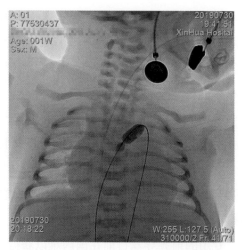

图 12-7　应用球囊对闭锁的肺动脉瓣进行扩张

（四）单心室修补术

对于右心室发育极差甚至只有一个部分的患者，或者存在右心室依赖的冠脉循环患者，在新生儿期只能进行体肺分流手术，待肺动脉压力和阻力下降后分期行上腔静脉以及下腔静脉与肺动脉的吻合手术。最终，腔静脉血流不经过心室而直接进入肺循环，此为单心室手术。

（五）胎儿心脏介入治疗

随着研究的深入，人们发现肺动脉瓣重度狭窄或闭锁是导致右心室发育不良的原因，同时此类疾病在宫内发育是呈进展性的。因此，对于孕中期发现的重度肺动脉瓣狭窄或闭锁，如果及早开通右心室流出道，改善肺动脉过瓣血流，有可能促进右心室的发育。基于此理论，人们开始了肺动脉闭锁宫内干预的尝试。需要注意的是，宫内介入并不是根治性手术，宫内干预的主要目的是促进右心室的发育，以增加出生后双心室纠治的机会。

（陈　笋）

第十三章　动脉导管支架植入术

　　动脉导管依赖型先天性心脏病是指依靠未闭的动脉导管维持合适的肺循环或体循环血流，从而改善肺或体循环低流量，低氧饱和度和发绀等情况的一类复杂先天性心脏病。

　　临床上根据病理生理特点可分为：①依赖动脉导管的肺循环先天性心脏病：该类疾病通常具有右心系统梗阻或右向左分流病变，临床上多表现为严重青紫，其代表疾病如法洛（Fallot）四联症的严重类型、伴有室间隔缺损的肺动脉闭锁、室间隔完整的重度肺动脉瓣狭窄（PS）或肺动脉闭锁（PA）、三尖瓣下移（Ebstein）畸形伴有重度肺动脉瓣狭窄或肺动脉闭锁。②依赖动脉导管的体循环先天性心脏病：临床上患者可出现明显低血压、休克或循环衰竭等表现。其包括多种左心系统梗阻疾病，如左心室发育不良综合征（HLHS）、重度主动脉瓣狭窄（AS）或主动脉缩窄（CoA）、主动脉弓离断（IAA）或其他伴有左心系统梗阻的复杂先心病。③其他动脉导管依赖先心病：主要为心房及心室水平无足够分流的完全大动脉转位（TGA）和完全肺静脉异位引流（TAPVR）。

　　目前针对动脉导管依赖性先天性心脏病的处理方法有：①外科手术一期根治：主要针对完全性大血管转位和完全性肺静脉异位引流等能通过一期手术根治的疾病。②需要分期手术矫治：不能一期手术矫治的复杂先天性心脏病，需要高度开放的动脉导管保持足够的氧合，改善肺循环或体循环血流，分期予以矫治，其代表性的如肺动脉闭锁、肺动脉发育差的重度法洛（Fallot）四联症，以及左心发育不良综合征等。

　　以往，对于此类患者，我们通常先使用前列腺素 E_1 维持动脉导管的开放，然后再选择外科姑息手术。历史上，姑息手术的首选是外科改良型 Blalock-Taussig 主动脉 - 肺分流术（BTS）。但是，前列腺素 E_1 的长期使用存在诸多问题，如费用高，需要静脉通道的长期开放，存在静脉血栓、坏死性小肠结肠炎、幽门梗阻、骨皮质增生的风险增高等；而外科手术会导致膈肌麻痹、胸膜渗出、肺血流过多、支气管肺炎、迷走神经麻痹、乳糜胸、手术粘连、肺动脉变形、分流口阻塞或狭窄、肺高压等并发症。因此，寻到一种新的、更加安全的治疗方法以维持动脉导管的一段时间的持续开放是十分必要且迫切的。

第一节　动脉导管支架植入术概述

在 20 世纪 90 年代，有学者提出 PDA 支架的概念，并进行了早期的临床试验。但早期尝试的 PDA 支架通常是僵硬、裸露的支架，体积较大，球囊、导丝等较僵硬，往往会导致青紫加重或者出现休克、出血、血管破裂、导管痉挛、组织脱垂和急性血栓形成。另外，动脉导管的不完全覆盖常会导致导管收缩，从而导致支架植入数小时或数天后肺动脉或主动脉血流不足。通过数十年 PDA 支架的技术及材料工艺的改进，支架和导管技术的改进明显改善了 PDA 支架植入的预后。

目前，越来越多的研究比较了 BTS 和 PDA 支架的经验，相较于传统治疗方法，PDA 支架植入术具有以下优势：①避免开胸手术，不需要体外循环支持，减轻二期手术困难；②延续了患者出生后的血流状态，不引起肺血管扭曲、变形；③能保证术后肺动脉血流的均匀分布，较 BTS 更能促进肺动脉的均衡发育；④ PDA 支架内膜增生后，可行球囊扩张或支架再次植入，手术重复性良好；⑤机械通气时间短，重症监护室停留时间短，住院时间和花费更少。也有研究发现，PDA 支架手术有明显的低死亡率优势。

第二节　动脉导管支架植入术的解剖基础

支架植入术的难易程度很大程度上取决于动脉导管的形态，特别是动脉导管在主动脉开口位置。对于大多数患者，通过超声心动图即可以帮助判断形态。与一般的动脉导管未闭不同的是，在导管依赖型先天性心脏病中，动脉导管的起源、形状、长度、迂曲程度和汇入肺动脉的方式都有明显的差异。因此，在支架植入术前必须进行详尽的血管造影以判断手术的可行性及方式。

Mazeni Alwi 将动脉导管大致归类为四种类型（图 13-1），其中下面所述的 A 型最适宜行 PDA 支架植入手术，手术难度最低，术后发生狭窄或梗阻的可能性最小。

一、动脉导管起源于降主动脉

此类动脉导管主要见于 PA/IVS、重度肺动脉瓣狭窄、三尖瓣闭锁。类似于 Krichenko A 型，其形态相对短、直，壶腹部宽大而肺动脉端开口小，多位于主肺动脉或左、右肺动脉起源处，因此术后发生肺动脉分支狭窄的可能性最小，是最适宜接受 PDA 支架置入的类型。

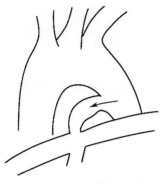

A 型：动脉导管起源于降主动脉，形态相对短、直，壶腹部宽大而肺动脉端开口小

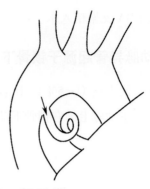

B 型：导管起源于主动脉弓中部或近心端（垂直型动脉导管），大多垂直走形进入肺动脉分支，常常呈扭曲状，易合并肺动脉分支狭窄

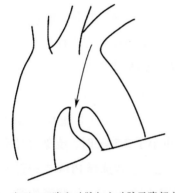

C 型：常开口于降主动脉与主动脉弓降部之间，介于 AB 两种之间，常起源于左锁骨下动脉的反方向

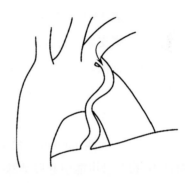

D 型：长的管状的导管起开口于左锁骨下动脉（或右主动脉上的右锁骨下动脉），以近乎直角的方式进入肺动脉，肺动脉入口常常轻微收缩

图 13-1　不同类型的动脉导管

二、导管起源于主动脉弓中部或近心端（垂直型动脉导管）

这类动脉导管常见于 TOF/PA 或更加复杂的青紫型先天性心脏病如 TGA/VSD/PA、单心室。PDA 多起源于主动脉弓底面正对左锁骨下动脉开口处，大多垂直走形进入肺动脉分支，常常呈扭曲状，易合并肺动脉分支狭窄。在此类病例中，通过股动脉逆行植入支架是比较困难的，可以采用颈内动脉或腋动脉途径，可以选择经股静脉途径植入支架。如果存在左肺动脉狭窄，应准备左侧肺血管分流术和血管成形术。

三、中间起源

长开口于降主动脉与主动脉弓降部之间，介于上述两种之间，常起源于左锁骨下动脉的反方向。此类动脉导管更加扭曲、长，但因为肺动脉及其分支狭窄发生率低，比较适合行 PDA 支架植入术。

四、动脉导管起源于锁骨下动脉

这类导管最少见（<5%），其形态类似于 BT 分流，长的管状的导管开口于左锁骨下动脉（或右主动脉上的右锁骨下动脉），以近乎直角的方式进入肺动脉，肺动脉入口常常轻微收缩。

第三节　动脉导管支架的选择

PDA 支架不能覆盖的部分导管有迅速狭窄的趋势，因此要尽可能地选择合适的支架覆盖整个导管（表 13-1）。球囊扩张或自膨胀支架均可用，但对于没有任何收缩的大动脉导管，自膨胀支架更适合；对于依赖动脉导管的体循环先天性心脏病，特别是左心室发育不良综合征，通常会选择球囊扩张或者自膨胀式支架。支架直径的选择至少比动脉导管最小直径大 1 ～ 2 mm，甚至可以大于降主动脉的直径。

根据经验，体重 3 ～ 4 kg 通常选择直径 4 mm 的支架，4 ～ 5 kg 往往选择 4.5 mm 直径的支架，<3 kg 选择 3.5 mm 直径支架。当体重小于 2.5 kg 时，支架直径不应超过 3 mm，而且 4F 长鞘管可能引起股动脉损伤，因此此类患者选择 PDA 支架置入术应更慎重。如果需要植入 7 ～ 10 mm 直径的支架，则需通过 6 ～ 7F 的鞘管放置，此时股静脉或股动脉途径植入支架相对于新生儿来讲是不合适的，可以通过内外科镶嵌技术植入。支架的长度应尽可能覆盖动脉导管，支架的前部必须穿过导管最狭窄的部位后，且不影响主动脉及肺动脉血流。支架释放到位后，导丝仍需保持原状态至少 15 min，以预防急性支架内血栓形成。

表 13-1　动脉导管支架植入术所需的常用设备

诊断性导管
用于股动脉途径：4F 猪尾导管和 4F Judkins Right 导引导管
用于股静脉途径：5F Judkins Right 导引导管
用于支架输送的导管
4F 长鞘（Cook Inc，Bloomington，IN，USA）
5F 或 6F Judkins Right 导引导管，Extra-backup（XB）Cordis 导管
Judkins Left 导引导管
Tuohy Borst Y 型适配器

续表

0.014 inch 指引导丝

Hi-Torque Balanced Middle Weight（BMW）Universal（Abbott Vascular，Santa Clara，CA，USA）加硬导丝

冠状动脉支架：3.5 mm，4.0 mm，4.5 mm；长度为 8 ~ 18 mm

冠状动脉球囊：2.5 ~ 4.5 mm

第四节　动脉导管支架植入术适应证及禁忌证

一、动脉导管支架植入术适应证

适应证主要集中于两类患者：①依赖动脉导管的肺循环先天性心脏病，如 PA/IVS、PA/VSD、Ebstein's 综合征伴有 CPS 或 PA、极重度法洛四联症；②依赖动脉导管的体循环先天性心脏病，如 HLHS 等。其中 PA/IVS、HLHS、Ebstein's 畸形等，动脉导管形态短、直，特别适合支架植入。

二、动脉导管支架植入术禁忌证

对于血流动力学不稳定的新生儿，输送系统的递送过程往往会引起严重的血流动力学紊乱，严重妨碍了支架的安全置入，因此不适宜进行支架置入术。当动脉导管的形态是长且弯曲，伴有较多锐角时，如 TOF/PA 等青紫先天性心脏病中，肺动脉端开口所在血管多伴有狭窄和左肺动脉的扭曲，在导管插入部位存在肺动脉狭窄，将导致支架植入困难，而且支架置入后多会导致肺动脉狭窄程度的加重，故此类患者是否适合 PDA 支架植入术仍有待商榷。此外，如果动脉导管肺动脉端开口大于 2.5 mm，或在置入过程中有明显支架移位倾向者，也不适宜进行手术。

如果存在造影剂过敏、活动性的感染性心内膜炎，也是 PDA 支架植入术的禁忌证。

第五节　动脉导管支架植入术操作流程

在 PA/IVS 或 PA/VSD 的新生儿中，生后 3 ~ 5 d 是支架植入的通常选择。依赖动脉导管的体循环先天性心脏病，即使持续泵注前列腺素 E_1，但因为导管收缩，还是会导致右心室低心排血量，而紧急的经皮置入预先装有球囊的支架可能是有效的应急治疗方法。

一般于术前一天晚上停止输注前列腺素 E_1 使导管适当收缩，因为导管过大（≥2.5 mm）支架移位的风险会很高，因此不适合做支架手术。但是有些患者因为动脉导管极度依赖，无法停止使用前列腺素 E_1，应在支架放置前或导丝通过动脉导管后停止使用。而在 PA/VSD 中，因为动脉导管长且弯曲，因此常常不需要术前停用前列腺素 E_1。术前予以常规抗凝，一般术前 1 ~ 2 d 予以阿司匹林 3 ~ 5 mg/kg，手术进行前予以肝素 50 U/kg，以后每 1 ~ 1.5 h 重复 1 次，有助于预防支架内急性血栓形成。

手术最好在全身麻醉及气管插管下进行，并要特别注意尽量减少体温过低。用于放置冲洗盐水和造影剂的水碗可放在一个温水盆中保温。此外，尽可能在麻醉诱导后给予动脉和中心静脉血管置管，以便在手术中和手术后进行监测和给药，并对动脉血压、中心静脉压和血气进行基线测量。

A 型动脉导管一般首先使用 4F 猪尾导管进行造影（左侧位、LAO 30°/Cranial25°）评估动脉导管的形状及其走形、开口与肺动脉之间的关系。4F Judkins' Right（JR）开口接近动脉导管降主动脉壶腹部，手推造影，然后使用 0.014inch 冠脉导丝穿过动脉导管进入肺动脉中。再行造影测量动脉导管的长度及开口大小，选择合适大小的支架。

B 型动脉导管常垂直向下变细，这种类型的动脉导管一般不适合通过逆行、股动脉途径进行支架植入，因为其很难循此路径进入壶腹部，而且难以确保一个稳定的导丝位置。此类支架置入术可采用经静脉路径，但单心室心脏除外。对于此类型的血管造影，猪尾导管一般不太适用。最好的方法是使用 5F JR 导管通过室间隔缺损放置于升主动脉，然后使用 6F XB 冠状动脉导管将其尖端切断形成一个倒"J"形。使用交换长度导丝，再将主动脉弓内的 5F JR 导管替换掉，然后操纵尖端以进入导管壶腹并进行造影。需要注意的是，由于坚硬的导引导管有时会与传导束所在的室间隔缺损边缘摩擦，可能会出现完全性传导阻滞，如果这种情况持续存在须停止手术。

C 型的动脉导管常存在过度扭曲的问题，导致常规导丝很难通过动脉导管，因此可以选择 BMW 超软导丝或同等级的其他导丝。若导丝成功进入肺动脉并确切的固定牢后，应尽可能地拉直动脉导管，然后造影并在此基础上选择 PDA 支架的长度。有时，球囊-支架可能无法顺利通过 BMW 超软导丝穿过导管，可以同时置入一根相对硬的导丝（如 Hi-Torque Pilot 150 导丝）穿过动脉导管后，拉直扭曲导管，然后撤出 BMW 导丝，通过新的导丝植入支架。

D 型最不常见，此类患者可以采用类似于 A 型植入支架。将 4F 长鞘的尖端放置在左锁骨下动脉的起点附近，使用 4F JR 导管连接其近端，把 PT 钢丝穿过该导管并放置入肺动脉分支。选择支架长度最好在导丝定位后通过血管造影进行测量，由于此类动脉导管较长，因此放置单个长的支架是比较困难的，做好选择先放置一个较短的支架覆盖导管缩窄处，另外一个支架覆盖导管近端的部分。

第六节　超声心动图在动脉导管支架植入术中的监测和评估

超声心动图对这类患者术中监测价值不大，应用主要在于术前评估及术后疗效评价。术前主要应用于适应证的选择，评价是否适合予以动脉导管支架植入；术后主要应用于有无支架短期内移位，中远期有无支架内再狭窄，支架植入术后左、右肺动脉血流是否平衡及心脏发育情况，对何时予以二期手术时期选择提供参考依据。

第七节　动脉导管支架植入术并发症与处理

一、术后可能并发症

除了介入手术常见的并发症如血管损伤、穿刺口渗血、术后心率失常等，PDA 支架植入术还可能存在以下并发症。

1. 急性血栓形成　急性血栓形成不是常见的并发症，其发生率为 2% ~ 3%，一旦发生可能是致命的。正常情况下，支架植入后患者血氧会明显升高，当少数患者出现血氧快速下降时，应考虑急性血栓形成，使用血管造影可见血栓部分或完全阻塞 PDA 支架。当发生急性血栓形成时，如果导丝仍在动脉导管内，可迅速送 2.5 ~ 3 mm 的球囊至支架内并行扩张，每次扩张后将球囊向前送入肺动脉。此举的目的是通过机械性作用使血栓破裂，同时使用链激酶或重组组织型纤溶酶原激活剂进行溶栓治疗，至少维持 24 h。急性血栓形成一般发生在支架释放后的几分钟到十几分钟内，故支架释放到位后，导丝仍需保持原状态至少 15 min，而术前 1 ~ 2 d 给予阿司匹林进行预防性抗凝治疗，手术开始前给予肝素，术中每隔 1 h 给予肝素 50 U/kg 进行预防性抗凝治疗是比较积极的防范措施。

2. 动脉导管痉挛　即使在肺动脉段极度狭窄的病史中，痉挛的发生率也是极低的（<1%），常发生在导丝进入动脉导管时，表现为血氧一过性的降低。如果导丝已到达目标位置，应尽快放置支架，而如果仅仅发生在导丝试图进入导管时，最好撤回导丝，重新静脉给予前列腺素 E_1 促使动脉导管开放，待动脉导管形态稳定后，再次进行手术操作，若再次发生动脉导管痉挛，则建议放弃支架植入术改行外科手术治疗。

3. 支架移位　支架移位虽然不是致命的，但严重时则可能需要手术去除植入的支架并行 BT 分流术，多见于动脉导管肺动脉端未充分收缩（直径大于 2.5 mm）。因此，当动脉导管直径大于 2.5 mm 时，选择 PDA 支架时应该慎重，当患者青紫症状轻微时选择 PDA 支架植入是不明智的，如果青紫症状严重，应根据超声心动图、多排螺旋 CT、心脏 MRI 等检查结果，并结合术中造影所测量动脉导管的直径决定是否进行手术治疗。

4. 动脉导管支架内再狭窄　术后支架内狭窄往往是不可避免的，术后 6 个月狭窄的发生率为 10% ~ 15%，Ina Michel-Behnke 等报道通过 6 年随访，支架内狭窄概率为 43%（其中主动脉端 19.1%，肺动脉端 9.5%，导管其余部分 14.3%），Holly 等发现初始体重（最接近出生体重）较大、低支架 / 体重比更容易发展为支架内狭窄。关于支架内狭窄的原因，有人认为可能是支架内慢性血栓形成，进而导致支架有效管径逐渐减小，另一种观点是内膜增殖，压迫支架导致狭窄形成。相关数据表明，支架植入后 8 周完成完全内皮化，9 个月出现内膜增殖。术后定期超声心动图或心脏多排螺旋 CT 随访有助于发现支架内狭窄。PDA 支架内早期再狭窄可使用球囊扩张或再次支架植入，当狭窄发生较晚时，只有那些还需要再维持 2 个月以上的导管需要再扩张。

二、处理

患者一般应转至 ICU 监测血压和血气，肝素 25 U/（kg·h）持续使用 72 h，阿司匹林 3 ~ 5 mg/（kg·h），术后第一天开始使用。最终的矫正手术应在支架置入术后 6 ~ 18 个月内完成。支架一般经过 8 周完全内皮化，9 个月内完全内膜增生，当 PDA 流量减少过早发生时，有可能需在随访期间重新进行支架置入术，以延长支架寿命，但有关于此的文献中数据非常不同。导管支架植入术的姑息持久性通常低于 BT 分流术，因此需要进行密切的随访，并在支架置入术后的 6 ~ 18 个月内计划根治手术。

总的来说，PDA 支架置入术是一种有效的、可行性高的动脉导管依赖的青紫型先天性心脏病的早期姑息性治疗方法，目前国内可实施该手术的医院还仅局限于大的医疗机构，相信随着支架植入技术及材料工艺的进一步改进，其可能成为一种早期缓解动脉导管依赖的先天性心脏病的常规手段之一。

（汪　伟）

第十四章　球囊房隔造口术

一、球囊房隔造口术概述

球囊房隔造口术（balloon atrial septostomy，BAS）是 William Raskind 博士 1966 年开展的第一个应用于临床的心内非外科介入手术，其开创了介入治疗的先河。当时新生儿完全性大动脉转位（TGA）是最致命的先天性心脏病之一，Rashkind 博士设计了一种非手术技术用于制造房间隔缺损，作为新生儿 TGA 的一种姑息治疗方法。同期，Blalock‑Hanlon 医生进行的外科房间隔切除术是制造房间交通姑息治疗的一种替代方法。然而，对于危重婴儿，外科房间隔切除术在当时大多数中心的致病率和死亡率均很高。看似"粗糙"的 BAS，却取得了巨大的成功，并且一直持续到今天，尽管历经半个多世纪，其仍然作为严重先天性心脏病的必要手术，而且与原始技术相比几乎没有变化。Rashkind BAS 不仅是第一个介入手术，在当时乃至今天都是非常创新和大胆的技术。

儿科进行 BAS 的代表性疾病为 TGA。TGA 是新生儿期最常见的发绀型先天性心脏病，在活产新生儿中发病率约为 1/3200。大动脉调转手术实现了生理和解剖两方面的矫正，而且手术死亡率呈戏剧性降低，欧美目前低至 2.8%。随着极低的手术死亡率，降低术前死亡率更成为努力的方向，据报道 TGA 的术前死亡率为 3.6% ~ 10.3%，而限制性房间交通是导致 TGA 新生儿术前死亡的主要因素，混合不足导致的严重低氧血症需要紧急介入 BAS 以改善氧合，直到有条件时再进行外科手术。最近对 1998—2014 年美国 47 个州和哥伦比亚特区的 17 392 名诊断为 D-TGA 的新生儿住院患者数据分析显示，球囊房隔造口率为 27.7%，而且跨度 16 年这个比率无明显变化。尽管总体比较 BAS 患儿与无 BAS 患儿的死亡率无显著差异（6.3% *vs.* 6.7%；$P = 0.29$），但进一步分层分析显示从其他机构转诊的 TGA 患儿，无 BAS 患儿死亡率高于 BAS 患儿（8.5% *vs.* 4.5%；$P = 0.039$），无 BAS 患儿体外膜肺氧合支持率高于 BAS 患儿（41% *vs.* 36.8%；$P < 0.001$），间接说明外院转诊的重症患儿进行 BAS 后死亡率及 ECMO 使用率均降低。

随着胎儿超声心动图普及，胎儿期如果发现特定严重先心病合并限制性房间交通，可在婴儿出生之前计划施行 Rashkind 房隔造口术。当然，由于胎儿超声心动图的巨大贡献，以及高超的心外医生可以达到生后前 4 h 内的手术成功可能性，部分中心对 TGA 患儿进行 BAS 可能越来越少。

二、房隔造口术的解剖基础

在胎儿心脏发育过程中，约胚胎第 3 周末，在心房腔的前背部长出第一房间隔，在其向下生长与心内膜垫融合过程中，上方部分被吸收形成第二房间孔，保持左右心房交通；至胚胎第 5 ~ 6 周时，于第一房间隔右侧又长出第二房间隔，在向下延伸过程中，与第一房间隔靠拢，形成幕帘状结构，称为卵圆孔，胎儿期右房压力大于左房，血液可自卵圆孔的帘状结构自右房流向左房。出生后，左房压力大于右房，卵圆孔功能上关闭，但解剖关闭通常要 3 个月左右。BAS 即是利用上述卵圆孔解剖特征，将导管通过解剖上未关闭的卵圆孔自右心房进入左心房，通过用力回拉一个小球形球囊穿过基本完整的房间隔，从而撕裂出一个开口。形成开口的大小取决于间隔的韧性、所用球囊的大小和顺应性以及球囊通过间隔的拉力。

三、房隔造口术适应证

在重症先天性心脏病患儿，BAS 通过更好地混合或"排出"体静脉（非氧合）血或肺静脉（氧合）血来改善患儿的症状和体征。适应证包括以下四类：

1. TGA 患儿体循环和肺循环为平行循环，可从心房水平的体静脉和肺静脉血液混合中获益。

2. 肺动脉闭锁、三尖瓣闭锁和其他右心室发育不良和功能不良患儿需要心房之间的充分交通，以使全身静脉血回流到体动脉中。

3. 严重二尖瓣狭窄、二尖瓣闭锁或其他类型的左心室发育不良患儿，需要房间隔造口术将肺静脉血排到功能性体循环中。

4. 完全肺静脉异位引流患儿需要心房间充分交通，使回流至右心房的体静脉和肺静脉血液重新进入体循环。

除了以上房间交通受限的重症先心病外，房隔造口术还扩展至以下适应证：

1. 体外膜肺时降低左心房高压力。

2. 重度肺动脉高压药物治疗无效等待肺移植前，缓解伴有严重肺血管疾病的右心压力。

3. 失败的 Fontan 循环，降低体静脉压力，提高体循环灌注，改善蛋白丢失性肠病症状。

4. 术后顽固右心衰竭，右室减压。

四、房隔造口术操作流程

（一）房隔造口术前血流动力学评估和造影

在导管室进行房隔造口术，可先进行血流动力学评估。通过两个心房之间的压差，或通过造影显示限制性血流，或左右房的血氧提示房间隔水平极少或无分流，确认房间的交通为限制性。当血流是或应该是从左向右穿过房间缺损时（如左心发育不良），由于左心房顺应性较差，当肺静脉血流至左心房的出路受限时，将产生非常高的压力，压差将非常显著；相反，右心房本身以及肝静脉和相连的全身静脉"池"的顺应性较好，右心房和全身静脉几乎可以无限扩张，即使在出口严重受限甚至心房有限交通是右心房唯一出路时，右心房与左心房之间跨隔压差也不明显。

造影可确认心房水平是否存在梗阻。如果是左向右分流，导管可置右上肺静脉约四腔位投照角度造影，与房间隔缺损造影一致，可见自左房向右房的一束射流；如果是右向左分流，导管置右心房 IVC 入口处正位及侧位（如果是双球管）造影，侧位可见造影剂自右房通过房间缺损垂直向左心房顶部喷射。可测量分流束的大小，有学者用各种球囊进行缺损大小测量，由于操作复杂而且测量结果也不十分准确，不作为常规操作建议。通常结合超声心动图及造影测量结果判断缺损大小。

值得注意的是，大部分的球囊房隔造口术患儿为病情危重需尽快解除梗阻，因此需根据病情决定是否允许进行压力测定及造影。

（二）房隔造口球囊

较早用于房间隔造口术的导管为 Miller‐Edwards 球囊造口导管（图 14-1）。该导管为 5F，头端有一个容量为 4 ml 的小乳胶球囊，通常需要 7F 的血管鞘引入，导管只有一个与球囊相通的腔，没有单独的导管腔，因此不能通过导丝推进，也不能通过球囊导管记录压力或注射造影剂。体重大于 3 kg 的婴儿的左心房可以安全地容纳 6 ml 液体充盈的球囊，实际上这种球囊最高容量可达 10～12 ml，因此如果需要造一个比较大的开口，只要左心房体积够大，可以增加充盈量至 6 ml，而且 6 ml 液体充盈时球囊不仅变大，表面张力也增加，撕裂性就更好。小于 6 ml 充盈的球囊较软、张力也低，达不到撕裂效果。

对于体重较轻的新生儿，更理想的导管为 NuMED 房隔造口球囊，其仅为 4F，可以通过较小的血管鞘。NuMED Z-5 球囊由热塑性弹性体制成，球囊用 1 ml 液体充盈时直径为 9.5 mm，用 2 ml 液体充盈时直径可达 13.5 mm（图 14-1），可分别通过 5F 及 6F

的血管鞘。因此，尽管其仅用 1 ml 和 2 ml 液体充盈，却能达到直径 9.5 mm 和 13.5 mm 的固定且坚硬的球囊，而且导管远端近球囊处成大约 35° 角度以便于穿过房间隔；这两个型号的导管都有一个单独的管腔可分别通过 0.014″ 及 0.021″ 导丝，导丝可放置在左房或肺静脉起到安全的导引作用，尤其是左房比较小的时候，在球囊快速回撤撕裂房间隔时导丝也保留在原位，如果需要重复操作，导管可顺导丝容易进入。撤出导丝也可以记录压力以及注射少量造影剂确定球囊位置。

图 14-1　房隔造口球囊导管。中间为 Miller-Edwards 球囊造口导管以 4 ml 液体充盈；左侧和右侧均为 NuMED Z-5 球囊造口导管，左侧为用 2 ml 液体充盈时产生直径 13.5 mm 的大球囊，右边为用 1 ml 液体充盈时产生直径 9.5 mm 的小球囊

（三）球囊造口术过程

再次强调，需要进行球囊房隔造口术的新生儿的血流动力学稳定性通常取决于心房间的交通。因此，无论是在导管室 X 光透视下，还是在新生儿重症监护病房超声心动图指导下，球囊房间隔造口术通常是需要在进行诊断性导管之前首先完成的。

偶尔，新生儿身上已经存在脐静脉置管，出于"方便"考虑，可用于球囊房隔造口术。将现有的脐静脉置管通过导丝置换成一套血管鞘，鞘和扩张内芯进入脐静脉，穿过肝静脉进入下腔静脉 / 右心房的入口直到头端完全进入右心房，确保造口导管可重复进入右心房并穿过房间隔。如果用造口导管直接更换脐静脉置管，静脉导管经常会发生痉挛，导致造口导管"迂回"并卡在肝 / 门静脉系统而无法到达心房，尤其是 Miller－Edwards 球囊造口导管，其无法使用导丝引导。另外，即使顺利进入右房穿过房隔，造口术的效果也经常不太令人满意。当球囊导管从脐静脉进入穿过房隔时，球囊从血管鞘的出口到卵圆孔之间的距离非常短，限制了球囊用力回拉时能够移动的距离，同样也限制了回拉球囊穿过房隔的力量。如果球囊被拉得太远，用力抵住肝静脉 / 静脉导管，则静脉可能被撕裂或从右心房拉出；如果球囊被用力抵住鞘的头端，球囊可能破裂甚至完全脱离导管。因此，脐静脉入径进行的 BAS 仅限于应用 NuMED Z-5 小型球囊导管进行的小型房间隔造口术，维持比较短时间、在短期内可进行外科手术。可自脐静脉先进入端孔导管及导丝，并将导丝置入左肺静脉尽可能远部位，然后将 NuMED Z-5 球囊导管置换进左房，球囊轻轻回拉至右房即可。

比较理想的入径是股静脉，尤其是需要进行大型房间隔造口术时。如果大的房间隔造口需要维持较长时间甚至是手术最终目的，通常直接置入一个患儿血管能够承受的尽量大的血管鞘，避免后续更换对血管损伤。Miller 球囊导管需要 7F 的血管鞘，大

的 NuMED Z-5 球囊导管需要 6F 血管鞘。在单独的注射器中将 1 ml 造影剂与 9 ml 生理盐水混合，并将该注射器连接至先前冲洗并排空的球囊腔。注射器中溶液精确地从 10 ml 开始，可以更容易、更快地确定在实际的造口术中充盈球囊的精确溶液量。

设法将球囊导管自右房穿过房间隔进入左房，若左房张力过高或房间隔扭曲会有一定困难，如前所述，可先进入端孔导管然后通过导丝交换植入 NuMED Z-5 球囊导管。正位和侧位同时透视确认球囊导管头端位于左房，如有条件可同时进行超声心动图（经胸或食管均可以）观察球囊位于左房内。缓慢充盈球囊，当球囊膨胀后，其应该在左心房内自由移动，并随着每一次心房收缩，自头侧向二尖瓣或左心室"弹跳"。如果球囊在左心房内没有自由运动，需要反复确认其是否位于危险位置，包括：

1. 左心耳　如果球囊位于左心耳中，侧位透视下其位置略向前。随着球囊开始充盈，其形状变得与左心耳形状相符的扭曲，超声上可以清楚地看到左心耳中的球囊，如果继续充盈球囊或回撤球囊会撕裂左心耳或破坏球囊。

2. 肺静脉　当球囊位于肺静脉中，正位透视下球囊导管的头端位于左心房轮廓以外。随着液体充盈，球囊的形状拉长以符合肺静脉的大小和形状。通常随着球囊继续充盈，其被"挤"出肺静脉并在左房内自由活动，那么就达到了安全位置；如果球囊没有被挤出，立即停止充盈，否则肺静脉将被撕裂。

3. 并置的右心耳　始终不要忘记球囊位于并置的右心耳中的可能性，这是最难识别和排除的异常位置。并置的右心耳从大动脉后面的右心房进入左心缘位置，与左房腔 / 左心耳非常接近。术前超声心动图应注意是否存在并置的右心耳，如怀疑需先造影确定，在放置球囊时需谨慎排除该区域。在正位和侧位透视下，位于并置右心耳中的球囊完全类似于正确位置（左心房区域），但仍有一些线索可以提示，如初始充盈时球囊位置就已经牢固固定、早期充盈时球囊形状变形以及没有向二尖瓣的"弹跳"等。但在超声上显示完全不一致，因此已知或怀疑右心耳并置时，在回拉球囊前建议用超声和透视双重观察。从并置的心耳中拉出球囊可以导致心耳撕裂。

4. 左心室　当球囊在左心房充盈并开始适当"弹跳"时，如果球囊导管进入比较多，球囊很容易通过二尖瓣吸入左心室，这时在正位透视下球囊靠下靠左，侧位透视中位于前、下方。与球囊在左心房中的弹跳相比，左心室中的球囊在透视时位置相对固定，但会随着心室收缩出现轻微移动和变形。复杂先心心室位置和形状不正常时尤其需注意。必要时可手推造影剂协助判断，也可通过超声判断。如果球囊自左心室拉出将损伤二尖瓣。

5. 右心室　如果球囊通过三尖瓣到了右心室，在侧位透视下，球囊的位置非常靠前，心室每次收缩时球囊都朝向右室流出道弹跳。通过侧位透视可以比较容易识别这种异常位置。快速、有力地从右心室拉出球囊会损伤三尖瓣。

6. 冠状静脉窦　在侧位透视下，位于冠状静脉窦的球囊非常靠后下。另外，圆形的球囊呈香肠状，随着球囊的充盈而逐渐固定。球囊在冠状静脉窦中充气通常会导致患儿不适、心电图 ST 段改变或心动过缓。球囊完全充盈或用力拉出冠状窦可能会导致撕裂。

当球囊在左房内正确定位时开始充盈，它开始垂直于导管轴的长轴向二尖瓣方向"弹跳"，缓慢充盈球囊同时小心、轻轻地向房间隔回撤并固定，防止球囊通过左房室瓣吸入心室。充盈完成准备回拉球囊前，尽可能通过超声再次确定位置（图 14-2，A）。将球囊充盈至所要达到的最大容量，然后回撤，而不是从小剂量开始或在回撤中缓慢充盈，否则达不到撕裂目的。如果是低体重新生儿，尤其是右向左限制分流的左心房特别小的小婴儿（如 TAPVD），球囊充盈完全占满左心房会导致心率和血压下降，适当回抽液体缩小球囊并再次确认球囊位置，并可预先给予阿托品或其他血管活性药物。

充盈球囊至房隔造口术需要的最大直径时（Miller 球囊最大直径为 6 ml 充盈）或达到适合于患儿左心房容积水平时，球囊导管轻轻固定在房隔上（图 14-2，C）。左手固定血管鞘，右手牢固地抓住导管（甚至可以将导管绕手指几次），在双平面透视（需记录）或曝光下，将球囊导管非常快速、有力地回撤，同时注意从左心房回撤到右心

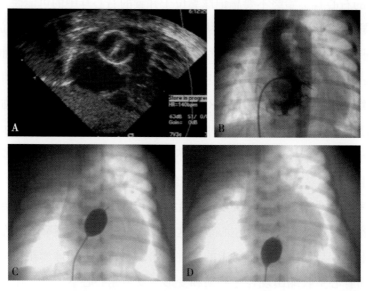

图 14-2　球囊房隔撕裂术中超声心动图及 X 线图像，A. 超声心动图显示充盈的球囊位于左心房并抵达房间隔水平；B. 正位 X 线下见球囊位于上方脊柱偏左侧，提示位于左房内；C. 球囊已撕裂房间隔达到右心房下腔静脉入口位置；D. 房隔撕裂成功后 Berman 导管置右心室造影主动脉显影，可显示冠脉起源及走形、主动脉弓有无异常以及动脉导管是否开放

房的距离很短，必须加以控制（图 14-2，D）。使用手指和手腕力量而不是手臂和肘部力量猛拉球囊，速度快至 1/60 s（可能仅在一帧图像上看到）。另一只手起到停止退出的作用，有助于防止球囊拉入下腔静脉太远，之后球囊立即被推回至右房中，并抽吸液体放空球囊。成功的房隔造口术后，心率和血压迅速恢复正常，SPO₂ 通常戏剧般上升。

一旦患儿稳定下来，重新操纵抽空的球囊导管进入左心房，重复该过程 3 ~ 6 次，或者至球囊被迅速拉出穿过房隔时完全没有阻力为止。尽管球囊大小没有增加，但反复操作还是会增加撕裂的房隔交通内径。超声测量撕裂后的房缺大小以及血流达到要求后，撤出球囊造口导管。如果充分回抽后球囊导管仍然无法回收至原来的血管鞘，可通过球囊导管放置导丝在心腔内并将球囊尽可能远地拉进鞘管一起撤出皮肤，然后通过留置的导丝重新置入血管鞘，进行进一步的血流动力学及造影诊断（图 14-2，B）。

五、超声心动图在房隔造口术中的监测和评估

超声心动图在房隔造口术的术前、术中和术后的评估和监测中都起到重要作用。术前超声心动图诊断心脏解剖畸形同时，显示仅存在卵圆孔未闭或微小的房间隔缺损伴血流受限，提示有必要进行房隔造口术。术中超声心动图可以很好地显示房间隔及其周围的结构，但并非所有结构都可以同时看到。在房隔造口球囊充盈之前，超声并不十分容易追踪到导管操作全过程，如果仅在超声引导下在 ICU 内进行操作，导管进入右心房并穿过已有缺损进入左心房是半盲的，大部分凭操作者的经验和手法，有时确实困难很大甚至不成功，轻微充盈球囊可有助于在超声上显示球囊和导管头端。

房隔造口导管进入左心房、球囊开始充盈膨胀后，超声心动图即可以很好地看到球囊、房间隔以及周围结构，可以清楚显示球囊大小与左心房大小的确切关系以及球囊与房间隔的确切位置，甚至比 X 线效果更好。球囊穿过房隔后撕裂形成的缺损大小以及血流是否充分可以通过超声显现出来。

六、球囊扩张房隔成形术

球囊房隔造口术从 50 余年前开始以来，至今有一些发展及拓展。除了撕裂球囊导管外，对于新生儿或小婴儿，可以选择薄型球囊血管成形导管（可以通过较细的血管鞘）进行球囊扩张房隔成形术，用于扩大已经存在的小缺口，或经房间隔穿刺后产生 1 个新的开口。通常选择 1 个或多个明显大于现有房隔开口的薄型血管成形球囊导管在房间隔的确切部位充盈至一定压力，理论上可能会撕裂房隔产生 1 个更大缺损。因为可以更精确控制充盈速率和球囊直径，部分医生甚至对所有球囊房隔造口术都优先选用这种固定型球囊，尤其是对体型非常小和（或）病情重的患儿。另外，使用普通

血管成形术球囊导管进行的房隔造口术对年龄较大（>6～7w）、房间隔非常厚或硬的患儿尤其适用，也可以与切割球囊、刀片或支架结合使用。

手术过程：先将端孔导管置于左上肺静脉，通过相应交换导丝置换入球囊导管。球囊导管直径要大于预期创造的缺损直径，通常为 2 倍左右，对小婴儿需尽量选用 2 cm 长球囊且球囊肩部尽量短，避免损伤邻近血管。在正位及侧位双平面透视下缓慢充盈球囊，使腰身位于球囊中部，尤其注意不要产生"第二个腰"，"第二个腰"通常提示球囊误入肺静脉或下腔静脉内。充盈球囊至腰身消失并达到最大充盈压力，抽空球囊；前后轻微移动球囊，反复操作 3～4 次。可以选用两个球囊并排置于房间隔上进行扩张，这样仅需应用两个小的血管鞘，而一个大球囊需要很粗的血管鞘，对小婴儿不适用。例如，可选用两个 10 mm*2 cm 球囊（仅需要 5～6F 血管鞘），而不是一个 16～18 mm 的大球囊（需要 8～9F 血管鞘）。应用两个球囊时两根导丝需穿过同一个原先存在的房间交通，可同置于左上肺静脉或分别置于左上和左下两根肺静脉，两个球囊并排同时扩张。扩张完成后撤出球囊导管，同样进行血流动力学和造影等诊断性心导管检查。

七、房隔造口术并发症和处理

尽管球囊房隔造口术是通过用力撕裂完成的，如果操作得当，很少会出现并发症。在用力回拉球囊时，几乎所有患儿都有明显的心动过缓和血压下降，但几乎都能很快自行恢复。偶有持续甚至进行性心动过缓或低血压患儿，可静脉注射阿托品和肾上腺素，通常术前抽好适用于患儿体重的药量备用。对于前面讨论的左心耳、肺静脉、并置右心耳、二尖瓣、三尖瓣、冠状静脉窦等危险部位，需多方面充分确定球囊与房间隔位置关系，预防损伤。通常难以预防的是右心房和下腔静脉交界处的撕裂，尤其是如果房间隔本身呈突出或脱垂状，球囊用力回拉时可被拉入下腔静脉，实际操作时判断球囊的精确距离以及控制回拉球囊的力量和距离很困难，更多的是凭经验，好在下腔静脉顺应性较好，能够容纳球囊进入相当长距离，而且其为低压静脉区，即使撕裂，也很少会广泛撕裂或严重至致命；如果撕裂范围广泛血压不能维持，可尝试用造口球囊或内径合适的血管成形球囊填塞该区域，然后尽快转移至手术室进行修补。

由于球囊造口导管通过房间隔至左心房进入体循环，因此术中尽量小心操作避免体循环中的血栓和气栓，尤其是新生儿，需权衡肝素化和血栓风险，监测 ACT。有报道房隔造口术患儿脑栓塞发生率增高，但 Meta 分析并未显示房隔造口术与围术期的脑损伤有关。

尽管目前球囊都是一次性应用，但也偶有发生球囊破裂，因此充盈前需要充分排气，即使破裂也无明显血流动力学影响；如果不容易回收进血管鞘，可如前所述放置导丝在球囊导管中，然后将球囊和血管鞘一起撤出皮肤，通过留置的导丝重新置入血管鞘；当然需注意是否有破碎的球囊碎片栓塞到相应血管而出现的并发症。如果导管和球囊一起断裂，可通过抓捕器取出，此属罕见并发症。

另一种少见情况是充盈的球囊内的液体无法完全回抽，通常由于造影剂未充分稀释过于黏滞，或操作时间较长使造影剂在导管腔内停留时间过长。可用球囊导管包装中本身携带的管芯针湿润后反复进出导管腔并一直通向球囊，然后负压慢慢回抽，或抽出一部分后再注入生理盐水反复冲洗导管和球囊然后回抽。若仍然不能成功抽回，可能需要穿刺另一侧股静脉，通过长鞘进入房间隔穿刺针或硬钢丝，将造口球囊拉紧并固定在右房与下腔静脉交界处将球囊刺破。如果情况紧急或患儿太小，可在密切监护下直接将球囊打爆。

总之，球囊房隔造口术至今仍是治疗新生儿 TGA 等重症先心病伴限制性房间交通的一个重要选择，但这是一个具有挑战性的操作，需要经过充分培训的介入先心病专家、超声心动图医生以及设备完善的导管室，尤其是需要有心外科团队甚至 ECMO 做支撑。绝大部分患儿只是外科手术的一个过渡，病情稳定需择期进行手术纠治；如果制造房隔交通作为一个较为长期的治疗方案，尤其是需要支架植入患儿，术前需充分讨论权衡利弊，术后需要密切随访，根据病情需要给予抗血小板甚至抗凝治疗。

（刘　芳）

第十五章 冠状动脉瘘的介入治疗

冠状动脉瘘（coronary artery fistula，CAF）是指冠状动脉主干或其分支与任一心腔或大血管之间存在的异常交通，瘘管位于冠状动脉与心腔之间称为冠状动脉心腔瘘（coronary cameralfistula，CCF），位于体循环或肺循环任何节段之间则称为冠状动脉动静脉瘘（coronary arteriovenousfistula，CAVF）。该病是一种罕见的心血管畸形，由德国解剖学家 Wilhel Krause 于 1865 年首次报道，其发病率在总人群中约为 0.002%，而在先天性心脏患者中占比约 0.13%。90% 的 CAF 引流至右心系统，如右心房、右心室、肺动脉，其中以右心室最为常见，且多为先天性，也有报道由外伤、冠状动脉旁路移植术、心脏移植术、动脉粥样硬化、多发性大动脉炎等所致获得性 CAF；少数 CAF 引流至左心系统，如左心室、左心房等。CAF 的治疗方法主要包括药物保守治疗、经导管介入治疗以及外科手术治疗。美国心脏病学会（American College of Cardiology，ACC）/美国心脏协会（American Heart Association，AHA）指南建议成人 CAF 患者中，所有大型 CAF（无论是否有症状）以及所有有症状的中小型 CAF 均应被干预（Ⅰc 类推荐）。对于无症状中小型 CAF，成人患者和先天性 CAF 儿童患者的治疗时机与治疗方案的选择尚存争议。

第一节 冠状动脉瘘介入治疗概述

Reidy 等于 1983 年首次报道经导管冠状动脉瘘封堵术（transcatheter closure of CAF，TCC），周爱卿等于 1996 年对该技术进行初步探讨，这是国内 CAF 介入治疗的首次报道。与外科开胸手术相比，TCC 具有手术时间短、创伤小、恢复快、并发症发生率低等优势，逐渐成为部分类型 CAF 的首选治疗方法。近年来，随着心血管疾病介入治疗器材的不断更新换代以及介入治疗技术的不断优化提高，CAF 的介入治疗已取得极大进展。

近年研究报道，目前超过 90% 的 CAF 均能通过介入方式治疗，其疗效及预后均与外科手术相当。TCC 成功的关键在于准确找到 CAF 瘘口，并根据 CAF 解剖及病理生理学特点（瘘口大小、起源、瘘管形态、分布及数量等）、冠状动脉走行、有无相关侧支血管等因素，制定个体化治疗策略，选择合适的输送路径和封堵材料，封堵 CAF 瘘口，同时防止心肌缺血的发生。此外，曾有个案报道，TCC 术中可先行球囊扩张模拟封堵实验，从而判断 TCC 封堵是否可能并发心肌缺血。

第二节　冠状动脉瘘病理解剖与病理生理

从胚胎发育角度讲，目前认为 CAF 是在遗传、感染等多种因素作用下，导致心脏在胚胎发育过程中心肌窦状间隙未能退化而持续存在，进而导致冠状动脉主干或其分支与某个心腔或血管之间形成异常通道。然而，其具体发病机制尚未可知。近期研究表明，部分形成巨大囊状膨胀的 CAF 病变，可能与其囊状扩张部位的动脉中层黏液样变性密切相关，因此经 CAF 分流量大小并非决定其扩张程度的唯一因素。

CAF 有多种临床分型方法，常用 I 型表示单一瘘管，Ⅱ 型表示多发瘘管。Sakakibara 等将不同瘘口开口部位的 CAF 分为 A、B 两型，其中，A 型为近端型，即瘘口近端冠状动脉异常扩张，远端血流正常；B 型为远端型，即远端冠状动脉分支瘘入右心系统，冠状动脉全程异常扩张。Sakarupare 等将不同引流部位的 CAF 分为 5 型，包括 I 型，引流至右心房；Ⅱ 型，引流至右心室；Ⅲ 型，引流至肺动脉；Ⅳ 型，引流至左心房；Ⅴ 型，引流至左心室。近年来，为更加便于指导治疗方案的选择，更多的研究以 CAF 大小进行分型，即 CAF 内径与正常冠脉分支（非 CAF 滋养血管）的最大内径相比，<1 者为小型 CAF，≥1 且<2 者为中型 CAF，≥2 者为大型 CAF。国内部分学者建议按 CAF 瘘管直径大小分为 3 型，即≤5 mm 者为细小型，≥10 mm 者为巨大型，介于两者之间为中间型。

梅奥医学中心在其最新发表于 JACC 的文章中列举了该中心所见 5 种 CAF 及其特征，分别为：① CAF 起源于左前降支近端，瘘入肺动脉（图 15-1，A），该类 CAF 常为网状动静脉畸形，通常不需特殊处理；② CAF 起源于左回旋支，瘘入冠状静脉窦（图 15-1，B），该型具有逐渐扩张至较大瘘管的趋势，因此如条件允许，建议介入封堵，但应注意瘘管内径≥10 mm 时，介入封堵易导致局部血液滞留，后者可增加急性心肌梗死风险；③ CAF 起源于右冠状动脉近端或中段，瘘入静脉系统（图 15-1，C），如不及时处理，也有逐渐扩张风险；④ CAF 起源于右冠状动脉远端，瘘入冠状静脉窦（图 15-1，D），该类病变通常存在右冠状动脉近端显著扩张，因此介入封堵也可能增加术后心梗风险；⑤获得性 CAF（图 15-1，E），该类病变易于封堵，手术成功率高。

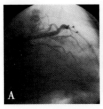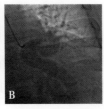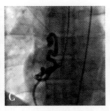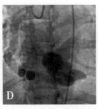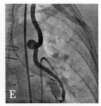

图 15-1　常见冠状动脉瘘的主要类型，A. 起源于左前降支近端，瘘入肺动脉；B. 起源于左回旋支，瘘入冠状静脉窦；C. 起源于右冠状动脉近端或中段，瘘入静脉系统；D. 起源于右冠状动脉远端，瘘入冠状静脉窦；E. 获得性 CAF

　　CAF 的病理生理学特点及临床表现与其大小密切相关。①大型 CAF 病变血管粗大，伴迂曲或瘤样扩张，瘘口大。其病理生理学特点包括：冠状循环血流量增多，且经 CAF 左向右分流至右心或反流至左心系统，严重者分流量可达心输出量的 20% 以上，进而导致心腔扩大甚至心力衰竭。由于 CAF 病变血管管腔粗大、血流阻力低，可导致与其相关的局部正常冠脉分支血流量相对减少，从而发生冠状动脉"窃血现象"，导致心肌缺血，临床上可表现为心绞痛、心律失常等症状，严重者可发生心肌梗死。CAF 病变血管近端常表现为血流量增加，导致局部管壁切应力增加，后者可进一步介导血管内膜损伤，进而导致冠状动脉粥样硬化的发生，结合局部血管迂曲、扩张的病理改变，可增加血栓形成风险。②小型 CAF 因病变血管管腔较细、血液分流量小，临床上通常没有明显的症状及体征。③中型 CAF 的病理生理学特点及临床表现介于上述两者之间。儿童先天性 CAF 绝大多数无明显临床症状，通常于体检时发现心前区连续性杂音就诊，但这些患者仍存在因心脏容量负荷过重而致心力衰竭的危险性。

第三节　冠状动脉瘘超声心动图表现

　　超声心动图检查对 CAF 具有较高诊断价值，因其无创、便捷及费用低等优点，可作为 CAF 初步筛查手段。超声心动图可清楚显示迂曲扩张的冠状动脉，观察瘘管走行及血流方向，并根据瘘入心腔或肺动脉内异常血流束来判断瘘口数量及位置。当超声心动图提示心腔内异常五彩血流束时，如能除外其他常见心脏结构畸形，应注意是否可能为 CAF，此时应逆向探查追踪其来源。频谱多普勒有助于进一步明确瘘口处血流性质，因瘘口处频谱受瘘管两侧压差的影响而有所不同，瘘口位于右心系统或左心房时呈双期连续性湍流频谱，而位于左心室时呈舒张期单向湍流频谱。

　　此外，采用声学造影结合微泡增强的方法有助于进一步明确 CAF 的位置和瘘管扩张程度。但是，经胸超声心动图存在很大的局限性，常因较差的声窗条件和复杂的 3D

构型而无法探及瘘管远端血流，导致诊断不明确。近期研究表明，多平面经食管超声心动图能够更加精确地显示 CAF 的起源、走行及引流位置的全程图像。

第四节　冠状动脉瘘封堵术适应证及禁忌证

一、冠状动脉瘘封堵术适应证

CAF 介入治疗适应证主要包括：①有明显外科手术适应证的先天性 CAF，不合并其他需要手术矫正的心脏畸形；②外伤性或冠状动脉介入治疗所致医源性 CAF；③易于安全达到、能够清晰显影的瘘管；④非多发的 CAF 开口，单发 CAF 进行介入治疗的效果较好；⑤ CAF 瘘口狭窄、瘘道瘤样扩张；⑥少数情况下，冠状动脉一支或多支（多为间隔支）形成与心腔相连的微小血管网，可用覆膜支架进行封堵。

二、冠状动脉瘘封堵术禁忌证

CAF 介入治疗禁忌证主要包括：①需要封堵的冠状动脉分支远端有侧支发出，该处心肌组织供血正常；②受累及的冠状动脉血管极度迂曲；③右心导管提示右向左分流，重度肺动脉高压；④封堵术前 1 个月内严重感染者；⑤ CAF 发生在单一冠状动脉或冠状动脉主干上；⑥巨大 CAF 无合适封堵材料者。

第五节　冠状动脉瘘封堵术操作流程

一、术前准备

（1）术前按心导管检查要求进行备皮、完善术前准备，详细交代手术相关风险并按要求签署手术知情同意书。

（2）有心功能不全或其他影响手术因素的患者，应首先治疗心力衰竭或纠正其他影响手术的情况，待病情稳定后再行 TCC。

二、操作过程

1. 麻醉方法　成人通常采用局麻，10 岁以下儿童或不能配合手术的成人患者，应在全麻下进行介入治疗。

2. 根据瘘口位置及介入治疗路径计划选择穿刺血管及行冠脉造影、心导管检查。

3. 一般先行冠脉造影检查，以明确瘘口起源和大小。对于大型 CAF，可先用猪尾导管行主动脉根部非选择性造影。对于小型 CAF，应行选择性冠脉造影。应注意，大多数右冠状动脉 - 肺动脉瘘，起始部常位于右冠状动脉开口处，造影时应仔细观察，避免遗漏。起源于左冠状动脉的 CAF，需行多体位造影，以明确瘘口位置。

4. 对于直径较粗、左向右分流量大的 CAF，冠状动脉造影后应行右心导管检查，测量肺动脉压力，并计算肺血管阻力和分流量（Qp/Qs）。截至目前，尚无因 CAF 左向右分流所致艾森曼格综合征的相关报道。

5. 封堵器械选择　无论选择何种封堵器械，TCC 术的治疗原则均为封堵 CAF 瘘管的最窄处，并尽量封堵瘘口远端，以免影响近端的正常冠脉分支血流供应。术者应高度警惕部分大型 CAF，由于其瘘管内压力较低，封堵前冠脉造影时，其正常小分支可能并不显影，而只在瘘管出口后方显影，术中释放封堵器时，应反复确认是否影响该类小分支，以免引起心肌梗死等严重并发症。如果选用弹簧圈进行封堵，应选择可控弹簧圈，其直径应控制在瘘管最窄处直径的 1.2 ～ 1.3 倍。如所用弹簧圈直径太小，则不能达到有效封堵的目的，且释放后存在脱落风险。如果直径太大，易导致弹簧圈成型不良，不能形成理想有效的圆圈，也不能达到有效封堵的目的。而此时如果继续前送弹簧圈，其远端可能跨过最窄处而到达瘘口远端，导致释放后脱落风险增加。此外，输送导管易被弹簧圈的回顶力作用，致其退出靶血管不能完成封堵。如果选用动脉导管未闭、室间隔缺损封堵器或 Amplatzer 血管塞，所选器械直径应较瘘管最窄处大 2 ～ 4 mm，如封堵器选择过小，易致封堵器脱落；如果封堵器太大，则容易成型不良，也不能达到有效封堵的目的。

6. 封堵路径选择

（1）经动脉路径顺行性封堵：对于小型 CAF，可用弹簧圈进行封堵。应注意，第一个弹簧圈的定位和释放非常重要，只有第一个弹簧圈准确到位，后续操作才能相对安全简单，可根据病变位置情况植入一个或多个弹簧圈，以达到最佳封堵效果。小型 CAF 行 TCC 术时，目前最常应用微导管作为输送鞘管，以可控或不可控弹簧圈进行封堵。具体方法为：通过股动脉或桡动脉路径送入 6F 或 7F 冠状动脉指引导管至病变冠状动脉开口处，通过指引导管送入 0.014 inch 冠脉介入导丝和直径 2F 的微导管，直至靶血管封堵位置。退出导丝，通过微导管送入弹簧圈进行封堵。小型 CAF 介入治疗操作难点是部分病变开口难以寻找。此外，由于该类 CAF 瘘管多数较为迂曲，微导管难以到达瘘管远端。因此，常用头端较软的冠脉指引导丝（如 BMW 导丝）和支撑力较强的指引导管（如 XB、EBU 指引导管）等。目前，通过微导管进行弹簧圈封堵的成功率很高，但大部分病例释放封堵器即刻仍存在残余分流，远期随访观察结果表明，尽管分流量较前减少，但仍有超过半数的患者存在明显的残余分流。赵仙先等借鉴脑血管瘤介入栓塞经验，采用弹簧圈联合 Onyx 胶封堵 CAF，手术成功率 100%，封堵后即刻仅 11.5%（3/26）的病例存在少量残余分流，远期疗效尚待进一步随访研究。具体操作方法为：在导丝引导下输送专用微导管至封堵部位，通过超选择微量造影确认微导管位置是否合适，再送入 2 ~ 3 枚弹簧圈，使弹簧圈成型成团，重复造影确认分流量是否减少，最后以 0.25 ml DMSO 缓慢冲洗微导管后注射 Onyx 胶。注射速度应尽量缓慢，具体剂量以达到满意的栓塞效果为准。

经动脉封堵路径同样适用于瘘管直径较大、走行较直的 CAF 封堵，特别是瘘入心腔的 CAF。在导丝（0.032 inch × 260 cm 亲水涂层导丝）引导下将输送鞘管直接送至目标位置，随后送入封堵器。对于带有侧臂的输送鞘管，封堵器到位后可通过侧臂注入造影剂，观察封堵效果。如选用无侧臂的输送鞘管，也可通过连接"Y"形接头注入造影剂，观察封堵效果，一般不需要穿刺对侧股动脉用于封堵后造影。如封堵器大小、位置合适，封堵效果良好，则可释放封堵器，并重复注入造影剂，观察最终封堵效果。

（2）经静脉路径逆行性封堵：适用于瘘管粗大、迂曲盘绕、走行较长的大型CAF，以及从动脉途径难以到达理想的封堵位置，或瘘管开口位于右心房 / 右心室的CAF。方法为使用 JR4 右冠状动脉指引导管或 XB 左冠状动脉指引导管，超选至右冠状动脉或左冠状动脉开口处，送入 0.032 inch × 260 cm 的亲水涂层导丝，通过瘘管到达右心系统，然后通过股静脉送入圈套器，捕获导丝并将其拉出体外，建立动静脉轨道。再通过股静脉路径，沿导丝送入输送鞘管到瘘口上方，送入合适封堵器进行封堵。之所以选择冠脉介入指引导管，而不是普通的多功能导管，是因为指引导管的内径比普通多功能导管更适合深入瘘管内，在封堵前注射造影剂，利于准确判断瘘管最窄处直径，从而准确选择合适型号封堵器。封堵器到位后，重复造影观察封堵效果（图 15-2）。

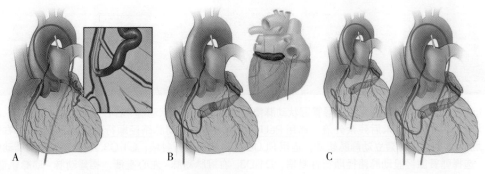

图 15-2 经导管冠状动脉瘘封堵术常用封堵路径模式图，A. 经动脉封堵路径；B. 经静脉封堵路径；C. 动静脉轨道封堵路径

北部战区总医院采用TCC术治疗的具有代表性的5例CAF患者，采用不同类型封堵器及封堵路径的术中影像资料。具体为：①12岁女性患者，右冠状动脉-右心室瘘术后残余分流，选用PLUG-Ⅱ封堵器经股动脉路径顺行性封堵，术后即刻少量残余分流（图15-3，A1-A3）；②5岁女性患者，右冠状动脉→右心室瘘，经股动脉→右冠状动脉→CAF瘘口→右心室→肺动脉→股静脉路径构建动静脉轨道，同样选用PLUG-Ⅱ封堵器进行封堵，术后即刻无残余分流（图15-3，B1-B3）；③该例患者为37岁男性，右冠状动脉-肺动脉瘘，选择弹簧圈经股动脉路径顺行性封堵，术中植入1枚弹簧圈，封堵后即刻少量残余分流（图15-3，C1-C3）；④该例为41岁女性患者，右冠脉动脉-左心室瘘，术中经左股动脉→降主动脉→升主动脉→右冠状动脉→CAF→左心室→升主动脉→降主动脉→右股动脉构建动脉-动脉轨道，采用国产室间隔缺损封堵器进行封堵，治疗效果良好，术后即刻微量残余分流（图15-3，D1-D3）；⑤一例47岁女性患者，左冠状动脉-右心房瘘，术中同样选用国产室间隔缺损封堵器，经股动脉→左冠状动脉→CAF瘘口→右心房→下腔静脉→股静脉路径构建动静脉轨道进行封堵，术后即刻无残余分流（图15-3，E1-E3）。

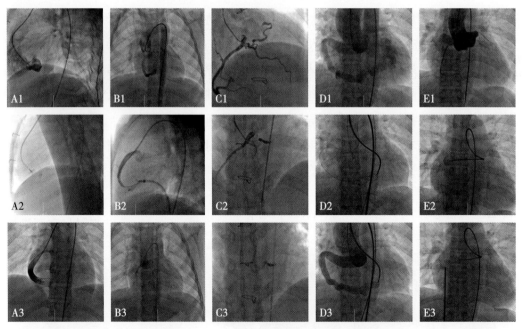

图15-3 北部战区总医院采用经导管冠状动脉瘘封堵术治疗的冠状动脉-右心室瘘患者，A1-A3. 右冠状动脉-右心室瘘术后残余分流，选用PLUG-II封堵器经股动脉路径顺行性封堵；B1-B3. 右冠状动脉-右心室瘘，建立动静脉轨道，选用PLUG-II封堵器进行封堵；C1-C3. 右冠状动脉-肺动脉瘘，选择弹簧圈经股动脉路径顺行性封堵；D1-D3. 右冠脉动脉-左心室瘘，构建动脉-动脉轨道，采用国产室间隔缺损封堵器进行封堵；E1-E3. 左冠状动脉-右心房瘘，构建动静脉轨道后，选用国产室间隔缺损封堵器进行封堵

7. 封堵试验　封堵试验是介入治疗 CAF 的重要步骤，方法是将球囊置于拟封堵的目标位置，用稀释的造影剂完全充盈球囊，阻断血流，观察 15 ~ 20 min，如心电图出现 ST 段改变、T 波改变或患者出现心绞痛等症状，提示封堵器可能影响正常冠脉分支血流，证明该患者不适宜行 TCC 治疗。由于近年来多数中心均选择可控释放装置作为封堵器行 TCC 术治疗 CAF，一旦患者出现上述心肌缺血表现，可迅速回收封堵器避免心肌梗死等严重并发症的发生。因此，目前 CAF 封堵前一般无需行封堵试验。

第六节　超声心动图在冠状动脉瘘封堵术中的监测和评估

传统的 TCC 术治疗 CAF 主要依赖于影像学技术，后者贯穿于 CAF 诊断和治疗的全过程。然而，近期研究证实，经胸超声心动图检查（TTE）对拟行 TCC 术的 CAF 患者术前筛选、术中监测及封堵器选择、术后疗效评估及随访均有重要的应用价值，其准确率与手术成功率呈正相关。

根据不同病例的 CAF 解剖学特点，应制定个体化 TCC 术治疗策略，即选择不同的封堵路径和封堵器械，以保证介入操作的安全性和有效性。因此，术前应采用 TTE 明确瘘口位置和瘘管走行，准确测量瘘口大小和瘘管内径，并判断是否合并其他需要手术治疗的心血管畸形。

目前，TTE 是除影像学检查外最为可靠的无创检查方法，但因 CAF 的瘘口位置及瘘管走行差异较大，因此超声专业和临床专业医师应熟练掌握不同类型 CAF 的超声影响特征及规律：①右冠状动脉起源的 CAF 瘘入右心室或右心房：通常在左心室长轴切面及心尖五腔心切面可观察到扩张的右冠状动脉，沿扩张的右冠状动脉向右走行，经右心室壁至房室沟三尖瓣瓣环下方。从左心室长轴切面向左心室短轴切面扫查，可清晰显示异常扩张的右冠状动脉 CAF 瘘管及其走行特点。部分 CAF 在走行过程中蜿蜒盘绕成巨大的冠状动脉瘤。对于瘘入右心室的 CAF，其瘘口多位于右房室沟、右心室圆锥部或膈面；而瘘入右心房的 CAF，其瘘口则位于右心房前壁、后壁或上腔静脉开口处。因此，可结合彩色多普勒血流显像（CDFI），其特点为在瘘口所在心腔可探及五彩镶嵌的高速血流信号，血流束起始位置为瘘口，其宽度为瘘口大小。②左冠状动脉 CAF 瘘入右心室或右心房：较为少见。在左心室长轴切面不易发现扩张的左冠状动脉，而在大动脉短轴切面及心尖五腔心切面常可清晰地发现扩张的左冠状动脉，但其扩张程度并无右冠状动脉 CAF 显著，且通常瘘管较长，走行迂曲复杂，需同时结合 CDFI，多角度显示异常的血流走行。③ CAF 瘘入肺动脉：多数为受累的冠状动脉分支形成瘘管瘘入肺动脉，其瘘管管腔通常较小，不易被二维超声发现。一般在胸骨左缘肺动脉长轴切面 CDFI 显示肺动脉管腔内火苗状异常血流束，向前追踪其起源，在大动脉短轴切面观察冠状动脉管腔是否增宽及有无异常分支，再用 CDFI 探及五彩镶嵌血流束。④ CAF 瘘入左心系统的情况较为少见，易被误诊，因心脏收缩期左心室压与主动脉压相同无分流，所以 CDFI 在收缩期血流信号不明显，只有在舒张期主动脉压大于左心室压时才能探及异常血流信号。

TTE 在 TCC 术中监测方面亦具有重要的应用价值。术中采用 TTE 协助术者明确导管移动方向、封堵装置植入部位是否合适以及牢固程度，并进一步确定有无残余分流，有助于提高手术成功率。然而，TTE 在测量瘘管内径方面与造影检查仍有明显差距，尤其对瘘管较为粗大且走行迂曲的 CAF，因其周围解剖结构相对复杂，超声测量点的选择常存在误差，难以全面准确测量瘘口大小，故 TTE 尚不能完全替代造影等影像学检查。

第七节　冠状动脉瘘封堵术并发症与处理

1. 封堵器脱落、移位　多与术中未能准确测量 CAF 内径、瘘口大小有关，从而导致封堵器选择不当。预防方法包括尽可能选择可控释放封堵装置，确定封堵器无脱落、移位风险后再释放。一旦发生封堵器脱落或移位，多数情况下可通过介入捕获方法回收，少数严重复杂病例需行外科手术治疗。

2. 心肌缺血或急性心肌梗死　可能与正常供血冠脉分支或冠脉内血栓形成有关。预防方法包括尽可能封堵 CAF 瘘口远端，术中使用足量肝素抗凝，术后给予抗血小板治疗。

3. 术后残余分流和溶血　主要由封堵器大小不合适或封堵移位所致，如果为少量或微量分流，一般可随着封堵器内血栓形成而消失。如分流量较大，可给予止血药物、激素、碳酸氢钠等对症治疗观察，如不能达到治疗效果，则应考虑再封堵或外科手术治疗。

4. CAF 夹层形成或冠状动脉穿孔　为严重并发症，常由于术中操作不当所致，如处理不当或不及时，可直接导致患者死亡。通常使用冠状动脉覆膜支架处理。

5. 心律失常　术中和术后均可发生，主要由术中操作时导管、导丝刺激或损伤心内膜而影响传导系统所致。术者应注意操作轻柔，减少不必要的刺激，同时尽量减少手术时间。

第八节　冠状动脉瘘介入治疗术后处理及随访

有关 TCC 术后用药问题，目前尚存争议。一般按常见先天性心脏病封堵术后原则处理，包括笔者所在单位在内的国内多个中心均主张口服小剂量阿司匹林（2 mg/kg）3 ~ 6 个月，具体用药时间视患者个人情况而定，同时辅以其他必要的辅助治疗药物。抗血小板治疗的目的是防止封堵器局部血栓延伸到近端正常冠状动脉内，导致正常冠状动脉分支闭塞甚至心肌梗死的发生。此外，也可预防操作过程中导丝或导管可能对冠状动脉内膜造成的损伤，继发冠状动脉内血栓形成等严重并发症。

多数成功行 TCC 术治疗的 CAF 患者预后良好。但由于存在瘘管术后再通、心肌缺血等可能，因此应对 TCC 术后患者进行长期随访，随访内容包括封堵后再通、病变血管持续扩张和钙化、动脉瘤形成甚至破裂、血栓栓塞等影响远期预后的严重不良事件。此外，对未行治疗或接受保守治疗的患者亦应密切随访。

（王树水　王琦光）

第十六章　肺动静脉瘘的介入治疗

肺动静脉瘘（pulmonary arteriovenous fistula，PAVF）是一种罕见的先天性肺血管畸形。它是肺动脉和肺静脉之间的异常沟通，形成高流量、低阻力的右向左分流。1897年由 Churton 首次发现并描述此病，称为多发性肺动脉瘤，该病发病率为 2/100 000 ~ 3/100 000，其中约 70% 的 PAVF 为遗传性出血性毛细血管扩张症。主要依赖于临床表现、实验室及各种影像学检查来诊断。根治手段有外科手术和介入治疗，近年来，各种介入器材和介入技术的飞速发展，目前已逐渐成为 PAVF 主要的治疗方法。

第一节　肺动静脉瘘介入治疗概述

PAVF 介入治疗相较于传统手术治疗而言可最大限度地保存肺组织，并易于多次重复操作。肺动静脉瘘封堵术（TCE）具有操作相对简单、经济、效果好、耐受性好、恢复快等特点，已成为目前治疗 PAVF 的首选方法。栓塞材料包括传统的弹簧圈、血管封堵器和其他一些封堵器械。PAVF 病变在部位、形态及供血血管特点极其复杂，在血管内封堵治疗方法的选择、治疗方案的制定方面应注重个体化。术前选择性肺动脉 DSA 检查尤为重要，明确病变数目，病变部位，供血动脉及引流静脉数目、形态及血流动力学特点。但肺动静脉瘘封堵术后有 5% ~ 10% 的 PAVF 可能出现瘘管再通，需要定期密切随访。

一、栓塞材料介绍

（一）弹簧圈

弹簧圈（coils）分可控型和非可控型，是最早应用于 PAVF 的栓塞材料。所选弹簧圈的直径通常要大于供血血管直径 1 ~ 2 mm。原理是利用卷曲的弹簧圈的机械性栓塞作用及弹簧圈上纤毛的血栓源性诱发血栓形成，从而达到彻底栓塞作用。血管封堵器（plug）血管塞是一种自膨式镍钛合金丝编织的圆柱形网篮结构，直径范围为

4 ~ 16 mm，根据直径大小可选择应用 5F、6F、7F 导引导管作为输送器。选用的血管塞直径应超过供血血管直径的 30% ~ 50%。优点：可以回收并重新定位；低移位发生率；磁共振兼容性；单个血管塞即可达到彻底栓塞的目的，操作时间短。

（二）可脱式球囊

可脱式球囊（detachable balloon）的设计初衷是用于神经血管系统及心血管系统畸形的栓塞、封堵。由于近年来各种新型导管与微导管及适用于微导管释放的微弹簧圈及可脱式弹簧圈的问世，可进行选择性插管及栓塞，因此可脱式球囊在血管畸形栓塞封堵中的应用逐渐减少。

二、栓塞材料的选择

文献报道，对引入血管直径<7 mm 患者，可采用弹簧圈栓塞；对引入血管直径粗大（>7 mm）患者，由于弹簧圈枚数增多致使脱落、移位等并发症风险增加，可采用 Amplatzer 封堵器。

Amplatzer 血管塞子（Amplatzer vascular plug，AVP）是 AGA 公司研发的一种专用于外周血管堵闭的装置。它是呈圆柱状、可自行膨胀的堵闭器。直径为 4 ~ 16 mm，长度 7 mm 或 8 mm。根据国外多中心的资料显示，AVP 运用于外周血管封堵治疗的技术成功率高达 99%，即刻完全堵闭率达 94%。对于 PAVF 的介入封堵，AVP 且具有显著的优越性：①操作系统便捷，可回收后重新调整 AVP 的位置或调换 AVP 的尺寸，目前推荐 AVP 的选择应较血管直径大 30% ~ 50%；②与其他 Amplatzer 堵闭器不同，AVP 中无纤维填充物，故可通过相对较小的传送鞘（5 ~ 8F）损伤小；③对于大型 PAVF，AVP 发生移位脱落、堵闭后的残余漏以及再通的发生率应远低于弹簧圈；④ AVP 的价格虽然高出可控弹簧圈 1/3，但是巨大供血动脉的 PAVF 的封堵往往需要多枚弹簧圈，相比之下，弹簧圈的总费用更高。

第二节　肺动静脉瘘病理解剖与病理生理

一、病理

PAVF 是一种罕见的先天性肺血管畸形。PAVF 的基本病理改变是由于胚胎发育时期肺动脉支和静脉丛间的血管间隔形成发生障碍，毛细血管发育不全或退化，造成肺动脉与肺静脉直接相通形成短路，肺动脉的血液不经过肺泡毛细血管网，即未经氧合而直接流入肺静脉。

病变血管壁肌层发育不良，缺乏弹力纤维，又因肺动脉压力导致异常血管团逐渐扩张形成血管瘤样改变。肺动静脉瘤是一种肺动静脉分支直接构通类型，表现为血管扭曲、扩张，动脉瘤囊壁薄，静脉壁厚，瘤呈囊样扩大，瘤同分隔，可见血栓。病变可位于肺的任何部位，瘤壁增厚，但病变区血管内皮层减少、变性或钙化，导致肺血管破裂。

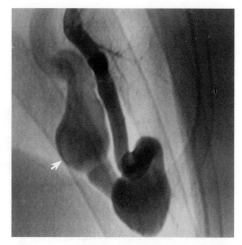

图 16-1　单纯型肺动静脉瘘表现为引流静脉扩大，左前基底动脉的 20° 右前斜血管造影显示出一个简单的 PAVF，呈现引流静脉的梭形动脉瘤（箭头）

也有右肺动脉与左心房直接交通，为少见特殊类型。病变分布于一侧或两侧肺，单个或多个，大小可在 1 mm 或累及全肺，常见右侧和二侧下叶的胸膜下区及右肺中叶。本病约 6% 伴有 Rendu-Osler-Weber 综合征（多发性动静脉瘘，支气管扩张或其他畸形，右肺下叶缺如和先天性心脏病）。

PAVF 的分型

1. 按照病理表现　分为①单纯型（79%）：最为常见，即单个扩张的血管瘤囊连接 1 条供血肺动脉和 1 条引流肺静脉，扩张的瘤囊无分隔，此型病灶可单发或多发（图 16-1，图 16-2）。②复杂型（21%）：即扩张的血管瘤囊连接 2 根以上的供血动脉和引流静脉，瘤囊常有分隔，或为迂曲扩张的血管（图 16-3）。③弥漫型：少见，为两肺散在多发的微小肺动静脉之间的短路（图 16-4）。

2. 按 X 线表现　又可分为结节型（直径<3 cm）、肿块型（直径 3 ~ 8 cm）和异常交通血管型。

PAVF 大多数病变是先天性的，最常见的原因之一是遗传性出血性毛细血管扩张症（HHT），这是一种常染色体显性遗传疾病，也称为 Osler-Weber-Rendu 综合征。HHT 的临床诊断基于库拉索标准，包括自发性、复发性鼻衄、特征部位多发性皮肤黏膜毛细血管扩张症、内脏动静脉畸形和 HHT 的一级亲属。其他已知的原因包括肝肺综合征（HPS）、外伤、放线菌病、穿透性胸部外伤或先天性心脏手术、癌症和范可尼综合征等。其余病因不明的 PAVF 被归类为特发性，即没有任何其他 HHT 迹象或上述已知原因。

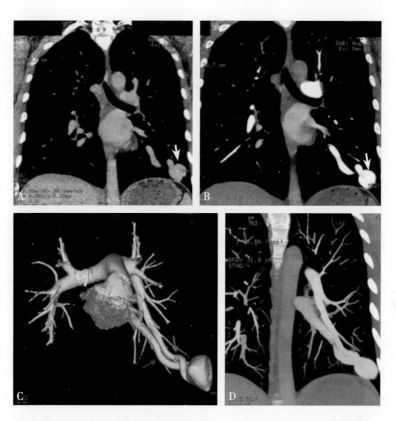

图 16-2 单纯型肺动静脉瘘 CTA 图像，A. CT 显示出在左下叶（箭头所指）一个巨大病变。B. 增强 CT 显示箭头所指处怀疑血管畸形。C、D. CTA 和三维重建证实左下肺动脉（红色箭头所指）和左下肺静脉（蓝色箭头所指）之间存在 PAVF 瘤囊

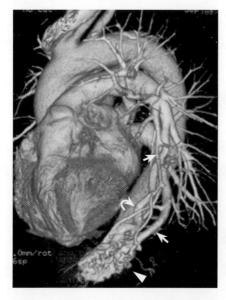

图 16-3 复杂型肺动静脉瘘 CTA 图像，CT 显示出两条供血肺动脉即一条小舌动脉（小箭头）和一条大前基底动脉（弯曲箭头），一个蛇行动脉瘤囊（三角箭头）和一个扩大的引流静脉（大箭头）

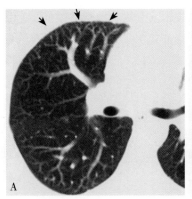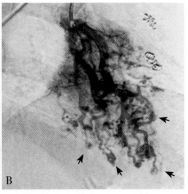

图 16-4　中叶亚节段弥漫型肺动静脉畸形 CT 图像，一例 31 岁女性患者的中叶亚节段弥漫型肺动静脉畸形，表现为低 PaO_2 水平（34 mmHg）。CT（A）显示所有外周胸膜下亚段动脉分支，显示微小的动静脉连接（箭头所指）。左侧基底段的选择性血管造影（B），在右侧前方投影中显示弥漫性亚段动静脉连接（箭头所指）

二、病理生理

PAVF 是右向左分流型即发绀型的先天性肺血管畸形，肺内真性解剖分流增加，引起肺泡通气与血流比例失调，动脉血氧饱和度下降。PAVF 一般无通气障碍，PCO_2 正常，在吸入纯氧后 PaO_2 无明显提高。

其临床表现主要与分流量有关，右向左分流量取决于 PAVF 异常通道的多少、管径或动静脉瘤的大小、肺血管阻力及两侧心腔的压力差。当大量含氧量少的血流流入体循环可导致低氧血症，引起体循环灌注不足的表现，在临床上表现为发绀、杵状指、呼吸困难等，长期低氧还会引起重要脏器的缺血缺氧、功能下降。多数病例因低氧血症导致红细胞增多症，又因肺、体循环直接交通，易致细菌感染、脑脓肿等并发症。如果静脉发生血栓，脱落的微小栓子也可通过 PAVF 直接到达动脉系统，造成矛盾性栓塞。

第三节　肺动静脉瘘超声心动图表现

肺动脉造影是诊断 PAVF 的金标准，多用于进行栓塞治疗和手术治疗的患者。还可以选用无创的超声心动图来辅助诊断，包括常规超声心动图、多普勒超声心动图和对比超声心动图。

一、常规经胸二维超声心动图

可以观察到心腔大小、各心脏瓣膜形态及活动以及房室间隔回声是否连续。

二、彩色多普勒超声心动图

在常规超声心动图基础上加彩后可观察到心腔内有无直接的异常分流，以及分流的大致方向。

PAVF 是心外的右向左分流，而心脏内无异常分流，因此 PAVF 的常规二维超声心动图及多普勒超声心动图表现无太大异常，可以排除结构性心脏病和心内分流，以此和其他发绀型先天性心脏病相鉴别。

三、经外周静脉超声右心声学造影

研究表明，声学造影对 PAVF 诊断的敏感性达 92%，但特异性低。PAVF 的首选初步筛查试验是经胸对比超声心动图（TTCE），目前常用震荡后含有微气泡的生理盐水（0.9% 生理盐水 9 ml+1 ml 空气均匀混合）作为造影剂，经静脉注射后使用超声波对心脏进行成像，观察心尖四腔心切面。

正常情况下，造影剂经静脉注射很快进入右心系统，而造影剂微泡在通过肺毛细血管网时被滤过，整个左心系统看不见造影剂微泡，因此右心声学造影阳性提示存在右向左分流。由于微气泡通过肺循环时间为 1.6 s，若存在心腔内右向左分流，微泡在右心系统出现后，3 个心动周期之内进入左心系统。对于 PAVF 的患者，其右心血液进入肺动脉后不经过毛细血管网过滤而直接进入肺静脉，造影剂在右心显影后 3 ~ 5 个心动周期后出现在左心系统（图 16-5）。

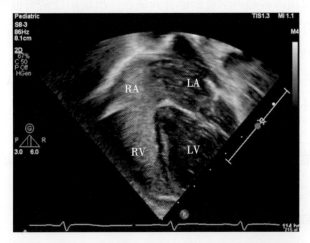

图 16-5 使用震荡生理盐水进行 TTCE 对比研究期间的四腔心切面视图。3 ~ 5 次心跳后，左心房内可见明显气泡。
LA：左心房；LV：左心室；RA：右心房；RV：右心室

根据在一个静止画面中左侧心腔内计数的最大微泡数，可分为：1 级（最多 29 个微泡）、2 级（30 ~ 100 个微泡）或 3 级（＞100 个微泡）（图 16-6）。

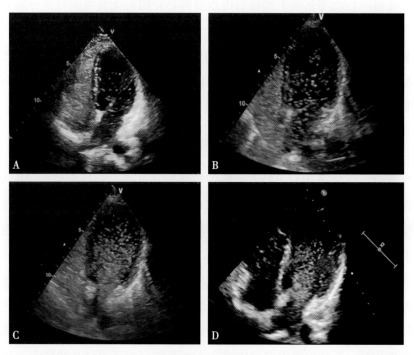

图 16-6　右心房完全混浊后，TTE 在单帧图像中显示五个心动周期后左心室中的微泡，A-C. 分别对应于轻度（1 级）、中度（2 级）和广泛（3 级）肺 RLS。D. 显示左心室微泡一直持续到右心室微泡消失。TTE：经胸超声心动图；RLS：右向左分流

但经外周静脉超声右心声学造影也有其缺点，出现阳性结果也可以是其他任何原因所致的右向左分流，如房室间隔缺损，这便需要仔细鉴别。而且声学造影不能确定PAVF 数目及在肺野中的具体位置，不能观察 PAVF 及滋养动静脉。

对 PAVF 需要行介入或手术治疗的患者来说，术前还需行 DSA 和 CTA 以进一步了解病变部位，制订准确的手术方案。

第四节　肺动静脉瘘封堵术适应证及禁忌证

一、肺动静脉瘘封堵术适应证

肺动静脉瘘封堵术（TCE）被视为儿童 PAVF 的首选治疗方法。患有发绀、运动不耐受、生长发育迟缓或出现并发症的儿童应接受 TCE 治疗。

目前对 PAVF 的治疗倾向于发现即干预，英国胸科学会 2017 年声明认为对影像学

可见的 PAVF，没有"3 mm 规则"，即使对无症状患者，也建议进行栓塞治疗。PAVF 治疗降低了出现反常栓塞等并发症的可能，并改善了氧合、其他生理参数、由右向左分流和出血加剧的症状。

TCE 适用于双侧病灶、不适合手术治疗的多发病灶，尤其适合只有单一供血动脉支或回流静脉支者。患者有手术禁忌证，手术治疗后复发或者手术未能彻底切除的患者均可采取介入治疗。对双侧多发 PAVF 可采取分次栓塞治疗，或者手术切除较大的分流较严重的 PAVF 病灶后，剩余较小的病灶进行介入治疗，可以避免广泛的肺切除术和重复开胸手术。

二、肺动静脉瘘封堵术禁忌证

妊娠、肺动脉高压和肾功能损害是择期 TCE 的相对禁忌证，但获益可能大于风险，尤其是在危及生命的咯血情况下。多发性 PAVF 且病变局限于一个肺叶或一侧肺者可选用手术切除肺叶治疗。对于巨大囊状 PACF，没有适合的封堵材料时，选择手术切除的方式会更合适。

第五节　肺动静脉瘘封堵术操作流程

TCE 目的是完全阻断右向左的异常解剖分流，主要是阻断供血动脉。优点是栓塞创伤小，可反复进行，而不影响正常肺动脉，但缺点是偶尔可并发体循环栓塞或误栓塞正常肺动脉（图 16-7，图 16-8）。

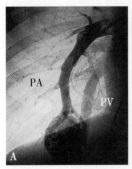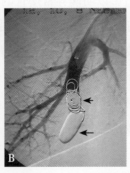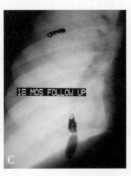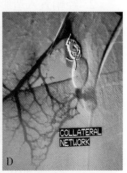

图 16-7　A. 该患者的右肺血管造影显示出大肺动脉分支（PA）、瘤囊和引流静脉（PV）。B. 封堵后立即进行的数字减影血管造影（DSA）显示出封堵完全，箭头所指为可拆卸球囊和线圈。C. 18 个月随访后的胸片显示线圈和球囊完好无损。D. 最初闭塞的肺动脉分支的 DSA 显示一个微小的侧支网络填充了一个小的残余静脉囊

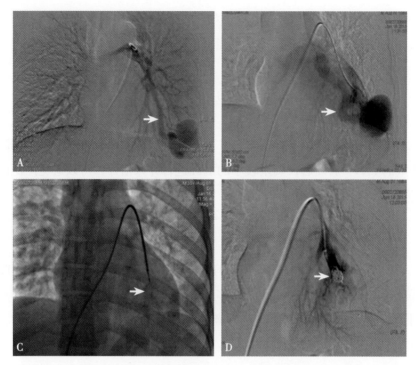

图 16-8　A. 双侧肺血管造影清晰显示出注射造影剂后的 PAVF 病灶。B. 选择性血管造影显示引流静脉增大。C、D. Ⅰ型 Amplatzer 血管塞（箭头所指），放置线圈（箭头所指），造影剂注射到供血动脉显示 PAVF 被完全封堵

一、操作流程

1. 常规消毒铺巾，在局麻下经右侧股静脉穿刺，放置适当大小的血管鞘。

2. 经鞘置入造影导管行选择性肺动脉造影以明确异常瘘管的范围、部位和类型。

3. 选用合适的栓塞材料，大小依据大于靶血管直径 50%，沿轨道导丝送入适当大小的输送鞘管至 PAVF 供血动脉远端处，放置位置尽量靠近囊瘤以避免影响周边肺小动脉分支。

4. 再次造影明确导管位置，释放封堵材料。

5. 封堵过后再次造影，对介入术封堵效果进行评估。

二、栓塞部位

1. 在治疗囊状 PAVF 时，应在其供血动脉的远端进行栓塞。栓塞时将输送导管尖端送至供血动脉远端，并尽可能接近瘤囊，然后在供血动脉血管远端靠近瘤囊部位释放栓塞物。如果栓塞部位离瘤囊过远，就可能栓塞正常的肺动脉分支；如果栓塞部位离瘤囊过近，则使其供血动脉远端残留过长，该供血动脉就可能与支气管动脉形成侧

支，引起术后"再通"。但也不要将输送导管尖端送到瘤囊口部或进入瘤囊，因为这样会使栓塞物脱入瘤囊，并进入体循环，造成体循环栓塞。

2. 对于复杂型囊状 PAVF，应对其所有供血动脉逐一进行栓塞。无论是对单纯型还是复杂型囊状 PAVF，都要力求栓塞完全，使血液右向左分流消失。

3. 对多发弥漫型肺小动静脉瘘进行栓塞治疗时，应尽可能将弹簧圈栓子送至引起分流的肺动脉的远端。如为两肺广泛病变，则应选择分流量较大的部位进行栓塞。

三、注意事宜

对 PAVF 进行介入治疗应注意以下几点：①确定诊断，明确病因。②通过选择性肺动脉数字减影造影全面评估 PAVF 形态特征，包括供血动脉、瘤囊及引流静脉的数量、大小及形态。③根据 PAVF 特点，因病灶而异选择最佳栓塞封堵方法及材料。④尽量栓塞供血动脉远端，这样既能最大限度保留正常肺组织供血，又能减少侧支循环的发生率；如采用弹簧圈栓塞方法，通常直径应不超过供血血管直径的 2 mm，以避免弹簧圈直径过大，卷曲不完全，无法达到供血血管横截面的彻底封堵。而且须采用多个弹簧圈达到致密栓塞效果，从而减少术后供血血管再通的发生率。⑤由于供血动脉栓塞后肺内血流动力学改变，栓塞后选择性造影可能发现原来未显示小的供血血管。因此，栓塞后选择性造影评估同样重要，而由于 PAVF 高流量低阻力特点，栓塞后经高压注射器造影是完全必要的，不能用手推对比剂方法代替。⑥术中操作谨慎、轻柔，避免气栓及 PAVF 裂等并发症的发生。⑦对 PAVF 血管栓塞封堵术后的患者要进行长期严密随访。

第六节 超声心动图在肺动静脉瘘封堵术中的监测和评估

震荡生理盐水微气泡超声显影试验（saline contrast echocardiography，SCE）仔细观察肺静脉中气泡的多少及来源可用于指导心导管造影及为介入封堵术做准备。SCE 根据气泡充盈的多少来分级，可以半定量评估 PAVF 分流的多少，作为封堵术后效果评估，以及术后随访复发的有效方法。如果是单一肺动静脉瘘，根据微气泡在肺静脉的位置，可以初步判断肺动静脉瘘来自于哪个肺叶，在心导管介入检查和治疗时可以更具有针对性，从而减少造影剂的用量和辐射量（图 16-9）。

根据在一个静止画面中左侧心腔内计数的最大微泡数，经 Barzilai 分级系统可分级为：1（最多 29 个微泡）、2（30～100 个微泡）或 3（>100 个微泡）。目前研究表明，

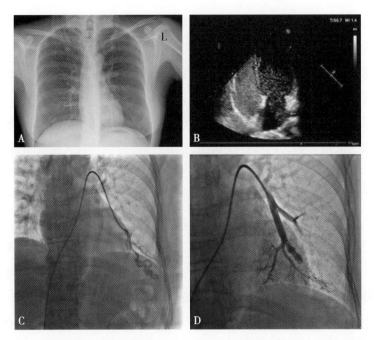

图 16-9　A. 该患者的胸部 X 线检查无异常。B. TTE 四腔图像显示出阳性结果，左腔微泡来自左下肺静脉。C. 在预处理 DSPA 图像上注意到左下叶 PAVF。D. PAVF 被栓塞。TTE：经胸超声心动图；DSPA：数字减影肺血管造影；PAVF：肺动静脉瘘

TTCE 上的肺分流分级不仅与胸部 CT 上检测到 PAVF 的概率相关，而且预测了经导管栓塞治疗的可行性。Sebastiaan Velthuis 等研究发现 TTCE 上肺分流 1 级的患者经 CT 证实 PAVF 没有足够大，也难以进行经导管栓塞治疗，因此他们认为分级为 1 级的患者可不做胸部 CT。

　　在封堵前，经导管可在局部肺动脉分支进行选择性造影，然后在超声实时监控下，可发现由某一分支注入的生理盐水造影剂可在迅速在左心系统显影微泡，即可判断此肺动脉分支存在 PAVF。封堵过后再次对此肺动脉分支造影，可以评估封堵效果，若左心未见到气泡，则说明此支封堵完全。在肺动脉总支进行造影，如果左心系统仍出现气泡，则提示存在其他分支的 PAVF。

第七节　肺动静脉瘘封堵术并发症与处理

一、术中并发症

　　术中可能出现血压及心率下降，心电图 ST 段下移及心律不齐。有学者分析原因有两种：血管迷走神经反射或栓塞封堵装置释放过程中导入气体造成冠状动脉气栓。

其他极少见的并发症还包括 PAVF 破裂、肺梗死等。在 PAVF 血管内栓塞封堵治疗的操作过程中要谨慎轻柔，尽量避免不必要的并发症发生。

二、术后并发症

TCE 的术后并发症有：复发 / 再通、栓塞 / 封堵装置脱落、脑卒中、一过性胸膜反应及咯血等。

PAVF 封堵术对于有经验的医生来说成功率高，主要并发症发生率约为 1%。常见的也是最严重的并发症是栓塞，封堵器材的移位、脱落造成远端体循环异位栓塞或者反流造成其他肺动脉分支栓塞。据报道，其发生率为 2% ~ 4%。另一最常见并发症是自限性胸膜炎，胸腔积液引起胸痛，发生率可高达 9% ~ 31%。通常发生于术后 3 d 内，持续 2 ~ 18 d。非甾体类抗炎药及镇痛药治疗有效。

栓塞后复发与再通原因主要有：①栓塞血管再通；②未栓塞小的供血动脉；③分支或旁系动脉越过栓塞部位汇入肺动脉；④栓塞段之间存在动脉 - 动脉分流（图 16-10）。

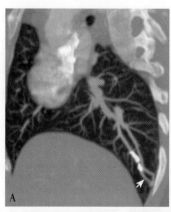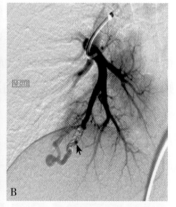

图 16-10　（再通）PAVF 术后两年，先前放置的线圈周围再通。在治疗前的影像检查。增强 CT（A）显示出先前介入治疗过的右侧基底侧 PAVF 再通：供血动脉在线圈外显示血液流通。选择性血管造影（B）显示出锚定线圈（箭头所指）周围重新开放的通道

Milic 等报道 PAVF 栓塞后病变复发率为 4% ~ 19%。供血动脉直径大，使用的弹簧圈数量少，弹簧圈直径过大以及弹簧圈栓塞的供血动脉直径＞1 cm，均为血管再通发生的原因。提高弹簧圈释放技术，栓塞部位靠近瘘腔至引流静脉起始部可减少再通的发生。异位栓塞发生率小于 1%，与畸形血管的瘘口过大、血流速度快及选择栓塞材料直径偏小有关。术前及术中根据影像资料仔细判断封堵血管的直径及选择合适的栓塞器材，对预防异位栓塞非常重要。其他少见并发症有微气泡栓塞、肺炎、肺动脉

高压、败血症、深静脉血栓等。

第八节　肺动静脉瘘介入治疗术后处理及随访

一、术后处理

PAVF 介入治疗术后处理：①观察右侧股静脉的穿刺点是否渗血，需要局部加压包扎，密切的观察术后股静脉伤口的情况；②术后一般会常规的应用 3 ~ 5 d 抗生素，预防异物植入可能引起的感染；③术后 24 h 之内，还需要密切监测患者生命体征、血压、氧饱和度；④术后 24 h 之后，会常规给予阿司匹林抗血小板治疗。

二、术后随访

由于 PAVF 介入栓塞治疗后仍然存在复发的可能，因此应长期密切随访。PAVF 成功血管内栓塞封堵术后再灌注和再发的发生率高达 15%，是 PAVF 首次治疗成功后中远期疗效欠佳的主要因素。再通、再灌注可能的机制包括：①已栓塞供血血管的再通；②漏栓或微小副供血血管生长增粗；③支气管动脉或其他体循环动脉在栓塞部位远端形成侧支循环；④肺动脉侧支循环形成。虽然 PAVF 的生长速度及其决定因素缺乏证据，但妊娠和青春期被认为是导致囊腔变大的潜在因素，对这类患者应保持足够的警惕。

随访内容应包括询问症状，体格检查，无创氧饱和度测定及动脉血气分析，造影对比超声心动图及 HRCT 检查（图 16-11）。在术后 1 d、术后 1 个月、3 个月、

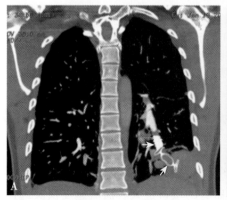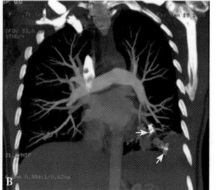

图 16-11　随访 6 个月的 CTA 和三维重建图像显示囊瘤完全消失，箭头所指为 Amplatzer 血管塞和线圈

6个月、12个月、以后每年随访1次。随访内容包括症状及体征、血常规、血氧饱和度、胸部X线片、超声心动图、心电图等，必要时行64排CT检查。PAVF介入治疗术后评估栓塞成功的标准：①术后动脉血气明显改善；②观察1年以上瘤体消失。

（徐江珊　吕铁伟）

第十七章　主动脉窦瘤破裂的介入治疗

主动脉窦瘤又称 Valsalva 窦动脉瘤，是一种少见的心血管畸形。主动脉窦瘤未破裂时通常无症状，一旦破裂进入其中一个心腔，会引起主动脉 - 心腔分流，造成明显的血流动力学改变和各种症状，如胸痛、心悸、呼吸困难甚至死亡。对于儿童来说，若不及时治疗具有高死亡率，但治疗后预后良好，因此主动脉窦瘤破裂需及时识别并尽早进行治疗。主动脉窦瘤破裂的传统治疗方法为外科手术修复，近年有研究证实经导管介入治疗主动脉窦瘤破裂是一项安全有效的技术，对于适合进行介入治疗的患者，可取代外科手术治疗。

第一节　主动脉窦瘤破裂介入治疗概述

由于外科手术死亡率低、长期随访结果良好，主动脉窦瘤破裂的传统治疗方法为心内直视修补术，但存在体外循环的风险，且对患者创伤较大。然而，自 1994 年 Cullen 等首先报道了经皮主动脉窦瘤破裂封堵术后，这一技术被日益推广。中国医学科学院阜外医院近期一项研究表明，主动脉窦瘤破裂经导管介入封堵成功率达 100%，与外科手术相比，其术后并发症并无显著差异，但介入封堵治疗创伤小、风险低，能显著缩短住院时间。因此，经导管介入治疗主动脉窦瘤破裂是一项安全有效的技术，对于适合进行介入治疗的患者，可部分取代外科手术治疗。

第二节　主动脉窦瘤破裂病理解剖与病理生理

一、主动脉窦解剖及生理功能

主动脉窦指的是位于主动脉根部主动脉环和窦管交界之间的三个突起。每个窦与一个半月形主动脉瓣相关，并据此命名，因此有右冠状动脉窦、左冠状动脉窦和无冠状动脉窦。右冠状动脉窦邻近三尖瓣和右心室流出道；左冠状动脉窦毗邻左心室游离壁、二尖瓣前叶、横窦；而无冠状动脉窦毗邻房间隔、二尖瓣前叶和右心房（图17-1）。一般而言，右冠状动脉窦为三个 Valsalva 窦中体积最大的，左冠状动脉窦体积最小。虽然大多数冠状动脉起源于窦内，但少数个体冠状动脉可起源于升主动脉的窦管交界处或以上。

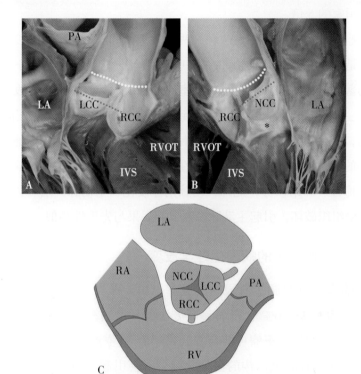

图17-1　主动脉窦解剖，A、B. 主动脉窦及其与心脏结构的毗邻关系；浅色虚线代表窦管交界处，为主动脉窦的上缘；深色虚线表示主动脉窦水平切面，垂直于主动脉瓣及升主动脉，通常主动脉窦直径在此层面测量；星号表示室间隔膜部，与无冠状动脉窦相连。C. 冠状面示意图。LA：左心房；RA：右心房；PA：肺动脉；RV：右心室；IVS：室间隔；RVOT：右心室流出道；LCC：左冠状动脉窦；RCC：右冠状动脉窦；NCC：无冠状动脉窦

传统意义上认为主动脉窦是用来防止主动脉瓣打开时冠状动脉阻塞。然而，流体动力学研究表明这些主动脉窦发挥着其他重要的生理功能。例如，收缩期血液旋转进入主动脉窦，可以使主动脉瓣开放更加完全，减少流经瓣膜的湍流和压力梯度，并促进收缩末期主动脉瓣有效、协调关闭，增加冠状动脉血流。这已经在临床研究中得到证实，研究结果表明在主动脉根部手术中保留主动脉窦可以维持正常的瓣叶开放、关闭时机，从而减少瓣叶压力。

二、主动脉窦瘤流行病学、病因及发病机制

主动脉窦瘤非常罕见，由 Hope 等于 1839 年首次发现。研究显示，在 8138 名尸检受试者中有 0.09% 的人发现了这种现象，在接受心脏直视手术的患者中有 0.15%～3.5% 的人发现了这种现象。主动脉窦瘤在男性中的发病率是女性的 3～4 倍，在东方和亚洲国家是西方国家的 5 倍。

主动脉窦瘤有先天性与获得性两种，两者有不同的病因与病理改变。先天性主动脉窦瘤被认为是胚胎发育过程中主动脉的中层与瓣环分离，缺乏肌肉与弹力纤维组织，形成结构上的薄弱点；主、肺动脉隔与心室间隔融合时，远端心隔球发育不全，留有薄弱的区域；主动脉窦畸形。上述原因导致主动脉窦在长期血流冲击下形成囊状物，突向毗邻结构，最后导致破裂，出现左向右分流。获得性主动脉窦瘤通常与损害主动脉中层和瓣环的弹性结缔组织有关。获得性主动脉窦瘤多由感染性疾病引起，如细菌性心内膜炎、梅毒、肺结核等；此外，动脉粥样硬化、主动脉夹层、创伤及医源性损害也可造成窦壁组织破坏，引起主动脉窦瘤，其后果与先天性相似。

三、主动脉窦瘤破裂的病理生理学改变

主动脉窦瘤大部分起源于右冠状动脉窦（70%～72%），其次为无冠状动脉窦（22%）和左冠状动脉窦（6%）。随着诊断方法的日益增多，大量此类动脉瘤被偶然发现。然而，约 2/3 的患者窦瘤可能会在其成年后 30 岁或 40 多岁时发生破裂，而未破裂的窦瘤由于对邻近心脏结构的占位效应可能会引起压迫症状。主动脉窦瘤破裂后，主动脉的血液立即注入右心室或右心房，引起大量的"左向右分流"，肺循环血量增多，容量负荷增加，产生右心室肥大和肺动脉高压，直至右心衰竭。主动脉窦瘤破入右心室者，心脏扩大和心力衰竭发生相对较慢。若破入右心房，由于右心房压力很低，产生大量分流，右心房压力骤升，右心房迅速扩大，上、下腔静脉血液回流受阻，可迅速引起心力衰竭、导致死亡。若破入心包，可立即造成心包填塞，导致患者突然死亡。

四、主动脉窦瘤破裂分型

基于 1962 年的 Sakakibara 和 Konno 分型，主动脉窦瘤破裂根据其发生部位和破裂进入的腔室进行了分类，由于其分型较为复杂且不全面，在临床实践中很少使用。2013 年中国医学科学院阜外医院在此基础上对主动脉窦瘤破裂的 Sakakibara 分型进行了修改与完善，具体分型如下（图 17-2）：

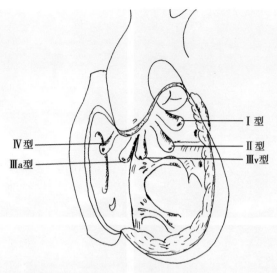

图 17-2　主动脉窦瘤破裂示意图，中国医学科学院阜外医院改进的主动脉窦瘤破裂Ⅰ型 - Ⅳ型示意图

Ⅰ型：主动脉窦瘤刚好位于肺动脉瓣下，破裂进入右心室；Ⅱ型：主动脉窦瘤刚好在右心室上嵴下方，破裂进入右心室；Ⅲ型：主动脉窦瘤靠近或位于三尖瓣环处，破裂进入右心房（Ⅲa型）或右心室（Ⅲv型）；Ⅳ型：主动脉窦瘤破裂进入右心房；Ⅴ型：其他罕见情况，如破裂进入左心房、左心室或肺动脉

第三节　主动脉窦瘤破裂超声心动图表现

一、经胸超声心动图

经胸超声心动图（transthoracic echocardiography，TTE）能够充分评估主动脉根和升主动脉近端。因此，它是评估疑似主动脉窦瘤的一线成像方法。主动脉窦瘤未破裂时主要表现为受累及的主动脉窦呈瘤样向外局限性扩张，突入与其邻近的心腔，瘤体根部位于主动脉瓣环水平以上，窦部主动脉径比瓣上主动脉径明显扩大，瘤体可呈手指状、乳头状、囊袋状，多呈锥形，底部大为内口，顶部小为外口。瘤壁多纤细、光滑、少数可增厚、钙化。主动脉窦瘤随心脏舒缩不断活动，舒张期瘤体增大，收缩期瘤体缩小。窦瘤破裂后可见瘤体壁回声连续性中断。破口常位于瘤体顶端，少数可有多个破口。破口较大时，在破口的边缘尚可见游离、残存的瘤壁组织呈活瓣样飘动，以舒张期更为明显。彩色多普勒技术可显示在破裂的主动脉窦和破入腔室之间有连续的紊乱血流信号，在主动脉内可见明显的舒张期血流逆流（图 17-3）。

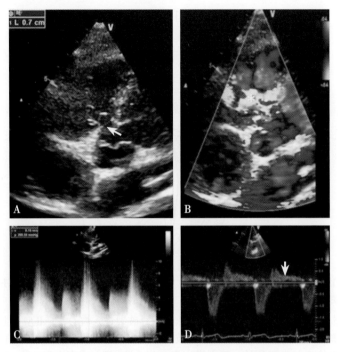

图 17-3　一例 22 岁患者检查发现心脏杂音伴轻度劳力性呼吸困难，A-B. TTE 心尖五腔心切面显示右冠状动脉窦动脉瘤破裂，破口约 0.7 cm（箭头）；彩色多普勒对比显示高速血流穿过病变并进入右心室流出道（星号）。C. 通过破裂的主动脉窦瘤的连续波多普勒信号显示连续血流，最大流速为 8.2 m/s，峰值梯度为 269 mmHg。D. 主动脉弓的脉冲多普勒显示舒张期血流逆流（箭头），这与血流动力学显著的反流病变一致

二、经食管超声心动图

虽然 TTE 作为评估可疑主动脉窦瘤的一线成像方法，但是对于 TTE 声窗差、诊断不明确时，如果需要进一步的评估，经食管超声心动图（transesophageal echocardiography，TEE）则能够提供额外的诊断信息。与 TTE 类似，TEE 也能够提供快速准确的诊断信息，并可在床边操作。TEE 探头紧邻主动脉根部，可以详细观察窦瘤的起源、突入部位及破口情况。对于较小的，尤其是尚未破裂的主动脉窦瘤，TEE 不易漏诊。对于少数极大的、占满突入心腔的窦瘤，TEE 亦可准确显示其起源，不易误诊（图 17-4）。

三、三维（3D）超声心动图

随着 3D 超声心动图的可用性增加，TTE 和 TEE 结合 3D 成像有可能改善主动脉窦瘤的评估。3D 超声心动图可以更好地评估主动脉窦瘤的大小和位置，以及其与邻近心脏结构的关系。此外，3D 超声心动图成像可能有助于评估常规二维成像难以识别的

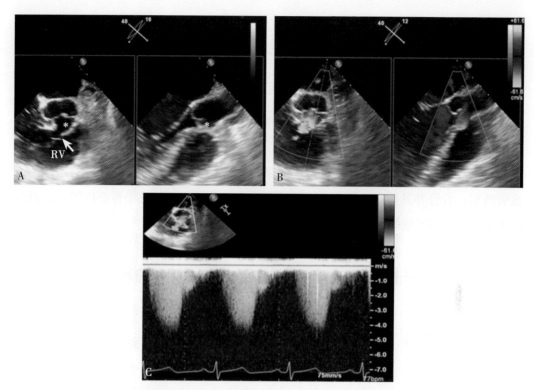

图 17-4　术中 TEE 影像评估破裂的右冠状动脉窦动脉瘤双平面成像，A. 显示右冠状动脉窦动脉瘤破裂进入右心室（星号）。箭头指示主动脉窦瘤破裂造成的"风向袋"畸形。相应层面的彩色多普勒双平面成像；B. 显示高速彩色血流从右冠状动脉窦瘤流入右心室。连续波多普勒成像；C. 显示右冠状动脉窦瘤到右心室有连续血流信号

相关心脏缺陷及主动脉窦瘤的潜在并发症。实时 3D TEE 成像在指导主动脉窦瘤的手术干预 / 修复方面具有重要作用，可以显示需要修复的范围、帮助确保最佳的手术结果及避免并发症。此外，随着主动脉窦瘤破裂经导管封堵术应用的增加，实时 3D TEE 引导在主动脉窦瘤破裂经皮封堵术的指导中将发挥重要作用。个案报道表明，实时 3D TEE 有助于主动脉窦瘤破裂经导管封堵选择最佳的封堵器。动态 3D TEE 成像对评估和减少主动脉窦瘤破裂经导管封堵术中的不利并发症也很有价值，如封堵器栓塞、明显的残余分流和邻近的心腔阻塞等。

第四节　主动脉窦瘤破裂封堵术适应证及禁忌证

一、主动脉窦瘤破裂封堵术适应证

适应证：①年龄 3 岁以上，体重＞5 kg；②主动脉右冠状动脉窦或无冠状动脉窦受累及；③主动脉窦瘤破入右心房或右心室；④主动脉窦瘤破口直径≥2 mm、

<10 mm；⑤不合并其他需要外科处理的心血管疾患；⑥既往有心脏外科手术或介入治疗病史，为避免二次开胸手术，可优先选择经导管介入治疗。

二、主动脉窦瘤破裂封堵术禁忌证

禁忌证：①主动脉窦瘤有多个破口，预估经导管介入封堵效果不佳，优先选择外科手术治疗；②主动脉窦瘤影响主动脉瓣，造成中、重度关闭不全；③主动脉窦瘤造成右心室流出道明显狭窄；④主动脉窦瘤累及左冠状动脉窦；⑤合并需外科治疗的心血管畸形；⑥合并其他心导管及心血管造影检查的禁忌证，如感染性心内膜炎、肾功能不全、造影剂过敏等。

第五节　主动脉窦瘤破裂封堵术操作流程

一、术前准备

1. 向患者及家属交代病情及手术过程中可能存在的风险，获取知情同意并完成签字。

2. 双侧腹股沟区备皮，必要时行碘过敏试验。

3. 术前建立静脉输液通道。对于心功能不全的患者，术前应进行抗心衰治疗，待病情稳定后再行介入治疗。

4. 需要全麻的儿童患者，术前禁饮食 4 h 以上；年长儿童可采用局部麻醉。

二、操作过程

1. 手术区准备　双侧腹股沟区常规聚维酮碘消毒，铺无菌单。

2. 股动、静脉穿刺　局部麻醉或全身基础麻醉下，穿刺（右）股动、静脉，分别送入 5F 或 6F 动、静脉鞘管。动静脉穿刺成功后，立即全身肝素化（50 ~ 100 U/kg）。

3. 左、右心导管检查　分别沿动脉鞘导入 5 ~ 6F 猪尾导管及端孔导管，测定上腔静脉、下腔静脉、右心房、右心室、肺动脉、主动脉、左心室的压力及血氧饱和度，计算左、右心排血量、左向右分流量及肺血管阻力。

4. 心血管造影　行左心室和升主动脉造影，确定主动脉窦瘤的起源，瘤体的形态和大小，破口的数量、大小、破入的心腔，除外其他合并畸形。

5. 封堵器选择　现阶段所使用的封堵材料通常为 Amplatzer 动脉导管未闭封堵器，如选择动脉导管未闭封堵器，其肺动脉侧直径应比破口最窄直径大 1 ~ 3 mm。国内外也有以室间隔缺损封堵器、房间隔缺损封堵器、弹簧圈等封堵成功的报道。

6. 股动脉 - 股静脉轨道建立　通常将剪切的猪尾导管在导引导丝的引导下由主动脉经主动脉窦瘤破口送入右心房或右心室，将 260 mm 长的 0.032inch 泥鳅导丝或软头交换导丝经猪尾导管送入右心房或右心室，并推送至上腔静脉或肺动脉。再由股静脉经端孔导管送入圈套导管及圈套器，套住位于上腔静脉或肺动脉的导丝头端，由股静脉拉出体外，从而成功建立股动脉→升主动脉→主动脉窦瘤破口→窦瘤破入的心腔（右心房或右心室）→下腔静脉→股静脉轨道。如窦瘤破裂至右心室，当上述方法建立的轨道不通畅时，有可能缠绕腱索，需将导引导丝送至右心室，重新操作导丝经三尖瓣至右心房达上腔静脉或下腔静脉，由圈套器再次建立股动脉 - 股静脉轨道。

7. 封堵器放置　由股静脉端沿轨道送入合适的输送长鞘及内扩张管至右心房，与过主动脉窦瘤破口的套管相接，钳夹导丝两端，牵拉猪尾导管，同时推送输送长鞘及内扩张管至主动脉弓部，缓缓后撤输送长鞘和内扩张管至主动脉瓣上方，撤去导引导丝和扩张管。将所选封堵器与输送杆连接，经输送短鞘插入输送系统，将封堵器送达输送长鞘末端，在经胸超声心动图或经食管超声心动图导引下结合 X 线透视，释放主动脉盘，回撤输送长鞘，使封堵器与窦瘤壁相贴，确定位置良好后，封堵器腰部嵌入窦瘤破口，后撤输送长鞘，释放肺动脉盘。在超声心动图监视下观察封堵器位置及形态、有无分流和瓣膜反流。

8. 封堵后心血管造影及封堵器释放　封堵 10 min 后，重复升主动脉造影，评估封堵效果。如果封堵完全，无主动脉瓣反流或少量反流封堵后无加重，且右冠状动脉未受累及，则可释放封堵器（图 17-5）。

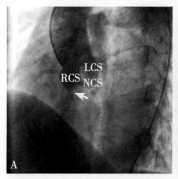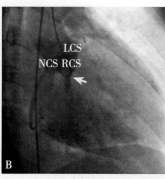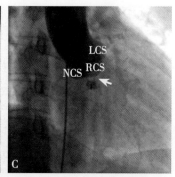

图 17-5　经导管介入封堵示意图，A-B. 长轴斜位及右前斜位造影图像显示右冠状动脉窦瘤破裂进入右心室；C. 植入封堵器后完全闭塞（白色箭头：破裂部位或封堵器）。LCS：左冠状动脉窦；NCS：无冠状动脉窦；RCS：右冠状动脉窦

第六节　主动脉窦瘤破裂封堵术并发症与处理

一、股动脉及股静脉损伤

1. 血栓形成、栓塞　多见于低龄儿童。发生原因与血管管径细、反复穿刺某血管部位、压迫止血方法不当等因素有关。预防方法为穿刺动脉后及时给予肝素抗凝，剂量 100 U/kg，每 1 h 追加半量。选择型号合适的鞘管以预防血管过度损伤，压迫止血时力度应合适。

2. 出血和血肿　反复多次血管穿刺及器械插入均可引起血液外渗，拔除鞘管后压迫不当都可引起出血。穿刺股动脉时位置不宜过高，否则会引起腹膜后血肿，难以压迫止血。

3. 股动静脉瘘、假性动脉瘤　穿刺血管时贯通动静脉造成动静脉瘘，如拔管后给予足够压迫可使瘘口闭塞。如压迫效果不佳，且瘘口较大，则需植入覆膜支架。股动脉壁损伤可形成假性动脉瘤，如瘤颈细，瘤体小，予足够压迫可使瘤颈愈合；如瘤颈粗、瘤体较大，则需局部注射凝血酶，促进瘤颈闭合，必要时需行外科手术治疗。

二、心律失常

心律失常的原因主要有导管刺激、造影时高压注射和造影剂刺激、患者心脏本身并发的心律失常、封堵器植入后导致局部组织水肿等。常见的心律失常有期前收缩、心动过速、心动过缓、房室传导阻滞、心脏骤停。术前应充分估测病情，备好抢救药品及器械，及时合理处置术中出现的心律失常。

三、心脏及大血管穿孔

心脏及大血管穿孔多由操作不当所致，严重者引起心包填塞，危及生命。应选用合适器械、避免粗暴操作，对儿童患者尤应慎重。出现心包填塞症状时，应紧急行心包穿刺引流，如引流液量多，不易止血，需紧急手术。

四、封堵器脱落

封堵器脱落主要由选择封堵器不当或操作不当所致。封堵器植入体内之前应仔细检查，包括输送鞘管及其附件等。术中推送封堵器切忌旋转动作，以免发生脱载。术者在操作过程中要严格遵守操作规程，选择合适的封堵器材，释放封堵器前应仔细观察封堵器位置及形态，确保其固定于主动脉窦瘤破口处，再行释放。一旦发生封堵器脱落，可酌情通过网篮导丝或异物钳将其取出，难以取出或栓塞重要脏器时，应紧急外科手术。

五、残余分流

封堵器选择过小或封堵器移位均可造成残余分流，需严密观察。如封堵器移位后残余分流明显或移位影响正常心脏结构，需在外科手术取出封堵器同时行主动脉窦瘤破裂修补术。

六、溶血

主要与术后残余分流有关，可发生于术后 24 h 内。术中应避免高速血流的残余分流。一旦发生术后溶血，可使用激素、止血药，并使用碳酸氢钠碱化尿液、保护肾功能等治疗。残余分流量较大，内科药物控制无效时，应外科手术取出封堵器。

七、右心室流出道梗阻

主动脉窦瘤较大且破入右心室时，植入封堵器后，有可能造成右心室流出道梗阻。封堵器植入主动脉窦瘤破口后，于封堵器脱载前，应由超声心动图及 X 线透视观察确定封堵器形态、位置良好，并评估封堵后主动脉窦瘤对右心室流出道的影响。在此基础上，以端孔导管由肺动脉到右心室连续测压，进一步明确封堵后是否造成右心室流出道狭窄。如已造成右心室流出道梗阻，应及时收回封堵器，放弃封堵治疗，择期行外科手术。

八、主动脉窦瘤再破裂

主动脉窦瘤破裂经导管介入治疗后出现主动脉窦瘤再次破裂目前罕见报道，具体发病机制不清，可能与既已存在的主动脉壁肌肉和弹性组织先天性缺陷有关。对于经导管介入治疗的主动脉窦瘤破裂患者，若出现主动脉窦瘤再次破裂，建议外科手术修复。

第七节　主动脉窦瘤破裂介入治疗术后处理及随访

一、术后处理

心电监测，24 h 内复查超声心动图及心电图，术后即刻及 12 h 后低分子肝素皮下注射。术后次日复查血常规、尿常规、肝肾功能。术后 3 d 内，常规预防性应用抗生素；术后观察 3～5 d 情况良好后出院随访。术后阿司匹林抗血小板治疗，小儿 3～5 mg/（kg·d），共 6 个月。

二、随访

术后 1 个月、3 个月、6 个月、1 年常规复查，包括胸部正位片、心电图及超声心动图，必要时行胸部 CT 检查。

（胡海波　杨　凯）

第十八章　复合型先天性心脏病的
介入治疗

第一节　复合型先天性心脏病介入治疗概述

一、复合型先天性心脏病的流行病学

先天性心脏复合畸形（combined congenital cardiac anomalies）是指同一患者同时有2种或2种以上心血管畸形并存的先天性心脏病（congenital heart disease，CHD）。

复合型先天性心脏病并不少见，大约有50%手术治疗的室间隔缺损（ventricular septal defect，VSD）病例有其他畸形合并存在，合并粗大或中等动脉导管未闭（patent ductus arteriosus，PDA）者占6%，其中25%有心功能不全；合并房间隔缺损（atrial septal defect，ASD）者占17%；而在ASD患者中有10%合并肺动脉瓣狭窄（pulmonary stenosis，PS），5%合并VSD，3%合并PDA。

二、复合型先天性心脏病的治疗现状

复合型先天性心脏病通常不被归类为严重的合并畸形，但一些婴幼儿患者其肺部充血状态常常较严重，应引起足够重视，需早期纠正。以往认为复合型先天性心脏病是介入封堵的禁忌证，需要外科手术治疗。但是，外科手术需要全麻、体外循环支持、主动脉钳夹阻断，有手术创伤大、恢复时间长等缺点。在此背景下，经皮介入技术逐渐发展起来。

随着介入器械的发展及技术水平的提高，介入治疗单纯型CHD已经日趋成熟。复合型先天性心脏病的介入治疗是在单纯型CHD的介入治疗基础上发展起来的，但其手术操作难度大，绝不是后者的简单相加。有研究认为，复合型先天性心脏病同期介入治疗的顺序为：瓣膜狭窄球囊扩张术、VSD封堵术、PDA封堵术、ASD封堵术，部分研究推荐VSD合并PDA患者的应先封堵PDA，后封堵VSD，否则后行PDA封堵时

导管、导丝及输送系统可能会对 VSD 封堵器右心室面造成影响。复合型先天性心脏病的介入治疗复杂多变，需根据患者具体情况，具体问题具体分析，制订个体化的治疗方案。

三、复合型先天性心脏病的治疗策略

（一）全面掌握患者病情资料

全面掌握患者病情资料，其中准确、详细的超声心动图至关重要，需请有经验的超声医生来完成，严格筛查符合手术适应证的患者。作为手术医生一定要在术前对患者的心脏解剖畸形了然于胸，做到知己知彼，才能百战不殆。对于 ASD 患者，需要超声通过多个切面测量缺损大小，缺损周围边缘长短、软硬情况，以及其与周围结构的毗邻情况。VSD 患者需要通过超声测量缺损形态、位置、大小，缺损与三尖瓣、主动脉瓣、肺动脉瓣的毗邻关系，以及缺损右心室侧粘连情况、出口数量、走行情况等。PDA 患者需通过超声测量 PDA 形态、宽度、长度等。同时，复合型先天性心脏病有可能合并 3 个或 3 个以上的心脏畸形，一定要通过超声详细的筛查，避免发现不及时造成不必要的麻烦。VSD 及 PDA 患者需行术中心血管造影进一步明确，对缺损大小的估测及毗邻关系较超声准确。此外，超声心动图可获得患者的左心和右心功能和肺动脉压力估测值，对手术策略的制订有重要意义。

（二）制订个体化的治疗策略

复合型先天性心脏病的治疗策略需遵循如下原则：①先难后易；②后期操作不影响前面治疗。先难后易，是首先治疗操作难度大的畸形，因手术的成功与否取决于难度最大的部分。若难度大的畸形治疗失败，则直接放弃手术，转外科治疗。

第二节　房间隔缺损合并动脉导管未闭的介入治疗

ASD 合并 PDA 患者，可遵循先难后易原则。若术前超声提示 ASD 封堵操作难度不大，如缺损不大于 35 mm，周围边缘均大于 5 mm 或仅主动脉侧边缘欠佳而其余边缘均大于 5 mm，可先行 PDA 封堵，后行 ASD 封堵；若超声提示 ASD 封堵操作难度较大，而 PDA 封堵操作相对简单，可先行 ASD 封堵，后行 PDA 封堵，若 ASD 封堵失败则放弃封堵，转外科手术。

一、病理生理改变与临床特点

ASD 合并 PDA 的介入治疗病理生理改变与临床特点：ASD 和 PDA 虽同属于左向

右分流性先心病，但 ASD 为心房水平的左向右分流（心内分流），而 PDA 为大动脉水平的左向右分流（心外分流）；当 ASD 合并 PDA 时，心内、心外分流相加，易出现肺动脉高压。其临床体征有时也将发生相应变化而不典型，若为大 ASD 合并小 PDA，其临床体征则以 ASD 体征为主；若为小 ASD 合并大 PDA，其临床体征则以 PDA 的体征为主。

二、介入治疗适应证

1. ASD 和 PDA 均具有介入治疗指征。
2. 不合并必须外科手术治疗的其他心脏畸形。

三、介入治疗禁忌证

1. ASD 和 PDA 具有任何一项介入治疗禁忌证者。
2. 依赖 PDA 生存的其他心脏畸形。
3. 合并需外科手术治疗的其他心脏畸形者。
4. 术前 3 个月内患有严重感染或合并感染性心内膜炎及出血性疾患者。

四、介入治疗原则与注意事项

1. 先行超声心动图检查、右心导管检查及主动脉弓部造影，以判断有无介入治疗适应证。

2. 当确定 ASD 和 PDA 均有介入治疗适应证时，方可进行介入治疗。

3. 按照"后续治疗不影响前期治疗效果"的原则，先行 PDA 封堵术，再行 ASD 介入治疗，以增加手术安全性。

4. 对于巨大 ASD 或 ASD 介入治疗难度大、预计封堵成功把握不大者，则按"先难后易"的原则，先封堵 ASD、后行 PDA 介入治疗；但需同时穿刺左、右股静脉，分别放入两支输送鞘管，ASD 封堵成功后暂不释放封堵器（以免后续操作造成封堵器移位或脱落），待确定 ASD 和 PDA 均被成功封堵后再逐一释放，以确保手术安全（图 18-1）。

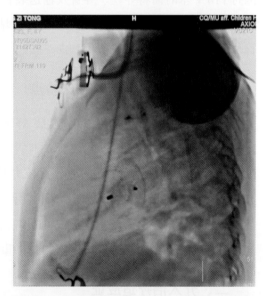

图 18-1 房间隔缺损合并动脉导管未闭堵闭术后影像

5. 对于小 ASD 合并大 PDA 并伴重度肺动脉高压者，应先封堵 PDA，暂不封堵 ASD，并密切观察临床症状及肺动脉压力变化，待肺动脉压力下降、临床症状改善后再择期行 ASD 介入治疗。

五、术后处理与疗效判定

1. 术后卧床时间、压迫包扎时间按 PDA 封堵术后常规处理。

2. 术后抗凝治疗按 ASD 介入治疗术后处理原则进行。

3. 疗效判定　应结合主动脉造影及超声心动图检查结果综合分析，并应加强术后随访与观察。

第三节　房间隔缺损合并肺动脉狭窄的介入治疗

ASD 合并 PS 是临床较为常见的先天性心脏复合畸形，若患者出现右向左分流，又称法洛三联症，其发病率占先天性心脏病的 2% ~ 3%。近年来，随着 ASD 和 PS 介入治疗技术的不断成熟与推广，使 ASD 合并 PS 患者也可通过介入治疗方法获得良好的临床治疗效果。

对于 PS 合并 ASD，需先行经皮球囊肺动脉瓣成形术（PBPV），再行 ASD 封堵术。因行 PBPV 术时需将导丝、导管及输送装置通过下腔静脉、右心房、三尖瓣、右心室、肺动脉瓣到达肺动脉远端，若先行缺损封堵，有可能碰触沿路的封堵器，造成脱落或移位。

一、病理生理改变与临床特点

法洛三联症的主要结构异常包括 ASD、PS 和右心室肥厚，其基本病变为 ASD 和 PS，右心室肥厚为 PS 的继发改变。本病的主要病理生理变化是右心室的血液流出受阻，引起与狭窄程度成比例的右心室压力升高，肺动脉内压力正常或下降，在右心室和肺动脉之间形成压力阶差。其体征主要是肺动脉瓣区喷射性收缩期杂音，肺动脉瓣区第二音减弱或消失；当右心房压力升高并超过左心房压力时，则出现心房水平的右向左分流，检查可见口唇及甲床发绀，严重者可有杵状指（趾）。

二、介入治疗适应证

1. ASD 和 PS 均具有介入治疗指征。

2. 不合并必须外科手术治疗的其他心脏畸形。

三、介入治疗禁忌证

1. ASD 和 PS 具有任何一项介入治疗禁忌证者。

2. 合并重度右房室瓣反流或其他心脏畸形需外科手术治疗者。

3. 术前 3 个月内患有严重感染或合并感染性心内膜炎及出血性疾病者。

四、介入治疗原则与注意事项

1. 先行超声心动图检查、右心导管检查及右心室造影，以判断有无介入治疗适应证。

2. 当确定 ASD 和 PS 均有介入治疗适应证时，方可进行介入治疗。

3. 应遵循"先行 PBPV 术、后行 ASD 封堵术"的介入治疗原则，若 PBPV 治疗效果不佳或失败者，则不需再行 ASD 封堵术，而放弃介入治疗。

4. 对于巨大型 ASD 合并轻度 PS 者，可先行 ASD 封堵术，而后连续测量跨肺动脉瓣压力，若压力阶差＜20 mmHg，则不需行 PBPV 治疗（图 18-2）。

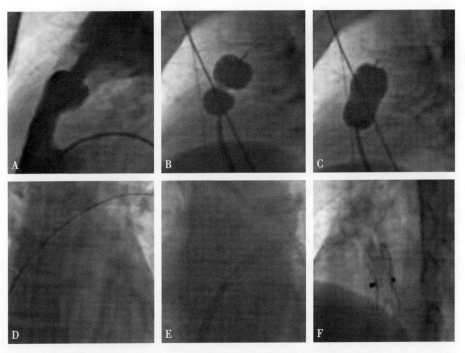

图 18-2　经皮球囊肺动脉瓣膜成形术及缺损封堵器修复肺动脉瓣狭窄及房间隔缺损 1 例 38 岁男性患者

A. 经皮球囊肺动脉瓣膜成形术前右心室侧位血管造影显示狭窄的血流穿过严重狭窄的肺动脉瓣。B. 通过狭窄瓣膜后膨胀的气囊 26 mm。C. 有严重肺动脉瓣狭窄的成人患者成功地使球囊充气，腰部几乎消失。D. 镍钛诺导丝引入左上肺静脉。E. 运输护套（10 F）越过交换导丝进入左心房，咬合器插入护套。F. 植入 14 mm SHSMA 房间隔缺损封堵器（LAO 458 + CRAN 258）

5. 对于 ASD 合并重度 PS 或有继发右心室流出道肥厚者，可以先行 PBPV 术，6个月后复查右心导管检查及右心室造影，并确定是否行 ASD 封堵治疗。

6. 对于年龄＜3 岁、小 ASD（直径＜5 mm）合并 PS 者，可先行 PBPV 术，而后酌情确定是否行 ASD 封堵治疗（因部分小 ASD 有自行闭合的可能）。

五、术后处理与疗效判定

1. 术后卧床时间、压迫包扎时间、心电监护时间及抗凝治疗均按 ASD 封堵术后常规处理。

2. PBPV 疗效判定以心导管检查测得的跨肺动脉瓣压力差为准，ASD 封堵术的疗效判定主要依赖超声心动图检查。

3. 因心导管检查测定的跨肺动脉瓣压力差与超声心动图检测结果具有良好的相关性，故术后随访及远期疗效判定可以超声心动图检查为主。

第四节　房间隔缺损合并室间隔缺损的介入治疗

ASD 合并 VSD 患者的治疗策略，因 VSD 封堵操作难度大，局部解剖结构复杂，即使术前严格超声筛查仍不可避免出现少部分患者介入手术不成功，或封堵器置入后影响瓣膜启闭，或出现高度房室传导阻滞，严重者只能回收封堵器，放弃介入手术转外科治疗。因此，建议尽量先行封堵 VSD，满意后再行 ASD 封堵。若出现以下特殊情况，可考虑先行封堵 ASD，最后封堵 VSD。

1. 超声心动图及造影提示 VSD 位置及形态非常适于封堵，失败可能性极小：若合并 ASD 时超声心动图提示 ASD 封堵难度较大，可采用先难后易原则先行封堵 ASD，后封堵 VSD。对于较小的缺损或轻度狭窄的瓣膜畸形，如 ASD＜5 mm，VSD＜3 mm，PDA＜2 mm，肺动脉瓣跨瓣压差＜40 mmHg，二尖瓣瓣口面积＞1.5 cm²，可暂不治疗，密切随访。对于多个缺口的同类型缺损，尽量采用一个封堵器封堵，若一个封堵器不足以封堵全部缺损，且小缺损关系不大时可只封堵大缺损，若缺损均需封堵时，可用多个封堵器依次封堵。

2. 以双孔型 ASD 为例，介入治疗原则如下：①若最大孔径＜3 mm 或双孔径之和＜5 mm，且无血流动力学变化的患者，可暂不治疗；②若 ASD 缺损间距＜7 mm，其一孔径较小，且缺损间组织较柔软时，可采用单伞封堵大孔，小孔多可同时盖住或通过封堵伞腰部挤压房间隔使小孔闭合或变小；③若缺损间距＞7 mm 且缺损间组织较为坚韧的患者，可试行双伞封堵，原则上先行封堵大孔，再堵小孔，2 个封堵伞可能会部分重叠，但不影响封堵效果。

一、病理生理改变与临床特点

VSD 和 ASD 均属于左向右分流型先心病，两者合并存在时患者心房及心室水平均出现左向右分流，其分流血量及肺循环血流量均较 VSD 或 ASD 单独存在时明显增加，对心脏形态结构及心功能的影响也相对出现较早，但临床症状与单一型左向右分流型先心病比较无特异性，体征改变以 VSD 的心脏杂音为主，肺动脉高压的体征可能较为明显，但肺动脉瓣区第二心音"固定"性分裂的特征则相对不明显。

二、介入治疗适应证

1. VSD 及 ASD 均具有介入治疗指征。
2. 不合并必须行外科手术治疗的其他心脏畸形。

三、介入治疗禁忌证

1. VSD 及 ASD 具有任何一项介入治疗禁忌证者。
2. 合并需外科手术治疗的其他心脏畸形者。
3. 合并感染性心内膜炎及出血性疾病者。

四、介入治疗原则与注意事项

1. 先行超声心动图检查、右心导管检查及左心室造影，以除外可能合并的其他心血管畸形（图 18-3，图 18-4）。
2. 当确定 VSD 和 ASD 均有介入治疗适应证时，方可进行介入治疗。
3. 先封堵 VSD，再行 ASD 封堵治疗；若 VSD 封堵不成功，则放弃介入治疗。
4. 对于 ASD 巨大或边缘不好、介入治疗成功把握不大者，可同时穿刺左、右股静脉，分别放入 2 支输送鞘管，并按"先难后易"的原则，先封堵 ASD，再行 VSD 封堵治疗。若 ASD 封堵不成功，则放弃介入治疗；若 ASD 封堵成功后，可暂不释放封堵器（以免后续操作致封堵器移位），待确定 VSD 同时封堵成功后再逐一释放，以确保手术安全。
5. 对于巨大型 VSD 合并小型 ASD 并伴重度肺动脉高压者，可先行 VSD 封堵治疗，暂不封堵 ASD，同时密切观察病情变化，并酌情择期行 ASD 封堵治疗。

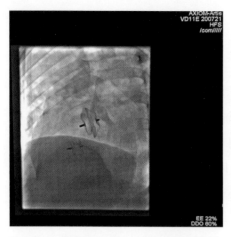

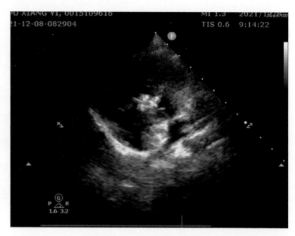

图 18-3　房间隔缺损合并室间隔缺损介入堵闭的影像

图 18-4　房间隔缺损合并室间隔缺损介入堵闭的超声图

五、术后处理与疗效判定

1. 术后卧床时间、压迫包扎时间及心电监护时间按 VSD 介入治疗术后常规处理。

2. 术后抗凝治疗按 ASD 介入治疗术后处理原则进行。疗效判定应结合左心室造影、升主动脉造影及超声心动图检查结果综合分析，并应加强术后随访与观察。

第五节　室间隔缺损合并肺动脉瓣狭窄的介入治疗

VSD 合并 PS 临床相对少见，其中部分患者可以通过介入治疗方法获得治愈。

一、病理生理改变与临床特点

VSD 合并 PS 的主要病理生理变化是右心室的血液流出受阻，引起右心室压力升高及跨 VSD 的右向左分流，肺动脉内压力正常或下降，在右心室和肺动脉之间形成压力阶差。其体征主要是肺动脉瓣区喷射性收缩期杂音，肺动脉瓣区第二音减弱或消失，并可见口唇、甲床发绀及杵状指（趾）。

二、介入治疗适应证

1. VSD 和 PS 均具有介入治疗指征。

2. 无右心室流出道狭窄及其他需外科手术治疗的心脏畸形。

三、介入治疗禁忌证

1. VSD 和 PS 具有任何一项禁忌证者。

2. 合并右心室流出道明显狭窄。

3. 合并肺动脉重度发育不良或其他心脏畸形需外科手术治疗者。

4. 术前 3 个月内患有严重感染或合并感染性心内膜炎者。

四、介入治疗原则与注意事项

1. 先行超声心动图检查、右心导管检查及右心室造影，以判断有无介入治疗适应证。

2. 当确定 VSD 和 PS 均有介入治疗适应证时，方可进行介入治疗。

3. 应遵循"先行经皮球囊肺动脉瓣成形术（PBPV 术）、后行 VSD 封堵术"的介入治疗原则。若 PBPV 术效果不佳或失败者，则放弃 VSD 的介入治疗。

4. 即便预计 VSD 和 PS 的介入治疗均可成功，也严禁先封堵 VSD，后行 PBPV 术。因先封堵 VSD 而 PS 未被解除，可使右心室腔内压力骤增而加重病情。此外，后行 PBPV 术操作时有可能对已置入的 VSD 封堵器造成影响，从而增加手术风险。

五、术后处理与疗效判定

1. 术后卧床时间、压迫包扎时间、心电监护时间及术后抗凝治疗均按 VSD 封堵术后处理原则进行。

2. PBPV 术疗效判定以心导管检查测得的跨肺动脉瓣压力差为准；VSD 封堵术的疗效判定则根据左心室、主动脉造影及超声心动图检查结果综合分析判断。

3. 因心导管检查测定的跨肺动脉瓣压力差与超声心动图检测结果具有良好的相关性，故术后随访及远期疗效判定可以超声心动图检查为主。

第六节　主动脉缩窄合并动脉导管未闭的介入治疗

一、病理生理改变与临床特点

主动脉缩窄最常见的部位是在左锁骨下动脉与动脉导管之间的主动脉峡部，临床上也常根据缩窄与动脉导管的关系分为"导管前型"与"导管后型"两类。前者又称复杂型，较少见（约 10%）；后者又称单纯型，占 90%。主动脉缩窄的主要病理生理改变是血液通过缩窄段时受阻，导致主动脉缩窄处近端压力升高，缩窄远端血流减少及压力降低。临床上主要表现为上肢血压高、下肢血压低的反常现象（正常人下肢血压较上肢血压稍高）；部分患者可于背部肩胛间闻及血管杂音，股动脉搏动减弱，甚或足背动脉搏动消失。

二、介入治疗方法

目前，主动脉缩窄合并 PDA 的介入治疗方法主要有 2 种：主动脉覆膜支架置入术及主动脉球囊成形术联合 PDA 封堵术。

（一）主动脉覆膜支架置入术

（1）适应证：①先天性主动脉峡部缩窄伴 PDA；②缩窄段主动脉最窄处内径应大于缩窄处近端正常主动脉内径的 1/3 以上；③年龄≥10 岁，体重≥25 kg；④缩窄段主动脉无重要血管分支（如左锁骨下动脉、支气管动脉、脊髓动脉等）。

（2）禁忌证：①缩窄段主动脉最窄处内径不足缩窄近端正常主动脉内径的 1/3；②缩窄段主动脉有重要血管分支者；③年龄＜10 岁的儿童患者；④近期内有严重感染或感染性心内膜炎者。

（3）主要器材：BIB（balloon in balloon）球囊及 CP 覆膜支架。选择 BIB 球囊及 CP 覆膜支架的原则是与主动脉峡部血管直径相等或略大，但一般不超过膈肌水平处主动脉直径。

（4）操作方法：①先行主动脉弓部造影，确定主动脉缩窄的部位、形状、缩窄程度、病变远近端主动脉内径及与左锁骨下动脉和 PDA 的关系，并以此选择合适的主动脉覆膜支架；②置入 12F 或 14F 长鞘，再沿鞘管将 BIB 球囊及覆膜支架送入并置于主动脉缩窄段；③进行初步定位后先以 4 ~ 6 atm 扩张内球囊；④当证实支架位置放置满意后再以 8 atm 扩张外球囊，使缩窄的主动脉被充分扩张；⑤重复主动脉造影，见结果满意后退出输送鞘管，加压包扎。

（5）特点：①一次操作同时治愈两种畸形，达到根治的目的（利用其不透血液的覆膜封堵未闭动脉导管内的异常血流）；②但因需用 12F 以上输送鞘管，故不适合于＜10 岁的儿童患者；③主动脉夹层及动脉瘤发生率低。

（二）主动脉球囊成形术联合 PDA 封堵术

（1）适应证：主要用于年龄＜10 岁、体重≤25 kg 的患者，但一般要求年龄≥2岁、体重≥10 kg（年龄过小、体重过轻者易发生并发症及术后再缩窄）。余适应证同主动脉覆膜支架置入术。

（2）禁忌证：除年龄及体重外，其余禁忌证同主动脉覆膜支架置入术。

（3）操作方法：一般选择分期手术，先行经皮球囊主动脉血管成形术，再择期行PDA 封堵术。具体步骤：①先行主动脉弓部造影，确定主动脉缩窄的部位、形状、缩窄程度、病变远近端主动脉内径等，并以此选择合适的球囊导管（球囊直径与主动脉峡部直径相等或略大，但一般不超过膈肌水平主动脉直径）；②经鞘管放入球囊导管，并送入于主动脉缩窄处；③用压力泵充盈球囊，扩张主动脉缩窄段；④重复造影及测压，如效果不满意，可以重复扩张；⑤主动脉球囊成形术后 3 ~ 6 个月重复主动脉弓部造影及测压，根据结果确定是否行 PDA 封堵术。

（4）特点：①虽然需要通过股动脉及股静脉两个独立操作过程，但其创伤也远较外科手术小；②术后再狭窄发生率高，尤其是 2 岁以下婴幼儿，发生率可高达 35% ~ 55%；③易发生主动脉夹层或动脉瘤形成，发生率为 5% ~ 12%。

三、介入治疗原则与注意事项

1. 先行超声心动图检查、右心导管检查及主动脉造影，以判断有无介入治疗适应证。

2. 当确定主动脉缩窄有介入治疗适应证时，再确定选择何种器材及介入治疗方法。

3. 10 岁以上的儿童患者置入主动脉支架后，随着年龄增长及血管内径不断扩大，有可能再次造成主动脉相对缩窄；而 CP 覆膜支架在设计上的特点，即使当患者随年龄增加出现主动脉相对性缩窄时，仍可用更大直径球囊扩张，增加支架内径以解除缩窄。

4. 对于年龄较小、体重较轻患者，若经皮球囊主动脉血管成形术后发生主动脉夹层者，可以置入"裸支架"（适合于股动脉相对较细者），且暂不封堵 PDA，待 3 ~ 6 个月后再酌情考虑行 PDA 封堵术。

四、术后处理与疗效判定

1. 术后卧床时间、压迫包扎时间及心电监护时间均按穿刺股动脉后常规处理原则进行。

2. 术后酌情应用抗生素，口服阿司匹林，小儿 3 ~ 5 mg/（kg·d），成人 3 mg/（kg·d），共 3 个月；成人可用氯吡格雷 75 mg/d，抗血小板治疗，连服 3 个月。

3. 酌情服用 β 受体阻滞剂或血管紧张素转化酶抑制剂降压治疗，并密切观察血压变化。

4. 术后即刻疗效判断依赖于心导管检查的压力测量及主动脉造影；术后随访及远期疗效判定主要通过观察四肢血压变化及超声心动图检查。

（张艳玲 吕铁伟）

第十九章　先天性心脏病外科 手术后残余漏的介入治疗

先天性心脏病（先心病）外科术后残余漏是先心病外科手术常见的中远期并发症之一，是先心病外科术后再次手术的常见原因。其主要类型包括室间隔残余分流、房间隔残余分流、动脉导管残余分流和人工瓣膜瓣周漏，对于儿童先心病而言，前三种是最常见的类型。先心病外科术后残余漏给患者带来了困扰，面临二次手术的风险。在治疗方面，先心病外科术后残余漏首选介入治疗，可有效避免二次手术的并发症，降低手术风险。

第一节　室间隔残余分流介入治疗

室间隔残余分流又称心脏术后残余室间隔缺损（VSD），是单纯室间隔修补术后或复杂先心病矫治术后相对常见的并发症，发生率因基础疾病和心脏手术类型的不同而异，为 5% ~ 25%。心脏术后 VSD 的发生原因主要包括补片开裂、缝合脱落、修补不完全或细菌感染性心内膜炎。虽然大部分的术后残余 VSD 属限制性分流，患者一般耐受良好，症状不典型，有的甚至在常规复查时因查体或超声心动图才发现，然而长时间存在的持续性左向右分流，会导致左心室容量负荷不断增加，发生肺动脉高压和左心室扩张型心肌病的风险增加。

术后残余 VSD 的分类根据基础心脏疾病和手术类型，可以分为单纯室间隔缺损修补术后残余分流、复杂先心病矫治术后残余分流和室间隔修补留孔。单纯室间隔缺损修补术后残余分流包括巨大室间隔缺损修补和多发肌部室间隔缺损修补术后残余分流。复杂先心病矫治术后残余分流最常见于心脏圆锥动脉干畸形和心内膜垫缺损的根治手术后。根据残余分流的部位，可以分为膜周部型室间隔残余分流和肌部型室间隔残余分流（表 19-1）。

表 19-1　室间隔残余分流类型

根据基础心脏疾病和手术类型
单纯室间隔缺损修补术后残余分流
巨大室间隔缺损修补
多发肌部室间隔缺损修补
复杂先心病矫治术后残余分流
圆锥动脉干畸形：法洛四联症、右心室双出口矫治术后，大动脉转位/室间隔缺损大动脉调转术，肺动脉瓣闭锁/室间隔缺损
心内膜垫缺损：如完全性房室间隔缺损矫治术后等
室间隔修补留孔
根据残余分流的部位
膜周部型室间隔残余分流
肌部型室间隔残余分流

术后残余 VSD 的位置与先天形成的 VSD 不同，一般不在传统的膜周部流出道等 VSD 高发的部位，取决于补片形状、缝合方式和范围。有时候准确的定位残余 VSD 的位置是比较困难的，术者术前应对其进行充分评估，包括基础心脏疾病解剖结构、既往心脏手术方式方法、介入封堵前需要多角度的造影显示。此外，术后残余 VSD 的形状也十分不确定，术后室间隔留孔的残余 VSD 可以是很规整的形状，先天形成的 VSD 通常是不规则的形状，但一般很少有传统的膜部瘤形结构。缺损周围的组织不一定是室间隔组织，可能是手术补片和组织包裹的内容。

较小的残余 VSD（2 mm 以下）由于局部血栓形成或组织增生，有自行愈合的可能。2 mm 以上的缺损一般需要干预。术后残余 VSD 的主要治疗策略包括外科手术和介入治疗。外科手术治疗由于是二次手术，反复的开胸手术不仅在身体上和心理上对儿童患者造成创伤，对于术者来说，术区粘连和组织瘢痕形成也增加了手术难度，增大手术风险。经导管介入封堵是术后残余 VSD 的首选治疗策略，它不仅安全、有效，且创伤性小，相比外科手术风险降低，避免了二次开胸手术的诸多风险。

术后残余 VSD 的介入治疗方法与传统 VSD 介入治疗基本无异，对封堵器的选择却有所不同。准确评估残余 VSD 的位置不仅对介入手术的过程和封堵器的选择必不可少，对于评估介入术后并发症的风险也至关重要，如位置较高的残余分流容易影响主动脉瓣，位置靠后的残余分流容易影响三尖瓣，位置靠前和靠下的残余分流容易影响传导系统等。残余 VSD 封堵器的选择除了传统的 VSD 封堵器之外，通常需要考虑非常规封堵器，用于一些位置特殊、形状怪异的 VSD 的封堵，如血管塞、PDA 封堵器、ADO Ⅱ。

第二节　房间隔残余分流介入治疗

房水平残余分流又称心脏术后残余房间隔缺损，是发生于房间隔修补术后远期的并发症。其自然发生的发病率低，研究表示，在 123 例房间隔修补术后患者 27 ~ 32 年的随访过程中，仅仅有 1 例患者发生自发的房水平残余分流。房间隔缺损修补术后自发的房水平残余分流，可能是由于左心室舒张功能障碍或心房颤动导致的左心房扩大，造成的外科缝线脱落而形成的。更多患者是由于手术治疗或者病情需要造成的房水平分流。心房颤动射频消融术后，由于射频消融术中需要进行房间隔穿孔导致。复杂先天性心脏病术中房间隔留孔，或者艾森曼格综合征患者进行房间隔造口术，均是导致医源性房水平残余分流的重要原因。

房水平残余分流通常比较小，不会造成严重的血流动力学改变。房水平残余分流是否进行干预，应视患者病情而定。房间隔造口是终末期肺动脉高压患者重要的姑息治疗手段，有利于缓解肺动脉高压症状，对于这类患者的房水平分流，不应当进行干预。因此，在对房水平残余分流进行干预策略的选择之前，不仅需要对患者临床症状进行评估，包括心脏畸形、血流动力学改变、血氧饱和度等，还需要对肺动脉压力、肺血管阻力、右心室功能等参数进行细致评估。

经皮介入封堵是治疗房水平残余分流的主要策略，在封堵之前，对患者的肺动脉压力和肺血管阻力等参数进行评估以后，还可以进行试封堵策略，即对房间隔残余分流进行封堵后肺动脉压力和肺血管阻力的测量，以及急性肺血管反应试验。在封堵过程中，一些中心会使用球囊测量房间隔缺损的大小。然而，对于自发的房间隔缺损修补术后房水平残余分流来说，使用球囊测量会进一步撕裂外科缝线，扩大缺损，影响测量大小、增加封堵困难。此时，可以选用术中经食管超声心动图进行监测评估。总的来说，房水平残余分流的介入治疗是安全有效的，关键在于适应证的把握需要合理科学。既往的多项研究显示，房水平残余分流的介入治疗的并发症发生率低。

第三节　动脉导管残余分流介入治疗

动脉导管残余分流（residual patent ductus arteriosus，rPDA）是动脉导管结扎术后的并发症，是由于结扎处缝线脱落导致结扎处松弛，又称动脉导管再通，文献报道的动脉导管残余分流发生率为 0.6% ~ 5%。

动脉导管残余分流由于局部血流速度增快，可能会增加感染性心内膜炎的发生率。

如果同时合并有置入的器械，如人工瓣膜、封堵器等器械相关的心内膜炎，对传统治疗的抗生素容易产生耐药。溶血是动脉导管残余分流高速湍流的另一种并发症，可以在术后短期发生，持续数周至数月，严重溶血，可能进一步导致贫血或肾衰竭。因此，对于动脉导管残余分流，一般主张积极干预和封堵。

　　动脉导管残余分流的形态与天然动脉导管的解剖学形态不同，动脉导管残余分流通常是短管型或窗型样，主动脉端和肺动脉端之间的距离较近，而天然动脉导管一般以漏斗形为主。因此，在封堵器的选择上，天然动脉导管一般选择常规的动脉导管封堵器，或 ADO Ⅱ，而残余分流可以选择非常规封堵器，如 VSD 缺损封堵器等。在进行封堵前，需要在动脉端进行多体位和多角度造影，充分评估动脉导管形态后选择合适的封堵器。

（钱明阳）

第二十章　先天性心脏病介入与外科手术的镶嵌治疗

第一节　先天性心脏病介入与外科手术的镶嵌治疗概述

随着介入手术技术的进步、介入器材的发展，介入治疗在先心病中的作用日益突出。介入治疗的范畴也从简单先心病向复杂先心病发展。单独的介入治疗具有创伤小、恢复快、不需要体外循环等优点，但是受到血管路径、器材等影响，适应证有诸多局限性。外科手术能够治疗更多的复杂先心病，但是因为创伤大、风险相对高，在一些情况复杂的患者或者需要多次手术的患者中存在一定的限制。镶嵌治疗（hybrid therapy）的目的正是为了将介入与外科有机结合，发挥各自优点，从而提高治疗效率，最终达到更好的治疗效果。

最初的镶嵌治疗是介入治疗与外科手术的序贯治疗。例如，对一些复杂先心病进行房间隔造口术，等待患者年龄更大一些之后进行根治性外科手术治疗。随着技术的发展，镶嵌治疗还包括术中同时进行外科手术及介入治疗，以及外科手术前后 24 h 内联合使用介入治疗。在现代医学观念中，先心病的镶嵌治疗可分为：外科手术前应用介入治疗（例如房间隔造口术），外科手术中联合应用介入治疗（例如肺动脉闭锁球囊扩张治疗），外科手术后应用介入治疗（例如术后残余分流、术后血管狭窄）。

随着越来越多的危重、复杂先心病患者接受治疗，镶嵌治疗的优势逐渐凸显，外科手术与介入治疗的有机结合能够明显减小创伤、降低风险、减少手术次数、提高治疗效果。但是镶嵌治疗也对整个心脏内外科团队的合作、硬件条件提出了更高的要求。

第二节　室间隔完整的肺动脉闭锁的镶嵌治疗

室间隔完整的肺动脉闭锁（pulmonary atresia with intact ventricular septum，PA/IVS）是一种少见但危重的先心病，其发病率占先心病的 1% 左右，但出生后 2 周死亡率高达 50%。传统外科手术治疗手术死亡率较高。治疗的目的在于缓解右心室压力，增加肺血流量，改善氧合，促进右心室及肺动脉的发育。通过内外科联合进行镶嵌治疗，可避免体外循环，手术创伤相对小，术后恢复时间短。

一、经导管的动脉导管支架植入术

动脉导管内支架植入的优点：避免开胸手术，减轻二期手术分离困难；延续患者出生后的血流状态，不引起肺血管扭曲，变形；可以依据 PDA 大小植入不同直径和长度的支架或更换支架；维持 PDA 的持续开放，保证肺血的供应；能保证术后肺动脉血流的均匀分布，较 B-T 分流术更能促进肺动脉均衡的发育。

（一）手术方式

动脉导管支架植入术操作：通常从股动脉植入，选用 4F 动脉鞘、4F 右冠导管、4F 猪尾导管、0.014inch 冠状动脉导丝，支架直径为 3.5 ～ 4.5 mm，支架长度比动脉导管长 2 ～ 3 mm。多采用左侧位，先用猪尾导管造影，显示 PDA 清楚位置，测量 PDA 大小直径和长度，选好支架型号，在右冠导管及冠状动脉导丝引导下，在动脉导管内植入支架（图 20-1），释放到位后，导丝仍需保持原状态至少 15 min，以防备急性支架内血栓形成。待患者平稳后结束手术，送回监护病房监护 24 h，并给予肝素 25 U/（kg·d），并维持 72 h，术后常规口服阿司匹林抗凝 3 ～ 5 mg/（kg·d）。

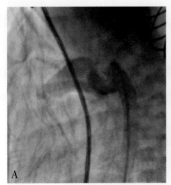
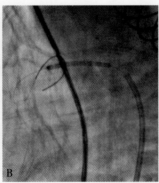
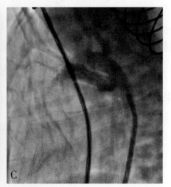

图 20-1　PA/IVS 患者动脉导管支架植入术；男，3 d，3.1 kg，动脉导管支架，Cordis Palmaz 支架，6 mm×17 mm。A. 降主动脉造影显示走形扭曲的动脉导管；B. 支架通过动脉导管；C. 动脉导管支架植入后造影

（二）注意事项

动脉导管扭曲、扩张或存在局部狭窄的病例，手术风险较高，并不适合做动脉导管支架植入术。

在后期外科手术时，部分患者的支架可能难以完整取出，对外科手术时难以完整取出支架者，也可选择适宜的封堵装置进行经导管的介入封堵（图 20-2）。

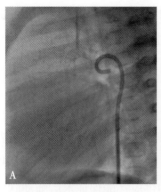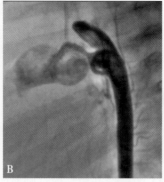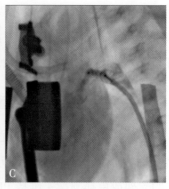

图 20-2　PA/IVS，男，3 个月，4.5 kg，动脉导管支架植入术后 3 月镶嵌治疗，应用 4 mm Plug Ⅱ 介入封堵动脉导管内支架，外科切开肺动脉瓣，疏通右心室流出道，行根治术治疗；A. 走形扭曲的动脉导管内可见支架；B. 降主动脉造影可见动脉导管支架通畅，可疑支架内内膜增生；C. 应用 Plug Ⅱ 封堵动脉导管内支架

二、经导管的肺动脉瓣射频打孔后球囊扩张术或支架植入术

对于部分严重低氧血症的 PA/IVS 患者，早期需先行姑息治疗，以提供更多的肺血流，继而再行根治手术。B-T 分流术是传统的外科姑息治疗方式。目前可采用经导管的肺动脉瓣射频打孔后球囊扩张术或支架植入术增加肺血流量，后期再行外科根治手术。

（一）手术方式

经股动脉插管，经动脉导管选择性造影，评估主肺动脉动脉直径及长度。经股静脉插管递送导丝尝试突破闭锁的肺动脉瓣，如果不成功，则可采用射频打孔的方式。打孔成功后建立钢丝轨道，使用 3 ~ 4 mm 冠状动脉球囊扩张肺动脉瓣。如果扩张效果不好，可考虑行支架植入（图 20-3）。支架长度要覆盖右心室流出道至主肺动脉远

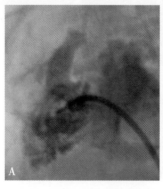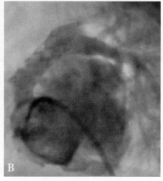

图 20-3　PA/IVS 外科右心室流出道疏通术后再狭窄，右心室流出道支架植入；男，15 d，2.7 kg，右心室流出道支架，Cordis Palmaz 支架，6 mm×17 mm；A. RV 造影显示肺动脉瓣近闭锁；B. 右心室流出道支架植入后再次造影，显示肺动脉前向血流充分

端，支架直径 = 肺动脉瓣上处主肺动脉直径 ± 1 mm。支架置入后根据患者情况择期行外科根治手术。

（二）注意事项

1. 该方法对右心室流出道极小、右心室流出道至主肺动脉过长等情况不适用。对肺动脉瓣非膜性狭窄可能打孔困难，不宜采用此方法。

2. 如果植入的支架直径过小，血氧饱和度上升不理想，可考虑行 B-T 分流术或重植动脉导管支架。

3. 在后期外科手术时，部分患者的支架可能难以完整取出，这也是该方法存在一定争议的原因。

三、经胸肺动脉瓣球囊扩张术

经胸肺动脉瓣球囊扩张术是目前治疗 PA/IVS 最常用的镶嵌技术，可用于膜型肺动脉闭锁。

（一）手术方法

采用胸骨正中切口进胸，暴露右心室流出道，在右心室流出道行荷包缝合。在食管超声引导下通过荷包内穿刺进入右心室并穿过闭锁的肺动脉瓣。穿刺成功后递送导丝及球囊导管，在超声引导下反复扩张。通过超声评估瓣口面积、压差，监测血氧饱和度上升情况。扩张成功后荷包打结，留置心包引流管，关胸。如果球囊扩张后血氧饱和度上升不满意，可考虑经肺动脉放置动脉导管支架或行 B-T 分流术以增加额外的肺血流。

（二）注意事项

1. 因为 PA/IVS 为动脉导管依赖型先心病，故在术前需要使用前列地尔维持动脉导管开放，术后根据血氧饱和度情况决定是否立刻关闭动脉导管。

2. 术后早期肺血增加，可能出现肺水肿，加之围术期使用呼吸机、有创气道开放，因此术后呼吸道感染的风险大。如果出现肺部感染，需积极抗感染治疗。

3. 有 7% ~ 10% 的患者可能发生术后低心排血量综合征，需要给予强心、利尿等对症处理。

4. 部分患者在随访过程中发现有肺动脉瓣狭窄加重，主要原因是组织生长、瓣膜粘连等。如果出现进行性加重的低氧血症、右心功能不全等表现，可采用再次球囊扩张、右心室流出道疏通术或 B-T 分流术等方法。

四、经胸肺动脉瓣球囊扩张术联合右心室流出道重建

2021 年青岛大学附属妇女儿童医院报道了一种改良的 PA/IVS 镶嵌治疗，在肺动

脉瓣球囊扩张后，在不依赖体外循环的情况下行右心室流出道重建。该方法可使患者术后经皮氧饱和度提高更加显著，降低 B-T 分流术以及再次介入治疗的比例，减少前列地尔的使用时间。

（一）手术方式

采用胸骨正中切口进胸，暴露右心室流出道，测量主肺动脉周长。取自体心包补片缝合于右心室流出道的游离壁。切开右心室流出道，递送球囊扩张肺动脉瓣。在食管超声引导下置入球囊导管至右心室流入道，扩张球囊，阻塞流入道。通过心包补片处切口切除右心室流出道肥厚的心肌直至暴露 1/2 ~ 2/3 的球囊。最后部分缝合心包补片，取出球囊，完整缝合后关胸（图 20-4）。

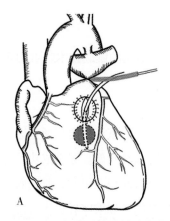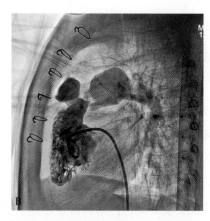

图 20-4　经胸肺动脉瓣球囊扩张术联合右心室流出道重建，A. 将扩张的 8F Foley 导管球囊放置在 RVIT 处；B. 在初次手术后 6 个月时再次介入治疗检测到 RVOT 动脉瘤

（二）注意事项

1. 阻塞右心室流入道的球囊可能发生破裂，继而出现心律失常、严重出血、大脑缺氧等表现，此时需要行体外循环。

2. 术后并发症包括残余的右心室流出道梗阻、肺动脉狭窄、右心室流出道瘤、肺动脉瓣和三尖瓣反流。

第三节　肺动脉闭锁伴室间隔缺损的镶嵌治疗

肺动脉闭锁伴室间隔缺损（pulmonary atresia with ventricular septal defect，PA/VSD）发病率约 0.07‰，占先心病的 2.5%。根据其肺动脉发育情况及是否伴有主要的体 - 肺侧支血管（major aorta pulmonary collateral arteries，MAPCAs）可分为三型，A 型：存在固

有的肺动脉，无 MAPCAs；B 型：存在固有的肺动脉和 MAPCAs；C 型：仅有 MAPCAs。PA/VSD 的镶嵌治疗主要有两种，一种是在外科手术前通过介入治疗栓塞 MAPCAs，另一种是在外科手术前通过介入方式植入肺动脉支架，提供更多的肺血流量。

一、体肺侧支血管的栓塞

PA/VSD 的肺部血供主要由固有肺动脉、动脉导管、MACPAs 供应，在不同患者 MAPCAs 供血的重要性不同，在外科手术纠正解剖异常之前，应该先解除 MAPCAs 的分流，从而降低肺部的并发症，减少呼吸机使用时间，降低死亡率。

（一）手术方式

经股动脉插管，行主动脉造影，必要时可选择性行锁骨下动脉造影，明确 MAPCAs 的起源。常选择插管至侧支血管，选择适宜的材料进行栓塞。常用的材料包括可控弹簧圈、非可控弹簧圈、Amplatzer 封堵器、血管塞。对细小的 MAPCAs 也可以经微导管注射明胶海绵栓塞。栓塞成功后再次造影，确认栓塞部位准确，无残余分流。MAPCAs 栓塞成功后则立即行外科手术治疗（图 20-5）。

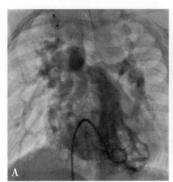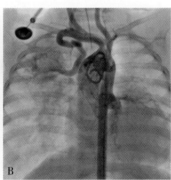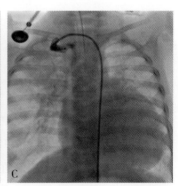

图 20-5　PA/VSD 术后左肺动脉狭窄，侧支血管 10 个月，PA/VSD 术后 3 个月反复肺炎，呼吸机辅助呼吸造影显示左肺动脉狭窄，侧支血管形成介入行左肺动脉支架植入，侧支血管封堵；A. 右心室造影显示左肺动脉起始部重度狭窄，右侧肺过度充血；B. 侧支血管供应右上肺；C. 介入侧支血管封堵

（二）注意事项

1. 术前行胸部 CTA 检查可提前确定比较粗大的 MAPCAs 的起源和走行，为治疗方案的制定提供依据。

2. 封堵材料特别是弹簧圈有移位的风险，可控性弹簧圈易于控制，移位的风险相对小，但费用更昂贵。

二、主肺动脉及分支肺动脉支架置入术

对于部分严重低氧血症的 PA/VSD 患者，早期需先行姑息治疗，以提供更多的肺

血流，继而再行根治手术。B-T 分流术是传统的外科姑息治疗方式。目前也可采用经导管射频打孔联合肺动脉支架置入术增加肺血流量，甚至对狭窄的分支肺动脉也可进行支架植入（图 20-6），保证肺血流量，后期再行外科根治手术。

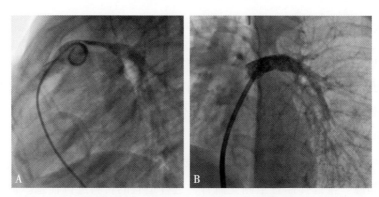

图 20-6　PA/VSD，术后左肺动脉狭窄 18 个月，PA/VSD 术后 6 个月，造影显示左肺动脉狭窄，介入行左肺动脉 PAS 支架植入；A. 右心室造影显示左肺动脉起始部重度狭窄；B. 左肺动脉支架植入

　　手术方式、注意事项与 PA/IVS 的经导管肺动脉瓣射频打孔后球囊扩张术或支架植入术相同。

第四节　完全性大动脉转位的镶嵌治疗

　　完全性大动脉转位（transposition of great arteries，TGA）是新生儿期最常见的发绀型先心病，活产婴儿中的发病率约为 1/3200。虽然外科手术能够成功矫治 TGA，但有 3.6% ~ 10.3% 的患者在术前因为低氧血症而死亡。因此，对危重的 TGA 患者在外科手术前行经导管房间隔造口术可明显改善预后。有文献报道约 12% 的新生儿 TGA 患者接受房间隔造口术，并且可以显著降低死亡率。尽管随着外科手术技术的发展，越来越多的新生儿可以及时接受根治手术，但房间隔造口术仍然有其存在的必要性。

一、球囊房间隔造口术

（一）手术方式

　　由于大多数新生儿卵圆孔是开放状态，可以直接通过卵圆孔行房间隔造口。穿刺股静脉，递送球囊导管经右心房、卵圆孔至左心房。造影剂扩张球囊后，快速将球囊从左心房拉回右心房。抽吸造影剂后，再次递送导管进左心房。反复上述操作 3 ~ 5 次，确保充盈后的球囊通过房间隔时无明显阻力为止（图 20-7）。

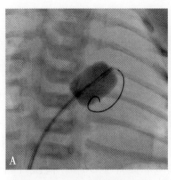
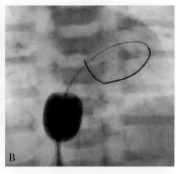

图 20-7 D-TGA 球囊房间隔造口术；女孩，生后 1 d，3 kg，D-TGA，球囊房隔造口术（图片来自四川大学华西医院冯沅教授）；A. 造口球囊经卵圆孔送入左心房，充盈球囊后回撤；B. 充盈球囊后经左心房快速回撤至右心房，撕开房间隔

（二）注意事项

1. 术前尽量维持内环境稳定，改善酸中毒，避免低体温。

2. 术中心脏并发症包括：心律失常；肺静脉、左心房、右心房以及下腔静脉撕裂；损伤二尖瓣或三尖瓣。操作中应注意选择适当大小的球囊，回拉球囊力度适中，同时避免导管进入左、右心室。

3. 超声心动图联合 X 线引导可提高操作的安全性。

二、微型刀房间隔切开术

（一）手术方式

对于年龄 1 个月以上或者卵圆孔瓣增厚者，球囊可能难以撕开房间隔，此时可采用微型刀切开术。穿刺股静脉，插入房间隔切开导管至右心房，经卵圆孔或房间隔缺损至左心房。张开刀片，确定切开导管位置正确后，将导管向右心房回撤。刀片过房间隔时会有阻力感，当阻力感消失后，将导管置于心房中部并折叠刀片。重复上述操作 3 次左右，当刀片通过房间隔无阻力感后，换用球囊导管行球囊房间隔造口术进一步扩张。

（二）注意事项

1. 该方法风险较高，可能出现心房穿孔、急性心包填塞等并发症，因此操作者需严格把握指征，并做好急诊外科手术的应急准备。

2. 由于该方法使用的导管需要经 7F 血管鞘递送，对小年龄儿童使用时需警惕股静脉及髂静脉的血管并发症。

3. 由于外科手术技术的进步，目前多数 TGA 能在较小的年龄手术，该方法的使用日益减少。

第五节 左心发育不良综合征的镶嵌治疗

左心发育不良综合征（hypoplastic left heart syndrome，HLHS）是以左心室发育不良，伴二尖瓣和（或）主动脉瓣重度狭窄或闭锁为特征的先天性心脏病。其发生率为1/5000，约占活产婴儿先天性心脏病的3%。自1981年Norwood手术应用于HLHS以来，该病的生存率在经验丰富的心脏中心已由0%提升至90%。传统外科手术包括一期Norwood手术、二期双向Glenn手术、三期Fontan手术。目前镶嵌手术可以替代一期Norwood手术。

对于胎儿期诊断的HLHS，如果存在主动脉瓣狭窄且左心室仍有发育的潜力，可考虑胎儿期行主动脉瓣球囊扩张治疗。行胎儿治疗的患者中仍有84%需要出生后行外科手术。

一、手术方式

经外科手术开胸，行左、右肺动脉环缩术，从而限制肺血流量。穿刺主肺动脉，在影像引导下递送导丝至降主动脉，并置入传送短鞘，沿短鞘植入支架，在动脉导管处植入支架，从而确保右向左分流量。有研究认为经肺动脉植入动脉导管支架可能存在失血以及血流动力学不稳定的风险。可考虑经股动脉植入动脉导管支架。经股动脉植入支架的另一优势在于，如果患者存在导管前型的主动脉弓缩窄，可一并扩张。此外，在镶嵌手术后常需要行球囊房间隔造口术或房间隔支架植入，以增加心房水平的分流量（图20-8）。

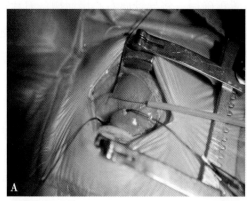
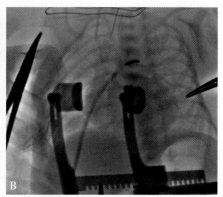

图 20-8 HLHS一期镶嵌治疗，动脉导管支架植入，同时外科左右肺动脉环缩；女孩，生后4 d，2.5 kg，HLHS，动脉导管支架植入；A. 外科开胸，肺动脉瓣上置荷包，穿刺置入动脉鞘；B. 在导丝引导下，经鞘管递送支架到达动脉导管位置

二、注意事项

1. 患者如果存在导管前型主动脉弓发育不良的情况，且通过镶嵌治疗不能改善，则可能存在冠状动脉供血不足的问题。

2. 镶嵌治疗的并发症主要包括：心律失常、心力衰竭和血栓。球囊房间隔造口术的并发症见本章第四节。

第六节　肌部型室间隔缺损的镶嵌治疗

室间隔缺损（ventricular septal defect，VSD）是最常见的先心病，孤立的 VSD 占先心病总数的 20% ~ 25%，其中肌部型室间隔缺损（muscular ventricular septal defect，mVSD）在 VSD 中占 5% ~ 20%。由于 mVSD 的位置特殊，兼之可能存在多个缺损的"swiss-cheese"型缺损，单纯的外科或介入治疗都可能有一定困难。小年龄儿童受限于血管入路过于细小，无法行介入治疗。通过镶嵌治疗，可以同时发挥外科手术与介入治疗的优势，既减小创伤，又可以达到更好的治疗效果。

一、超声引导下经胸穿刺的 mVSD 介入封堵

（一）手术方式

通过胸骨正中切口开胸，一般切口长度 3 ~ 4 cm，暴露右心室前壁。在食管超声监测下选择穿刺点，穿刺点需要与缺损面垂直，并且避开心内重要结构。穿刺成功后递送导丝进入右心室，并通过 VSD 进入左心室。沿导丝送入传送短鞘至左心室。经短鞘送入 Amplatzer 封堵器，在左心室面打开前盘，并与室间隔左心室面贴紧。回撤短鞘，在右心室面释放后盘，完成封堵。通过食管超速评估封堵器部位及形态、是否有残余分流、瓣膜是否受到封堵器影响（图 20-9）。

（二）注意事项

1. 部分 mVSD 缺损多，结构复杂，穿刺后导丝不易通过 VSD 进入左心室，可能需要在术中改为直视下外科修补缺损。

2. 镶嵌治疗的并发症包括：心脏穿孔、休克、三度房室传导阻滞、室性心动过速、封堵器所致机械性溶血、瓣膜损伤。罕有术中死亡的报道。

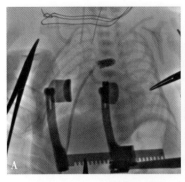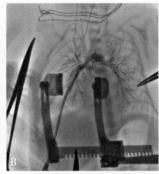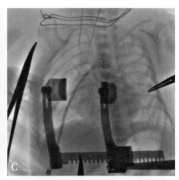

图 20-9　HLHS 一期镶嵌治疗，动脉导管支架植入，同时外科左右肺动脉环缩；女孩，生后 4 d，2.5 kg，HLHS，动脉导管支架植入；A. 手推造影剂调整支架位置，在动脉导管内扩张支架；B. 支架固定在动脉导管后再次造影，显示主动脉血流通畅；C. 撤除球囊导管后，见支架稳固在动脉导管内

二、mVSD 外科术后残余分流介入封堵术

（一）手术方式

建立动、静脉轨道，由股静脉端沿轨道送入合适的输送长鞘与过室间隔的导管相接，沿轨道钢丝推送输送长鞘至主动脉，后撤输送长鞘至主动脉瓣下方。从动脉侧推送导丝及导管达左心室心尖，沿导丝将输送长鞘送至左心室心尖。选择适宜大小的肌部 VSD 封堵器、ADO-II、Plug II 等封堵器，经输送短鞘插入输送系统，将封堵器送达输送长鞘末端，在 TEE/TTE 及 X 线监测下释放伞盘，确定位置良好后，在 TEE/TTE 监视下观察封堵器位置、有无分流和瓣膜反流，并进行左心室造影，确认封堵器位置是否恰当及分流情况，行升主动脉造影，观察有无主动脉瓣反流。在 X 线及超声心动图检查效果满意后即可释放封堵器（图 20-10）。

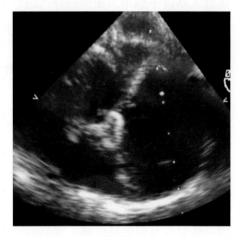

图 20-10　mVSD 镶嵌治疗，3 个月，男孩，4 kg，经食管超声引导下经右心室前壁封堵

（二）注意事项

1. 术中肝素抗凝，术后口服阿司匹林 6 个月。

2. 术后 24 h、1 个月、3 个月、6 个月及 12 个月、3 年、5 年随诊，复查超声心动图、心电图及胸部正位片。

3. 注意手术相关并发症及处理：如心律失常、封堵器移位或脱落、主动脉瓣反流、三尖瓣反流或狭窄、残余分流、溶血等，一旦发生，给予及时处理。

第七节　法洛四联症的镶嵌治疗

法洛四联症（tetralogy of Fallot，ToF）是最常见的发绀型先心病之一。目前外科手术治疗 ToF 技术上已经非常成熟，预后良好，一些术后遗留问题可能对患者造成血流动力学影响，目前通过介入的方式来完成后续的治疗。

部分 ToF 患者在前期接受了 B-T 分流手术，根治手术前需要关闭分流管道，以避免灌注肺。通过外科手术拆除分流管道可能导致手术时间延长，有损伤膈神经、喉返神经以及胸导管的风险。目前在根治手术前先通过心导管术栓塞分流管道，可以降低手术风险，缩短手术时间。

肺动脉反流是 ToF 根治术后常见并发症，远期随访发现长期的肺动脉反流可以引起活动耐量下降、心律失常、心力衰竭，并且增加猝死风险。传统的治疗方法是在体外循环下外科手术行肺动脉瓣植入术，该手术时间长，且有可能出现体外循环相关的并发症的风险。近年来，采用经导管肺动脉瓣植入术取得较好效果。国外多中心研究比较经导管肺动脉瓣植入术和外科手术，认为介入治疗从安全性、治疗效果等方面优于外科手术。

一、B-T 分流管道栓塞术

（一）手术方式

经股动脉插管，造影明确分流管道部位、长度和直径。根据管道特点选择适当的栓塞材料，包括可控弹簧圈、非可控弹簧圈、Amplatzer 封堵器、血管塞等。安放弹簧圈时，为减少弹簧圈移位的风险，可首先在分流管道的肺动脉端放置球囊，扩张球囊阻断血流后，再从动脉端放置弹簧圈（图 20-11）。

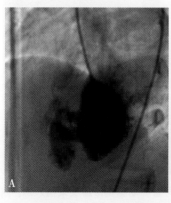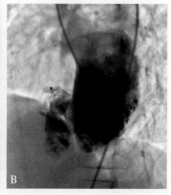

图 20-11　肌部室间隔缺损术后残余分流的镶嵌治疗。5 岁，女孩，13 kg，室间隔缺损外科术后，残留多发肌部室间隔缺损；A. 左心室造影，可见多发肌部室间隔缺损；B. 应用肌部室间隔缺损封堵器和 Plug II 介入封堵

（二）注意事项

1. 通过介入栓塞的方法封堵分流管道后，该管道没有被离断，理论上会对肺动脉产生牵拉，但目前没有长期随访资料提示该牵拉作用是否会随着儿童生长发育对患者造成影响。

2. 弹簧圈移位是介入治疗的主要并发症，选择合适的栓塞方式和材料非常重要。

二、经导管肺动脉瓣置入术

（一）手术方式

穿刺两侧股静脉，一侧用于安置肺动脉瓣，另一侧用于测压。穿刺股动脉准备行冠状动脉造影。行右心室造影，显示右心室流出道至肺动脉的形态、直径、长度。球囊扩张试验测量肺动脉瓣环径，同时行冠状动脉造影，评估带瓣支架植入后是否有冠状动脉受压。支架直径一般选择比球囊压迹处直径大 2 ~ 4 cm。经传送鞘递送带瓣支架，注意支架远端不要堵塞肺动脉分支。扩张支架后，测肺动脉及右心室压力，再次造影观察右心室流出道及肺动脉形态。术后予阿司匹林口服预防血栓（图 20-12）。

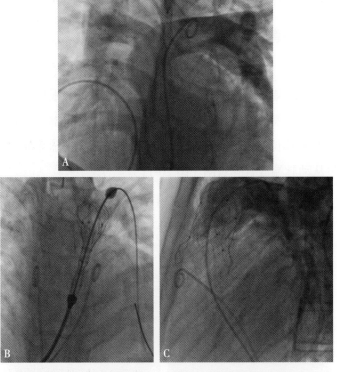

图 20-12　法洛四联症术后肺动脉瓣反流，导管肺动脉瓣带瓣支架植入术；法洛四联症，DiGeorge 综合征，生后 6 个月行法洛四联症根治术，术后肺动脉反流，右心室持续增大。15 岁时，RVEDVI 195 ml/m^2，行经导管肺动脉带瓣支架植入；A. 肺动脉造影显示肺动脉反流；B. 递送肺动脉带瓣支架；C. 肺动脉带瓣支架植入后再次肺动脉造影未见反流

（二）注意事项

1. 手术并发症包括：支架断裂、冠状动脉受压迫、感染性心内膜炎、血栓形成等。冠状动脉受压迫的发生率约为 5%，因此术中冠状动脉造影应作为常规操作。感染性心内膜炎发生率约为 1.4%，术后定期随访时应注意警惕该并发症的危险因素。

2. 经导管肺动脉瓣支架植入虽然较外科手术有诸多优势，但并不能解决所有类型的肺动脉反流。若患者合并右心室流出道或肺动脉明显扩张，则不宜通过介入方式治疗。

3. 该治疗方法目前尚缺乏远期随访资料，其远期效果及风险有待进一步验证。

（胡　梵　刘廷亮　周开宇）

第二十一章　先天性心脏病介入治疗的新进展

第一节　肺动脉瓣置换术

肺少血型复杂先天性心脏病（如法洛四联症、室间隔缺损或完整的肺动脉闭锁等）患者接受首次矫治手术后可出现残余肺动脉瓣反流（pulmonary regurgitation，PR），这是此类患者手术后（尤其是采用了跨环补片修复技术）远期最常见的并发症之一。自2000年Bonhoeffer等学者首次报道经皮肺动脉瓣植入术（percutaneous pulmonary valve implantation，PPVI）以来，其作为一种微创的球囊扩张瓣膜的方式，在部分患者中已经成为传统外科手术的替代治疗方案，并显著改善患者的长期预后。对于早期应用于PPVI的可扩张球囊瓣膜仍存在尺寸型号方面的限制，并不适用于70%～75%原发性跨环补片后右心室流出道（right ventricular outflow tract，RVOT）扩张的患者。目前国际上比较成熟的经导管肺动脉瓣有Melody瓣膜系统（美国）和Sapien瓣膜系统（美国），全球总病例数已有万例（其中大部分使用的是Melody瓣膜）。球囊扩张瓣膜产品的设计理念是重建右心室流出道-肺动脉带瓣管道中功能不全的肺动脉瓣，已成为治疗术后肺动脉瓣狭窄合并反流的标准方法。随着材料学及器械产业的发展，一些新型的自膨式人工瓣膜如Harmony瓣膜（Medtronic）、Venus P瓣膜（Venus Medtech）、Pulsta瓣膜（TaeWoong Medical Co）、PT-valve（Med-Zenith），逐步为这一领域更多患者群体提供更多、更好的选择。

根据ACC/AHA、欧洲及加拿大相关指南，目前肺动脉瓣置换的适应证主要包括：需要药物治疗的心力衰竭症状，严重的右心室压力增高（RV/LV压力＞0.7），多普勒超声测得跨瓣压力峰值＞50 mmHg和平均值＞30 mmHg，右心室舒张末期容积指数＞160 ml/m^{2}或右心室收缩末期容积指数＞80 ml/m^2，右心室舒张末期容积≥2倍于左心室舒张末期容积，右心室射血分数＜0.40～0.45，以及QRS时间≥180 ms。在进行肺动脉瓣置换时，还需要考虑相关影响因素，包括持续房性或室性心律失常、显著的合并症（如显著主动脉瓣反流、三尖瓣反流和残留的室间隔缺损）和左心室功能障碍。目前，右心室收缩末期容积和右心室射血分数作为衡量右心室功能的重要指标，也是肺动脉瓣膜置换的重要依据。

在此背景下，PPVI 作为一种微创的方法，对重建右心室功能、避免开胸治疗 RVOT 或肺动脉总干功能障碍具有重要的意义。

一、球囊扩张瓣膜

（一）Melody 瓣膜

Melody 瓣膜是第一款上市的商业化瓣膜，2006 年获得欧盟（CE Mark）认证，2010 年进入美国，2015 年获得美国食品药品监督管理局（FDA）上市前批准，2017年被正式批准用于经导管肺动脉瓣治疗及瓣中瓣植入。Melody 瓣膜是专门为治疗 RVOT 瓣膜功能障碍而设计的。它由一个缝合在铂铱框架内的牛颈静脉（BJV）瓣膜组成，将牛颈静脉带瓣管道（三叶式瓣膜）沿支架全程缝合在铂铱合金支架载体上，支架的编织金属丝上的每个节点焊接成封闭单元（图 21-1）。

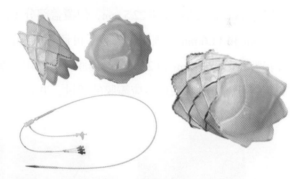

图 21-1　Melody 瓣膜及输送系统。该支架可被压缩至 6 mm，安装在 BIB 球囊上

Melody 瓣膜的初始长度为 28 mm，压缩后直径 6 mm。瓣膜外径比内径大 2 mm 左右，瓣膜内径可根据球囊大小从 16 mm 扩张至 18 mm、20 mm、22 mm 范围内（对应扩张后支架长度 23 mm、24 mm、26 mm）。

Melody 瓣膜通过 22F 的 Ensemble® 经导管输送系统（美敦力公司）输送，由一个集成的球囊、长鞘和导引器组成，因此可以通过皮肤引入，通过导丝输送到 RVOT，可在没有任何其他血管鞘或导管的情况下进行操作。采用改良的 BIB 血管成形球囊（NuMED 公司）进行扩张。该系统包括两个同心的球囊（一个外球囊和一个内球囊，内球囊短，其直径是外球囊的一半）。必要时可以在内球囊充气后对瓣膜进行重新定位。该输送系统的外球囊直径为 18 mm、20 mm 和 22 mm。球囊导管的顶端装有一个蓝色的萝卜头，它在远端逐渐变细，作为一个导入器，其近端与鞘的远端吻合，形成平滑的轮廓线。

（二）Edwards Sapien 瓣膜

Edwards Sapien 经导管心脏瓣膜（Edwards Lifesciences，美国）由三叶牛心包组织

瓣膜缝合在可膨胀的钴铬合金支架上组成。它有 20 mm、23 mm、26 mm 和 29 mm 的尺寸，可以安装在最大内径 29 ~ 30 mm 的 RVOT 上。与 Melody 瓣膜类似，Sapien 支架在释放后会缩短。例如，钴铬合金 26 mm 瓣膜的钴铬合金支架在植入后大约缩短了 2.9 mm（从 20.1 mm 缩短至 17.2 mm）。因此，对于 23 mm、26 mm 和 29 mm 的瓣膜，植入后的支架长度分别为 13.5 mm、14.3 mm、17.2 mm 和 19.1 mm。

2016 年 Sapien XT 获得 FDA 批准用于人工管道衰败的 PPVI 治疗。Edwards Sapien 3（Edwards Lifesciences 公司）是第三代 Edwards Sapien 瓣膜。与上一代瓣膜相似，它还有一个外部的聚对苯二甲酸乙二醇酯（PET）气囊，其目的是为了最大限度地减少瓣周漏。支架本身具有不同的流入道和流出道几何形状，这使瓣膜在流入部分更加前缩。目前 Edwards Sapien 3 有三种不同的尺寸：23 mm、26 mm 和 29 mm，扩张后的瓣膜高度分别为 18 mm、20 mm 和 22.5 mm，但覆盖部分（内裙边高度）明显较短，分别为 9.3 mm、10.2 mm 和 11.6 mm。该瓣膜搭载了可调弯的 Edwards Commander 的输送系统，其外形设计较为轻薄，23 mm 和 26 mm 的瓣膜需要 14F 的鞘，29 mm 的瓣膜需要 16F 的鞘。轻薄的鞘管可以暂时膨胀以适应瓣膜的通过，并可恢复到原来的直径（图 21-2）。

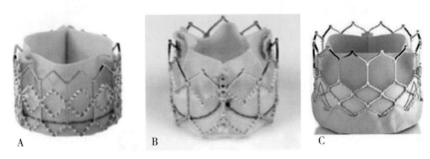

图 21-2　Edwards Sapien 瓣膜（美国 Edwards Lifesciences 公司）。A. Edwards Sapien；B. Edwards Sapien XT；C. Edwards Sapien 3

Edwards Sapien XT 经导管心脏瓣膜的输送系统是 Nova Flex 系统（可用长度为 105 cm），它由一个 20F 的分体式外鞘组成。Nova Flex 系统包括 2 根导管（球囊内导管和球囊外导管），开始瓣膜位于外导管输送杆球囊近端，经过下腔静脉 / 腹主动脉时回撤球囊导管，保持外导管位置不变，则使球囊向瓣膜靠近。根据球囊两端的标记可优化瓣膜置入部位。瓣膜使用容积控制性单球囊扩张（扩张容积分别为 17 ml、22 ml、33 ml，爆破压 7 atm），通过预装载在输送器球囊上，输送时无外鞘管保护。输送手柄具有调弯系统。

为了适应更大直径的自体流出道，Edwards 公司 2018 年开发了一款经皮植入的 Alterra 自适应性预植入支架，旨在内部重塑自体 RVOT，缩小 RVOT 直径并产生刚性着陆区（支架直径及支撑）。支架为对称的沙漏型设计，除流出端外支架大部分以 PET

覆膜缝合在支架内表面，流出部为非覆膜网眼，流入和流出道直径为 40 mm，中心直径为 27 mm，总长度 48 mm，完全覆膜部分的长度 30 mm，通过 16F 的鞘（包括可伸缩的外输送鞘、装载支架的内输送鞘、连接器、锥形尖端、手柄、冲水端口等）置入自体流出道后搭配 29 mm Sapian 3 瓣膜置入。

二、自膨胀瓣膜

（一）Harmony 瓣膜

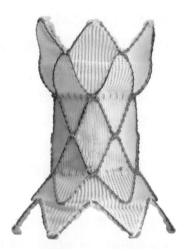

图 21-3　Harmony 瓣膜

Harmony 瓣膜呈哑铃形，在近端和远端具有较大直径，猪心包瓣膜位于中心狭窄部分（图 21-3），依靠镍钛合金的温度依赖性形状记忆特性，可释放于不同解剖结构的 RVOT 中。Harmony 瓣膜输送系统是 25F 线圈装载系统和集成导管鞘。早期的瓣膜仅有单一型号，远端花冠、腰部、近端花冠直径分别为 34 mm、23.5 mm、42 mm，支架总长度为 55 mm。早期报道的20 例患者的 2 年随访发现，18 例患者的支架完整性和瓣膜功能良好，术后平均压力阶差为 15±6 mmHg，其中有 2 例患者出现轻度瓣周漏，3 例出现 I 型支架断裂，2 例患者需要早期手术器械移除（其中 1 例患者24 h 内远端移位和 1 例近端 II 型支架断裂导致梗阻）。研究初步结果证明了其中长期有效性和安全性，但也提示需要改进产品细节设计和扩充型号。Harmony 瓣膜目前正在美国进行 III 期多中心临床试验（Medtronic Harmony TPV 临床试验 NCT 02979587），并设计了更多规格型号。

（二）Venus P 瓣膜

Venus P 瓣膜由杭州启明公司研发，于 2013 年在复旦大学附属中山医院首次完成植入，经国内多家医院临床试验，正在进入上市前阶段。Venus P 瓣膜目前在全世界已有 16 个国家 27 个中心完成超过 200 多病例。

Venus P 瓣膜支架由两端的喇叭口及中间段组成，远端喇叭口为完全镂空的裸金属支架的网眼较大且较柔软，以避免分支血流遮挡和受损，近端喇叭和中间的直段为覆膜的猪心包组织缝合固定在镍钛合金支架上。三叶猪心包瓣均由聚乙烯缝线固定在猪心包膜裙边上。瓣膜所在的中间直段较长，为主要的支撑铆定部位（图 21-4）。根据中间段直径，瓣膜型号范围从 16 mm 到 32 mm，每 2 mm 为一个规格，并有不同中间段径向长度，近端流入道花冠直径较中间段大 10 mm，远端流出道花冠直径较中间段大 7 mm。相关研究的结果显示，Venus P 瓣膜具有优良的血流动力学结果，能显著改善患者右心室容积。同时，Venus P 已开发更大型号的 34 mm、36 mm 规格瓣膜，使更多患者有条件接受该手术方式。

（三）Pulsta 瓣膜

Pulsta 瓣膜产自韩国，是另一种自体 RVOT 设计的自膨式经导管肺动脉瓣，其支架形态接近直筒状，骨架为 0.0115 in（1 in=2.45 cm）直径的镍钛合金丝双股编织而成，且没有焊接。与其他自膨胀瓣膜相比，Pulsta 瓣膜支架更软，在顺应性大、直径变化率高的自体 RVOT 病变中具有更好的预防支架断裂的潜力，同时可降低输送系统的尺寸要求。支架腰部呈轻微弧型内凹，上下端最大径仅比腰部直径大 4 mm。瓣膜腰部直径为 18 ～ 28 mm，长度为 28 ～ 38 mm。Pulsta 瓣膜通过多步骤的特殊处理工艺（α-半乳糖苷酶处理去除 α-半乳糖异种抗原、空间填充物处理、戊二醛固定、有机溶剂处理、解毒），以最大限度地保留组织，减少钙化，降低免疫原性，防止早期退变。Pulsta 瓣膜经特殊工艺处理后完成 40 万次以上的支架疲劳试验和 2 亿次以上的瓣膜加速磨损试验。支架内层覆膜采用猪心包组织由 5-0 聚酯编织丝紧密地手工缝合在支架壁上，以保证裁剪好的三叶猪心包瓣缝合后对合良好（图 21-5）。

（四）PT Valve 瓣膜

北京迈迪顶峰公司的 PT Valve 已经在国内已完成数十例患者治疗，早期可行性研究显示了其良好的安全性和有效性。PT Valve 瓣膜为哑铃形、对称性的镍钛合金支架设计，支架的两端较柔软而腰部瓣的支架小而硬，支架流出端与腰部的连接为开环设计，瓣膜为猪心包瓣叶裁切缝合而成，支架内为猪心包密封膜（图 21-6）。依据支架花冠部和腰部的直径，瓣膜型号：28 ～ 20 mm、32 ～ 23 mm、36 ～ 26 mm、40 ～ 26 mm、44 ～ 26 mm 五种，即有 5 个支架尺寸和 3 个瓣膜尺寸，其中 26 mm 瓣膜有 3 个不同的

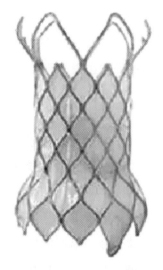

图 21-4　Venus P 瓣膜

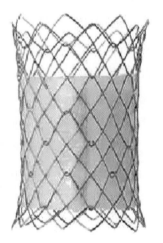

图 21-5　Pulsta 瓣膜

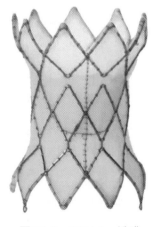

图 21-6　PT Valve 瓣膜

框架（36 mm/40 mm/44 mm）。正在开发另外两款 48 ～ 29 mm、52 ～ 29 mm 两种规格，以适应更多国人自体流出道解剖特点的需求。PT Valve 的输送系统胶囊腔为 21F，推送杆部分为 12F，并在尾端带有可移动的止血阀设计。

三、三维旋转血管造影

三维旋转血管造影（3D rotational angiography，3D-RA）最初在神经血管领域引入，以改善颅内动脉瘤的评估和指导神经血管介入手术。如今，这项技术也被用于电生理和外周血管手术，它已被测试用于冠状动脉评估，并在过去十年中越来越多地被用于儿科心脏病学领域。3D-RA 是在快速的心室搏动过程中，通过 C 臂在患者上方的半圆内旋转、同时在 4 ～ 5 s 的扫描时间内注入造影剂，充分显示血管结构（图 21-7）。血管造影系统利用旋转容积数据重建三维的血管模型，从而能从不同角度观察复杂的血管三维关系。3D-RA 已被证明可以提供更精准的诊断信息，有利于对患者的干预，特别是复杂肺动脉病变的干预。在 PPVI 中，3D-RA 有助于了解肺动脉及其分支、管道，在 RVOT 的球囊充气过程中识别冠状动脉或主动脉根部的压迫，从而提供更好的介入治疗指导。然而，这项新技术的应用仍有一定争议，还需要进一步研究。

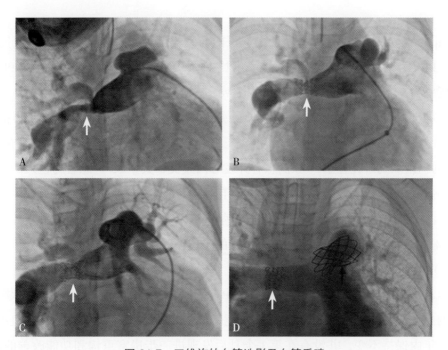

图 21-7　三维旋转血管造影及血管重建

四、结局

在接受 PPVI 手术的患者中，约有 5% 的患者有被支架压迫冠状动脉的风险，并随之发生急性心肌梗死。因此，在植入瓣膜之前，建议在RVOT着陆区同时进行球囊充气扩张至目标瓣膜外径后冠状动脉造影。此外，冠状动脉解剖异常是可能的风险因素。随着更大瓣膜支架的出现，主动脉根部变形和随之而来的严重主动脉瓣反流已经成为另一种可能的急性并发症，可以通过在RVOT内球囊扩张后主动脉造影来确定。如果发生冠状动脉压迫之后，患者可能无法进行PPVI而需要考虑外科手术治疗。

目前国外关于PPVI的远期并发症（包括支架断裂、感染性心内膜炎等）及长期疗效数据大部分是基于Melody瓣膜的临床研究结果。Melody瓣膜的5年内76%的患者无需再干预，狭窄合并反流患者的中远期心功能改善比单纯反流患者改善更明显。瓣膜耐久性结果及在5年以上免于再干预比例仍然缺乏数据。再干预最常见的原因是支架断裂导致置入瓣膜再狭窄，而15%的原因是感染性心内膜炎导致的置入物移除及瓣膜置换。现有证据表明，Melody瓣膜支架断裂常发生在管道或自体流出道瓣膜功能障碍的患者中，很可能是由于铂铱合金支架上的反复应力所致。有报道支架断裂的发生率为5%～25%，危险因素包括手术年龄较小、较高的术前和术后跨瓣压差、管道直径小、释放后支架反冲或膨胀不全、瓣膜紧邻胸骨正下方、管道弯度大等。

Sapien瓣膜支架断裂较为少见，这可能与钴铬支架更耐用有关。最新研究结果显示，PPVI术后4年免于再次外科手术比例为91.8%，术后4年免于再次PPVI干预的概率为91.2%，术后5年无手术相关死亡，无支架断裂情况出现。

感染性心内膜炎是PPVI术后晚期的并发症。关于Melody和Sapien瓣膜植入后发生心内膜炎的报道不一，前者相对更多。北美和欧洲累计309名患者、随访时间为5.1年的三组队列研究显示，46例患者并发心内膜炎，其中35例患者与植入的肺动脉瓣相关。发生心内膜炎的中位时间为3.1年。术后5年，89%的患者没有发生心内膜炎。然而，各个中心对心内膜炎的报道仍存在较大差异。有系统综述显示累计发生率为3.2%～25%，从PPVI到心内膜炎发生的中位时间为18个月，这些患者中79%存在RVOT梗阻，34%存在赘生物。

运动耐力和右心室收缩功能通常在PPVI后1个月内得到改善，以肺动脉瓣狭窄为主的患者比以肺动脉瓣反流为主的患者获益更为明显。然而，即使早期的血流动力学在1年内保持不变，并没有在第1个月后发现进一步房室重构和功能改善的迹象。PPVI术后三尖瓣反流的严重程度明显减轻。早期PPVI干预（7岁以前外科干预）可获得更有效逆转心室重构，并进一步改善心功能。

第二节　经皮肺动脉支架植入术

肺动脉结构性疾病包括狭窄、发育不良以及受到其他组织如主动脉、支气管等压迫的情况。肺动脉狭窄（pulmonary artery stenosis，PAS）占先心病的 2% ~ 3%，分为先天性或获得性（如术后、慢性肺血栓栓塞性疾病），可合并其他先心病、基因异常综合征等多种形式，如 Williams 综合征、Alagille 综合征、Noonan 综合征。PAS 可累及中央（肺动脉总干、近端分支）或周围血管，常见于圆锥动脉干病变、外科管道植入、肺动脉环缩及各种肺动脉切开或吻合术后。随着 20 世纪 80 年代末可扩张球囊的问世，以及用于 PAS 治疗的支架种类、材料、型号均逐渐增多，支架植入已经成为 PAS 的一线治疗方法。

对于双心室循环，如收缩压差＞20 ~ 30 mmHg、右心室压力增高或非对称性肺动脉血流，需要考虑存在明显 PAS 可能。结合目前共识和指南，对 PAS 患者需要介入干预、支架植入的适应证分别归纳如表 21-1、表 21-2 所示。

表 21-1　PAS 患者经导管介入干预适应证

序号	适应证	分类	证据等级
1	右心室压力增高（>1/2 体循环压力）	I	B
2	存在 PAS 的症状（运动耐力下降、右心衰竭）	I	B
3	双侧肺动脉血流不对称（患侧 <35%）	I	B
4	PAS 合并右心室功能障碍或严重右心室扩张	ND	ND
5	合并未受影响的节段区域肺动脉高压	ND	ND
6	PAS 导致肺循环灌注不足而无法外科矫正	ND	ND
7	单心室循环的 PAS，合并中心静脉压增高或血流动力紊乱	ND	ND

注：ND，尚无共识或指南支持，仅来自单中心研究数据

表 21-2　PAS 患者经皮肺动脉支架植入术适应证

序号	适应证	分类	证据等级
1	近端或远端肺动脉分支显著狭窄，血管可适应支架扩张至成人血管内径	I	B
2	心脏术后危重患者存在显著 PAS 导致的血流动力障碍，特别是球囊扩张失败患者	IIa	B
3	肺动脉主干显著狭窄导致右心室压力增高，且支架不影响肺动脉瓣膜功能和肺动脉分叉处血流	IIa	B

续表

序号	适应证	分类	证据等级
4	作为外科治疗的一部分，对显著 PAS 低龄儿童行支架植入姑息性治疗严重肺动脉分支狭窄，此后可能需要通过外科扩大支架或手术要求（如管道置换、Fontan 手术）而移除支架	Ⅱb	C

注：显著狭窄指测得的压力阶差＞20～30 mmHg，右心室压力增高，或近端肺动脉压力＞1/2 体循环压力，或单侧肺血流量＜35%

自从支架问世以来，金属裸支架的种类明显增加，包括自膨式、球囊扩张式，可有各种可变大小和形状的类型，以进一步适应病变部位的需求。目前，一些新型的自膨式支架装置降低了对导管尺寸的要求，为介入医生提供更大的帮助。但是，在支架再扩张的设计方面仍有局限性。此外，仍然存在支架断裂和（或）完整性受到破坏、外部结构压缩等并发症。

支架设计技术的不断发展为 PAS 治疗提供了更为广泛的选择，然而儿童患者的血管处于生长阶段，为了适应邻近血管组织的生长发育的需求，支架可能需要再干预，这是非常值得关注的问题。覆膜支架在 PAS 治疗中的应用，可以避免血管损伤导致大量出血。随着新型支架材料、工艺的进步，或许可以为儿童患者提供更为安全、稳定的治疗手段，同时允许血管继续生长以适应生命早期阶段血流动力改变。

尽管越来越多的研究表明，支架植入是针对肺动脉分支狭窄的一种安全有效的治疗方法，但其在儿童患者中应用仍存在一定的局限性，如较粗的输送系统、较小的血管通路以及如何适应日后生长发育的需求等。Takao 等学者对儿童 PAS 患者采用初次支架治疗后的随访研究发现，支架植入后近端及远端肺动脉灌注均得到显著提高。对于单心室和双心室患者，支架置入的肺动脉内径分别增加了 118% 和 100%，上、下肺叶的灌注均达到正常水平。更进一步发现，对有治疗指征的患者越早接受干预，两侧肺发育效果越好。这些结果提示支架植入作为治疗 PAS 的重要手段，对促进肺血管发育、改善肺血流灌注具有重要意义。

Pul-Stent 是经我国国家药品监督管理局批准用于治疗先天性或获得性肺动脉狭窄的钴基合金球囊扩张支架，它具有良好的生物相容性和顺应性，可以经较小的输送系统植入。支架根据尺寸分小、中、大 3 个系列，直径规格为 6～22 mm，长度规格为15～40 mm。Pul-Stent 后扩张的能力和半开环设计，可适应儿童生长发育的需求，同时避免分支血管的闭塞。上海交通大学医学院附属上海儿童医学中心对 33 例因外科术后残留肺动脉分支狭窄而行 Pul-Stent 植入的患者回顾性分析发现，33 例患者支架植入处的肺动脉最窄直径从（4.0±1.7）mm 增加到（9.1±2.1）mm；26 例经皮植入的双心室纠治术后患者的跨肺动脉狭窄处的压力阶差由（30.5±12.3）mmHg（1 mmHg=0.133 kPa）降至（9.9±9.6）mmHg，右心室与主动脉压力比值由 0.57±0.14 降至 0.44±0.12。31 例患者随访（5.3±1.6）年均临床稳定，16 例患者复查心导管检查，发现 1 枚支架再狭窄，余支架形态良好。9 例患者行后扩张术，过程均顺利，无支架断裂、移位及动脉瘤形成。8 例患者行心脏 CT 评估，支架内径较植入后无明显变化，未见支架狭窄及断裂。研究表明，Pul-Stent 具有较好的顺应性和径向支撑力，后期可进一步后扩张以适应儿童生长发育，治疗外科术后残留的肺动脉分支狭窄安全性和有效性良好（图 21-8）。

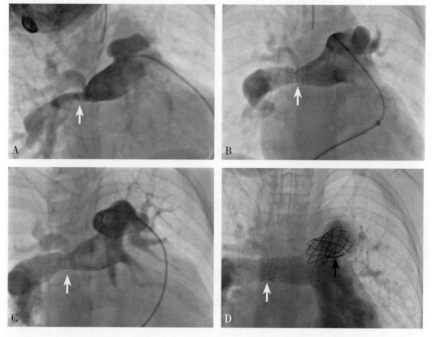

图 21-8　法洛四联症术后患者（6 岁，18 kg）右肺动脉狭窄处 Pul-Stent 植入前后、随访及后扩张血管造影图像。A. 植入前右肺动脉分叉处严重狭窄（箭头）；B. 右肺动脉狭窄处经 12 mm 的 ev3 球囊植入 1 枚小型 Pul-Stent，右上肺动脉分支未阻塞（箭头）；C. Pul-Stent 植入 4 年后随访显示无支架狭窄和断裂；右上肺动脉分支仍然通畅（箭头）；D. 选用 15 mm 非顺应性球囊和 14 mm 超高压球囊对 Pul-Stent 进一步扩张后，支架出现"狗骨头"征，虽然长度明显缩短，但仍完好支撑整个狭窄段（白色箭头），该患者曾在外院于左肺动脉内植入 1 枚 Cheatham-Platinum（CP）支架（黑色箭头）

　　目前，生物可吸收支架技术的发展对儿童患者是一项重要的进步。有报道显示早期金属裸支架需要再干预的比例达到 43%，新型生物可吸收支架具有临时脚手架结构，可随着患者生长而增加管腔大小，从而大大减少需要再次干预的机会。可吸收支架植入后，其结构完整性及抗压力性能是值得关注的问题。随着材料的吸收，支架的结构完整性得到破坏，使机体血管仍有时间逐渐愈合、继续生长。如果今后需要再次干预，可以等到血管及儿童生长发育达到或接近成人大小时，继续采用永久金属裸支架或球囊、外科等治疗。一些用于其他部位的支架也被创新性地用于儿童管腔狭窄的治疗，Zartner 等曾采用可降解的镁金属支架治疗一位出生仅 26 周胎龄的早产儿；还有学者采用冠脉可吸收支架治疗 3 月龄儿童的血管狭窄，从而使肺部循环得到改善，这些都使生物可吸收支架得到更大程度的应用。另外，生物可吸收支架治疗 PAS 仍存在一定的潜在风险。作为新型的可吸收支架，仍然存在传统支架的各种安全风险，包括炎症导致的血管重构、血管生物兼容性、支架内狭窄等。

新近处于临床试验的 480 Biomedical Stent 公司的生物可吸收支架是一种新型支架（图 21-9）。与此前的儿童介入治疗技术均来源于成人疾病有所不同，这款支架及其输送系统专门为处于生长发育过程中的先天性心脏病患者设计。在过去的几年中，480 Biomedical 公司已与多家医疗机构合作、设计出更符合儿童 PAS 患者需求的新型产品，从而对最小 3 月龄的 PAS 患者提供肺血管结构性治疗，使这类患者能在术后 6 个月获得良好的肺部及全身发育。由于其输送系统非常适用于儿童患者，480 Biomedical 生物可降解支架将会为更多儿童 PAS 患者提供更为安全、有效、长期的治疗方案，特别是对这类患者早期生命阶段的发育具有重要意义。

新近发展的快速原型成像技术可以利用 3D 计算机辅助设计数据快速制作支架模型，通过 3D 打印对不同解剖特点的患者提供特殊的支架构建。这将使复杂型先天性心脏病患者接受个体化支架治疗成为可能。

目前还有一些研究者尝试探索可断裂支架，这些支架植入体内后可随时间自动断裂或易于分解。这些支架可用于婴儿或低年龄儿童，血管仍有扩张至成人尺寸的可能。德国的一款 Growth Stent（Quali Med）属于这类支架，它由激光切割、电抛光 0.16 mm 的不锈钢组成 2 个纵向分开的部分。这 2 个部分通过聚对二氧环己酮可吸收缝线连接而成，植入 5 周内其张力降低 50%，大约 6 个月之后完全被吸收（图 21-10）。

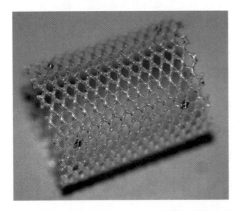

图 21-9　480 Biomedical Inc. 生物可吸收支架

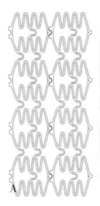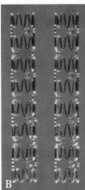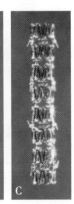

图 21-10　Growth Stent 示意图，A. 分开的两部分；B、C. 生物可吸收缝合完成后的支架

随着经皮肺动脉支架植入技术的发展和相关领域的创新，应用于儿童的支架新时代已经来临，甚至对婴幼儿的治疗已显示较好的疗效和安全性。随着新型生物可吸收支架及快速成像等技术的应用，将会给复杂型先天性心脏病患者提供更多个体化治疗。

第三节 胎儿先天性心脏病介入治疗

我国先天性心脏病（先心病）患者占出生活产儿的 6‰～8‰，据此估计我国每年出生的先心病患者为 12 万～15 万，其中复杂的、预后差及目前无法达到良好治疗效果的先心病约占 30%。根据国家卫健委妇幼处的调查结果显示，现阶段先心病发病率仍居所有出生缺陷疾病的第一位，是导致患者婴儿期死亡的首位原因，给家庭和社会带来的负担日益显著。随着国家经济的快速发展和国民健康需求的不断提高，迫切需要一种理想的方法来提高治疗效果差、远期预后不良的复杂先心病的有效诊治率。为此，我国正在逐步建立和完善"产前产后一体化"三级防控体系，以期提高包括胎儿在内的先心病筛查率和及时救治率。

胎儿先心病的早期诊断一直是筛查工作的重点和难点，借助于超声心动图等产前检查技术的进步及超声医生经验的积累，我国产前诊断学得到快速发展。胎儿先心病，尤其是严重的、复杂的先心病确诊时间大大前移，诊断准确率日益提升，越来越多胎儿得以及时救治。患有先天性心脏病（先心病）的胎儿，如左心发育不良综合征（hypoplastic left heart syndrome，HLHS），心血管系统发育过程中会发生不可逆的病理变化，可能失去生后手术根治的最后机会，部分胎儿病情严重，可能发生宫内死亡或自然流产。为了及早解除胎儿心脏梗阻改善甚至恢复正常的血流动力学，促进心室发育，改善远期预后，胎儿心脏介入治疗（fetal cardiac intervention，FCI）便由此产生，并且其手术效果已获得美国心脏病协会等权威机构认可。

目前 FCI 治疗主要应用于以下三类复杂型胎儿先心病：严重主动脉瓣狭窄伴HLHS、HLHS 伴完整或高度限制性房间隔缺损及室间隔完整型肺动脉闭锁（pulmonary atresia with intact ventricular septum，PA/IVS）伴右心发育不良综合征（hypoplastic right heart syndrome，HRHS）。国际胎儿心脏介入注册中心数据显示，对于 HLHS 胎儿而言，尽管接受 FCI 治疗，多数胎儿生后无法实现正常双心室循环，远期神经发育迟缓率更高。特别是对于完整或高度限制性的房间隔缺损的 HLHS 胎儿，迄今为止临床研究结果尚未显示 FCI 术后胎儿生后预后显著改善。在我国，HRHS 有着更高的发病率，因此胎儿肺动脉瓣成形术在国内开展更为广泛，临床经验显示 FCI 治疗后双心室循环结局成功率更高。本节介绍我国胎儿先心病宫内介入治疗发展现状和取得的初步成果，总结手术技术、手术适应证及围术期麻醉管理等方面的经验。

一、胎儿肺动脉瓣成形术

2016 年，广东省人民医院与国外学者合作为 1 例 PA/IVS 伴 HRHS 胎儿成功实施肺动脉瓣成形术，迈出国内 FCI 治疗探索的第一步。2018 年，来自上海的三家医院专家合作为 1 例室间隔完整的危重肺动脉瓣狭窄伴 HRHS 胎儿成功实施肺动脉瓣成形术，标志着国内团队可成功独立完成 FCI。2018 年，青岛大学附属妇女儿童医院单中心团队独立为 1 例 26 孕周 PA/IVS 伴 HRHS 胎儿实施 FCI 治疗，实现国内 FCI 治疗最小孕周的突破，技术接近国际水平。截至目前，青岛大学附属妇女儿童医院已常规开展该技术，先后为 20 余例 PA/IVS 胎儿成功实施手术治疗，并协助国内多家单位成功开展该技术。

目前国内外均缺乏长期大样本随机研究，胎儿肺动脉瓣成形术缺乏统一的客观标准，生后单心室结局的预测指标可能是重要参考标准。2007 年 Roman 提出三尖瓣瓣环 / 二尖瓣瓣环<0.7、右心室长径 / 左心室长径<0.6、三尖瓣流入时间 / 心动周期<0.3 及右心室窦状隙开放，上述 4 项标准中满足 3 项，则预测非双心室循环结局的敏感性为 100%，特异性为 75%。2011 年 Gómez 提出三尖瓣瓣环 / 二尖瓣瓣环≤0.83、右心室长径 / 左心室长径≤0.64、三尖瓣流入时间 / 心动周期≤0.36 及肺动脉瓣瓣环 / 主动脉瓣瓣环比值≤0.75，上述 4 项标准中满足 3 项，则预测非双心室循环结局的敏感性为 100%，特异性为 92%。右心室肥厚伴卵圆孔低速分流，反映右心室心肌能力储备不足，或者由于瓣膜严重反流导致右心室萎缩，无手术机会。

超声引导下经皮穿刺胎儿心脏实施胎儿肺动脉瓣成形术需要团队默契协作。理想的手术胎位是保持胎儿心尖朝向母体腹壁，预测穿刺针道，在超声引导下将穿刺针依次穿过母体腹壁、子宫壁、胎儿胸壁和右心室，进入右心室流出道，确定肺动脉瓣中央位置后穿刺瓣膜。然后将 0.014 inch 冠状动脉导丝沿穿刺针送入肺动脉，沿导丝送入冠状动脉球囊跨过肺动脉瓣瓣环扩张球囊，术后需将穿刺针连同球囊同时从心腔内撤出（图 21-11）。术后彩色多普勒观察肺动脉瓣存在跨瓣射流，证实手术成功。PA/IVS 胎儿右心室流出道及其前部弯曲因明显肥厚且不规则的肌小梁而使结构复杂化，对穿刺针进入流出

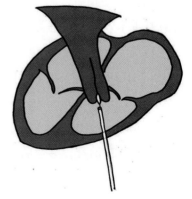

图 21-11　胎儿肺动脉瓣成形术球囊位置

道的角度构成困难。所选择穿刺针针尖末端接触面积应尽量小，减小胎儿心脏损伤，因此能应用的球囊导管受限，无法实现球囊直径与胎儿肺动脉瓣瓣环的最佳比例，难以实现最佳手术效果。结合临床研究发现，即使仅仅实现肺动脉瓣打孔，也可明显为右心室减压，进而改善胎儿血流动力学。

二、胎儿主动脉瓣成形术

2018 年，上海交通大学医学院附属新华医院团队为 1 例先天性重度主动脉瓣狭窄胎儿实施亚洲首例胎儿主动脉瓣成形术，实现国内 FCI 技术突破。重度主动脉瓣狭窄伴 HLHS 国内发病率低，实施该技术的经验仍十分缺乏，手术实施指征争议明显。因 HLHS 进展性加重，远期预后不佳，国内先心病"产前产后一体化"诊疗方案建议 HLHS 胎儿终止妊娠，但需考虑家属意愿。胎儿主动脉瓣成形术理论上可减轻主动脉瓣狭窄，减轻左心室后负荷，降低左心室舒张期压力，减轻二尖瓣反流，利于左心室发育，避免生后单心室结局。

Makikallio 等研究发现孕中期胎儿左心室明显缩小，左心室生长减慢或停滞，伴有心肌肥厚和心内膜回声增强，二尖瓣发育不良且仅有单相血流，主动脉弓横向逆流，卵圆孔血液自左向右反向分流这些异常生理特征为 HLHS 高危因素，可作为 FCI 治疗参考指标。HLHS 的程度对产后预后有重要影响，而阈值评分法对评估妊娠中期胎儿宫内双心室结局的潜力更为有效（表 21-3）。阈值评分≥4 分者有 100% 的敏感性、53% 的特异性、38% 的阳性预测值和 100% 的阴性预测值。

表 21-3　重度主动脉瓣狭窄伴左心发育不良胎儿双心室结局的阈值评分系统

符合下列任何一项为 1 分：
左心室长轴内径 Z 值：＞0
左心室短轴内径 Z 值：＞0
主动脉瓣瓣环 Z 值＞–3.5
三尖瓣瓣环 Z 值＞–2
跨三尖瓣或主动脉瓣血流压差≥20 mmHg

理想的胎位是手术顺利进行的关键，相较于闭锁的肺动脉瓣而言，主动脉瓣狭窄对穿刺针的角度要求相对较低，但仍需保持胎儿心脏朝向母体腹壁，利于术中超声引导。通过超声引导将穿刺针依次穿过母体腹壁、子宫壁、胎儿胸壁和左心室，针尖进入左心室流出道。然后将 0.014 inch 冠状动脉导丝沿穿刺针送入左心室流出道，经狭窄的主动脉瓣进入升主动脉，沿导丝送入冠状动脉球囊跨过主动脉瓣瓣环扩张球囊，

术后需将穿刺针连同球囊同时从心腔内撤出（图
21-12）。术后彩色多普勒观察主动脉瓣跨瓣射流明
显增多证实手术成功。

三、房间隔造口术

2018 年，青岛大学附属妇女儿童医院为一例 44
岁孕妇（27 孕周，孕 5 产 1）胎儿确诊为 HLHS 伴
高度限制性心房分流（直径 1 mm），升主动脉及横
弓发育细小，家属救治意愿强烈，该中心团队顺利

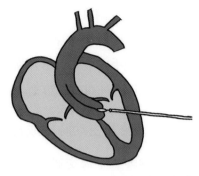

图 21-12　胎儿主动脉瓣成形术球
囊位置

为其实施房间隔造口术，但随访显示手术未达到预期效果，最终选择终止妊娠，为该
技术在国内开展初步积累了经验。

目前房间隔造口术治疗指征仍缺乏客观指标，HLHS 胎儿超声心动图特征明显，
产前筛查率可达 90%。超声心动图观察左心房和肺静脉扩张；彩色多普勒肺静脉血流
收缩期呈双向且逆流显著，为该手术参考指征。HLHS 阈值评分法：左心室长轴内径
Z 值＞0 分；左心室短轴内径 Z 值＞0 分；主动脉瓣瓣环 Z 值＞–3.5 分；三尖瓣瓣环
Z 值＞–2 分；跨三尖瓣或主动脉瓣血流压差≥20 mmHg，推荐符合上述任何一项者应
进行房间隔造口术。HLHS 伴完整或高度限制性心房分流胎儿解剖病理证实第 23 孕周
即可出现胎儿肺部毛细血管发育畸形，因此房间隔造口术预治疗应尽早。

手术时，胎儿胸壁仍需朝向母体腹壁，胎儿房间隔位置尽可能与孕妇腹壁处于平
行。术前借助超声定位腹壁穿刺点位置，穿刺针尽可能垂直穿刺房间隔。穿刺针的方
向必须从一开始就准确定位，穿刺过程中超声医师和围产医师之间的配合操作至关重
要。全程超声引导下，针尖需经右心房或左心房进入心腔，在卵圆孔位置穿过房间隔，
超声心动图明确穿刺针已穿过房间隔后，送入 0.014 inch 冠脉导丝进入心房腔内，后
退穿刺针至穿刺心房腔内，沿导丝送入球囊横跨房
间隔，房间隔位于球囊中央。球囊导管定位主要基
于外部标测和超声成像横跨房间隔，球囊连接压力
计，以 2 ~ 3 个标准大气压扩张球囊 2 ~ 3 次。扩
张后的球囊切忌不再回收至穿刺针内，以避免球囊
从导管轴上剪断遗留胎儿体内（图 21-13）。导管系
统（穿刺针、导管、导丝）作为一个整体通过胎儿
心脏壁，从胎儿和母体内抽出。术后彩色多普勒观
察见跨房间隔血流增多为手术成功标志，立即密切

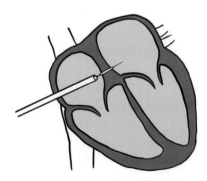

图 21-13　胎儿经球囊房间隔造口
术球囊位置

观察有无心包积液、心功能不全和胎心过缓等并发症。

四、胎儿麻醉

学者认为在第 26 ~ 30 孕周时胎儿可感受疼痛刺激，与胎儿先心病介入治疗时间范围一致。胎儿麻醉可减轻胎儿潜在疼痛，防止胎儿活动，同时减少胎儿对穿刺等恶性刺激的应激反应，减少远期影响。因此，胎儿麻醉对 FCI 必不可少。国内实施 FCI 治疗多选择孕妇全身静吸复合麻醉，麻醉药物可经胎盘转移到胎儿体内，既可以维持子宫胎盘循环稳定，保持子宫松弛良好，又能保持胎儿固定不动，孕妇及胎儿不良反应少，胎儿无须额外应用其他药物。有经验的团队可以减少干预措施、缩短麻醉时间。硬膜外阻滞麻醉常需要通过脐静脉或肌内注射额外给予胎儿肌肉松弛剂麻醉，如注射芬太尼和维库溴铵、泮库溴铵联合使用，但是硬膜外麻醉并没有提高 FCI 技术成功率，而且胎儿麻醉操作的复杂性及风险均增高。青岛大学附属妇女儿童医院团队实施 FCI 治疗采用母体七氟醚联合舒芬太尼、丙泊酚静吸复合全身麻醉，术中孕妇血压、胎儿心率等临床数据资料显示该方法孕妇及胎儿血流动力学稳定，麻醉效果理想可靠。Wohlmuth 研究显示 FCI 术后，29.8% 孕妇术后当天有恶心、呕吐症状，给予止吐对症处理，症状均好转；36.2% 孕妇有腹痛或头痛表现，予对乙酰氨基酚容易缓解，且疼痛与病程无相关性；未观察到与麻醉有关的主要并发症，如抽搐、过敏反应、牙齿损伤、喉损伤、意识或缺氧性脑损伤；未观察到绒毛膜羊膜炎或伤口感染。经胎盘穿刺（45%）有时是不可避免的，没有观察到任何大出血表现。围术期孕妇死亡率为零。

FCI 治疗对孕妇是一种侵入性操作，手术对其没有直接益处，术前需确保排除孕妇任何可显著增加全身麻醉风险的疾病，完善心理评估。虽然进行 FCI 的孕妇并发症的发生率很低，但仍存在潜在风险：如胎膜早破、早产、胎盘早剥、出血或感染。FCI 术中穿刺需要与产科医师密切合作，儿童心脏介入医师对穿刺针的应用缺乏经验，而产科医师日常常规进行羊水穿刺术或引产术，操作穿刺针实施子宫穿刺操作更为熟练，拥有更多处置经验。穿刺针进入胎儿心腔后需与超声医师配合，操作要精细、轻柔，否则针尖极易对胎儿心脏造成损伤。

FCI 胎儿血流动力学不稳定多数发生在手术操作过程中，如心包积血和心动过缓。胎儿心动过缓是最常见的并发症，术中借助胎儿超声心动图可密切观察心室功能不全及心包积血情况。胎儿窘迫发生后需立即作出反应，术前需准备肾上腺素或阿托品等抢救药物，在提高孕妇吸入氧浓度、快速静脉输液及应用血管活性药物提升血压，增加孕妇和胎儿间血氧供给等初始措施无效情况下，需用 22G 穿刺针对胎儿心内注射上述药物进行复苏治疗。虽然与胎儿肌内注射药物相比存在心脏二次创伤，但可以确保药物快速起效。心内途径给药时应缓慢少量推注，避免造成心室过度膨胀致心脏缺血、心律失常发生。心包积血通常量很少（<1~2mm），不太可能造成血流动力学后果，且短时间内可自行消退。当积血量较大或进行性加重出现血流动力学不稳定时可以尝试经皮穿刺引流。心动过缓可以通过停止操作或肌内、心内注射肾上腺素来治疗。

FCI 手术对孕妇没有直接的益处，且仍然存在肺水肿、术后出血和早产等并发症，甚至死亡的风险。放弃孕妇安全性追求有利于胎儿的医学结果有悖伦理。FCI 技术推广的关键在于多学科团队的密切合作。随着经验积累，FCI 将是不断创新、快速发展的新领域，谨慎和热情的态度将使这一新兴领域继续受益。

第四节 生物可降解封堵器在先天性心脏病介入治疗中的应用

近 20 年来，介入治疗已经成为多数先天性心脏病的首选根治方式。但是，目前临床使用的封堵器均为镍钛合金金属材料，植入人体后永久存于心腔或血管内，可能会导致封堵器对组织的磨蚀、穿孔、内皮化、血栓形成、镍离子过敏等相关并发症。近年来，生物可吸收封堵器逐渐成为研究的热点，生物可降解材料具有降低血液功能障碍、镍过敏、心房磨蚀及血栓形成等方面的优点，还可以为远期需要射频消融行房间隔穿刺提供潜在的便利。目前，可降解封堵器的研究主要集中在 ASD 封堵器，而 PDA 封堵器和 VSD 封堵器相对较少。

目前用于可吸收封堵器的生物材料主要包括：①聚对二氧环己酮（polypdioxanone，PDO），具有良好的物理机械强度，生物相容性和安全性较高，可经 180 天逐渐被人体吸收，是较为适合作为间隔缺损的封堵材料；②聚乳酸（polylactide，PLA）及其左旋结构—左旋聚乳酸（poly-L-lactide，PLLA），具有较好的抗张力能力，其降解时间超过 2 年；③聚乙醇酸（polyglycolic acid，PGA），生物相容性较好、纤维强度高、延伸度比较适中，但柔韧性和抗菌能力较差，降解过程尚不理想；④聚己内酯（polycaprolactone，PCL），降解时间一般超过 2 年，具有很好的生物相容性和可降解性能，已有 PCL 应用于支架的报道；⑤聚羟基丁酸酯（polyhydroxybutyrate，PHB），降解周期很长，可降解为羟基丁酸、CO_2 和 H_2O，较为适合用于封堵器材料；⑥乳酸-乙醇酸共聚物（L-lactide/glycolide eopolymers，PLGA），降解速度比 PLA 快，柔韧性好，其力学强度随着分子量降低而减少，易于降解。

一、部分可降解的 ASD 封堵器

BioSTAR 是新一代商业化可吸收材料制备的房间隔缺损封堵器，其 90%~95%

的材料均会被降解，于 2007 年在欧洲和加拿大获得商业化批准，但在美国仍未获得批准。BioSTAR 有三个大小型号，分别是 23 mm、28 mm 和 33 mm。BEST 临床研究显示，BioSTAR 具有较高的近期及远期封堵成功率，其在封堵房间隔缺损及卵圆孔未闭治疗中的可行性、安全性及有效性均得到证实。Hoehn 及其团队成功完成了第一个关于 BioSTAR 封堵器在儿童各种房间隔缺损中的研究，显示了其安全有效的短期结局。Osman 等对 31 例儿童各种形态的房间隔缺损进行封堵，成功率达到 97%。BioSTAR 封堵器的研制成功并应用于临床研究，标志着封堵器研究进入可降解时代，给后续的研究提供新的思路。

二、完全生物可降解封堵器

（一）PDO ASD/VSD 封堵器

PDO ASD/VSD 封堵器为双圆盘自动膨胀装置，构造上与传统 Amplatzer 封堵器相似，但完全由 0.298 mm 的 PDO 丝编织而成。其采用压膜法定型保持封堵器表面平整，置入体内后易于内皮化且减少血栓形成。ASD 封堵器左心房侧的盘面比腰的直径大 12 mm，内缝 PLA 薄膜；右心房侧的盘面比腰的直径大 8 mm，尾端无螺纹结构其配套的输送系统的传送钢丝头端被制成"钳夹"式，以用来钳夹右盘面的小圆环，并可以通过传送钢丝柄部的弹簧按钮控制钢丝头端"钳夹"释放封堵器。戴柯等学者对采用 PDO ASD 封堵器封堵猪 ASD 的疗效、并发症、生物相容性进行研究发现，10 只制备好 ASD 模型的实验猪封堵成功率为 100%，术中及术后均未出现残余分流、心律失常、感染等并发症，大体解剖标本见内膜组织从边缘逐渐完全覆盖装置表面，未见装置表面赘生物及血栓形成，装置均未发生移位。

PDO VSD 封堵器的制作材料及工艺与 PDO ASD 封堵器相同，区别在于腰部直径为 6 mm，长度分别为 7 mm 和 10 mm 两种。PDO 材料具有良好的形状记忆，封堵器可以彻底压缩后装入传送鞘管进行输送和释放。但是，PDO 丝直径较粗，制备大型号封堵器很困难，既要使可降解材料达到更细的直径，也需要保证其能提供足够的强度支持，PDO 封堵器治疗 ASD/VSD 的长期预后仍需进一步研究。

（二）PLLA 封堵器

国内 Li 等学者成功研制了 Absnow™ 完全可降解房间隔封堵系统，其封堵器由支撑网、封头、栓头、缝合线、阻流膜、显影点和锁定件组成。使用 Absnow™ 完全生物可降解房间隔封堵系统成功对 45 只动物进行实验，有效率达到 100%。术后 7 日、1 个月、3 个月、6 个月和 12 个月随访超声心动图提示均无残余分流、血栓形成、心包积液、二尖瓣关闭不全或三尖瓣关闭不全，未见赘生物形成，心电图未提示心律失常。动物实验证实 Absnow™ 具有良好安全性和有效性。

2018 年在广东省人民医院成功完成 5 例人体预试验，应用 Absnow™ 生物可降解房间隔封堵系统进行介入治疗。术后 24 h、1 个月、3 个月 6 个月及 1 年均未出现中量或以上残余分流、未发现封堵器脱落或明显移位、严重主动脉瓣或房室瓣反流、新发心律失常、血栓栓塞或其他严重不良事件。提示该封堵器应用于人体具有初步的安全性和有效性，但尚需多中心临床试验评估和证实。

（三）PCL 封堵器

由新加坡理工大学研制的 Double umbrella 封堵器由左、右心房的伞盘面及两盘之间的连接杆构成，伞面采用 PCL 材料制成。对 ASD/PFO 动物实验发现，该封堵器植入 1 个月后位置稳定，无残余分流，具有良好的完整性和机械强度，表现出良好的内皮化。但是，Double umbrella 封堵器柔韧性不佳，自膨胀成形后如撤回封堵器其结构将会破坏，仍有待进一步研究。

PCL 是用于制造可降解装置的最具有前途的材料之一，建立 PCL 框架，再由 PLGA 和 Ⅰ 型胶原纳米纤维膜混合后通过静电纺丝得到电纺丝，编织成电纺膜，最后通过热点焊接将框架与电纺膜连接起来，形成拥有两个直径 50 mm 伞盘面可完全降解的新型封堵器。Liu 等学者对 PCL/PLGA ASD 封堵器进行了压力、防漏测试、细胞培养和扫描电镜观察等研究发现：PCL/PLGA 封堵器的抗压强度大于 Amplatzer 封堵器，PCL/PLGA 封堵器的密封能力优于金属封堵器，PCL/PLGA 封堵器的电纺膜与 Amplatzer 封堵器薄膜在促进细胞增殖方面的能力相仿。

（四）PLC/PCL PDA 封堵器

使用 PCL 与 PLC 的可降解聚合物制造了 PDA 封堵器，其设备原型由三个部分组成：锚定的手臂、连接杆和带有辐条的封堵伞面。动物实验已初步证明 PLC/PCL PDA 封堵器的有效封闭性和易操作性，未发现对血液中的血小板及白细胞产生负面影响的组成成分，生物相容性较好。

（五）PLGA 封堵器

新近报道了单中心 2014—2016 年 9 例 ASD 和 6 例 PFO 的患者接受新型 Carag 可降解封堵器（CARAG AG）术后 24 个月的情况，封堵术总体成功率为 88.2%，平均 ASD 大小为 16.5 mm，PFO 大小为 8.0 mm。其中 2 例失败的病例（包括 1 例 ASD 和 1 例 PFO）主要原因为间隔位置的对位不佳。在 24 个月的随访中，100% 的 ASD 患者得到临床有效的闭合，但只有 50% 的 PFO 患者获得临床有效闭合，其中有一例大型和两例中度残余分流。值得注意的是，经食管超声心动图证实，在这一时间点没有出现设备变形。此外，唯一观察到的与封堵器相关的严重不良事件是其中一例患者出现心悸和血栓，后者通过抗凝治疗后缓解。目前 Carag 仍在进行前瞻性、多中心、样本数多达 250 例临床研究，以评估其对症状性 ASD 患者的安全性和有效性。

针对可降解封堵器的研究，未来发展的方向主要集中于如何选择高分子材料达到可完全替代金属的机械强度，对完全可降解封堵器的长期效果及安全性仍缺乏多中心研究数据。随着新型材料的发现及技术改进，可降解封堵器将有望成为介入治疗先天性心脏病安全有效的方法。

（王　凯　高　伟　泮思林）

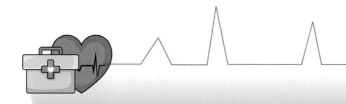

参考文献

［1］逄坤静. 临床超声心动图手册. 北京：科学出版社，2020.

［2］泮思林. 中国儿童先天性心脏病介入治疗回顾与展望. 中国实用儿科杂志，2019，34（7）：578-582.

［3］葛均波. 结构性心脏病的定义、范畴及其现状和未来. 上海医学，2021，44（4）：217-220.

［4］肖家旺，朱鲜阳. 中国先天性心脏病介入治疗发展历程. 协和医学杂志，2021，12（3）：303-308.

［5］泮思林. 我国胎儿先天性心脏病介入治疗的探索和展望. 介入放射学杂志，2019，28（10）：917-922.

［6］国家卫生健康委员会国家结构性心脏病介入质量控制中心，国家心血管病中心结构性心脏病介入质量控制中心，中华医学会心血管病学分会先心病经皮介入治疗指南工作组，中华医学会胸心血管外科学分会先心病经皮介入治疗指南工作组. 常见先天性心脏病经皮介入治疗指南（2021 版）. 中华医学杂志，2021，101（38）：3054-3076.

［7］罗刚，刘娜，泮思林. 胎儿介入治疗肺动脉瓣闭锁伴室间隔完整（附 10 例报告）. 中国实用儿科杂志，2020，35（2）：132-136.

［8］秦永文，白元. 中国先天性心脏病介入治疗器材的研发历程. 协和医学杂志，2021，12（3）：309-312.

［9］肖家旺，王琦光，朱鲜阳. 先天性心脏病术后房、室间隔残余分流的介入治疗. 中国介入心脏病学杂志，2020，28（9）：500-505.

［10］杨舟，肖云彬，陈智. 介入封堵治疗室间隔缺损合并轻中度右冠状瓣脱垂的疗效观察. 中国介入心脏病学杂志，2019，27（11）：619-623.

［11］梁永梅，金梅，王霄芳. 应用二代动脉导管封堵器 ADO Ⅱ介入治疗儿童小型动脉导管未闭疗效评价. 心肺血管病杂志，2019，38（12）：1240-1243.

［12］孙路明，孟梦，吴凤钰. 胎儿肺动脉瓣球囊成形术成功一例. 中华妇产科杂志，2019（2）：123-124.

［13］张羽，刘思达.肺动静脉瘘介入治疗的研究进展.山东医药，2021，61（16）：112-115.

［14］卢旭，胡伟通，李运德.疑难巨大肺动静脉瘘介入治疗.临床心血管病杂志，2020，36（4）：390-394.

［15］潘宇，袁玉玲.右心声学造影联合选择性肺动脉栓塞治疗肺动静脉畸形1例.中国医学影像技术，2020，36（4）：639.

［16］罗刚，邢泉生，泮思林.动脉导管支架在动脉导管依赖性右心发育不良综合征中的应用.中华儿科杂志，2020（4）：319-323.

［17］罗刚，刘娜，泮思林.胎儿介入治疗肺动脉瓣闭锁伴室间隔完整（附10例报告）.中国实用儿科杂志，2020，35（2）：132-136.

［18］张蔼，邢泉生，泮思林.孕26周胎儿肺动脉闭锁宫内介入治疗1例并文献复习.精准医学杂志，2018，33（4）：292-294，299.

［19］邵泽华，范太兵.生物可降解封堵器研究进展.中华实用诊断与治疗杂志，2021，35（1）：93-97.

［20］谢育梅，陈军.可降解封堵器治疗先天性心脏病的研究进展.中华实用儿科临床杂志，2020（1）：2-6.

［21］Zimmerman M，Sable C. Congenital heart disease in low-and-middle-income countries：Focus on sub-Saharan Africa. Am J Med Genet C Semin Med Genet，2020，184（1）：36-46.

［22］Baumgartner H，De Backer J. The ESC Clinical Practice Guidelines for the Management of Adult Congenital Heart Disease 2020. Eur Heart J，2020，41（43）：4153-4154.

［23］Baumgartner H，De Backer J. The ESC Clinical Practice Guidelines for the Management of Adult Congenital Heart Disease 2020. Eur Heart J，2020，41（43）：4153-4154.

［24］Hansmann G，Koestenberger M，Alastalo T P，et al. 2019 updated consensus statement on the diagnosis and treatment of pediatric pulmonary hypertension：The European Pediatric Pulmonary Vascular Disease Network（EPPVDN），endorsed by AEPC，ESPR and ISHLT. J Heart Lung Transplant，2019，38（9）：879-901.

［25］Latham G J，Yung D.Latham G J，et al. Current understanding and perioperative management of pediatric pulmonary hypertension（Review）. Paediatr Anaesth，2019，29（5）：441-456.

［26］Ivy D，Frank B S.，Ivy D，et al. Update on pediatric pulmonary arterial hypertension（Review）. Curr Opin Cardiol，2021，36（1）：67-79.

［27］Cho S A，Jang Y E，Ji S H，et al. Ultrasound-guided arterial catheterization. Anesth Pain Med（Seoul），2021，16（2）：119-132.

［28］Aithal G, Muthuswamy G, Latif Z, et al. An Alternate In-Plane Technique of Ultrasound-Guided Internal Jugular Vein Cannulation. J Emerg Med, 2019, 57（6）: 852-858.

［29］Woerner A, Wenger J L, Monroe E J. Single-access ultrasound-guided tunneled femoral lines in critically ill pediatric patients. J Vasc Access, 2020, 21（6）: 1034-1041.

［30］Morray B H. Ventricular Septal Defect Closure Devices, Techniques, and Outcomes. Interv Cardiol Clin, 2019, 8（1）: 1-10.

［31］Gopalakrishnan A, Krishnamoorthy K M, Sivasubramonian S. Balloon atrial septostomy at the bedside versus the catheterisation laboratory. Cardiol Young, 2019, 29（3）: 454.

［32］Hamzah M, Othman H F, Peluso A M, et al. Prevalence and Outcomes of Balloon Atrial Septostomy in Neonates With Transposition of Great Arteries. Pediatr Crit Care Med, 2020, 21（4）: 324-331.

［33］Mahmoud H, Nicolescu A, Filip C, et al. Cocoon devices for transcatheter closure of atrial septal defect and patent ductus arteriosus in children: Single center experience. Medicine（Baltimore）, 2019, 98（10）: e14684.

［34］Nam H H, Herz C, Lasso A, et al. Simulation of Transcatheter Atrial and Ventricular Septal Defect Device Closure Within Three-Dimensional Echocardiography-Derived Heart Models on Screen and in Virtual Reality. J Am Soc Echocardiogr, 2020, 33（5）: 641-644.

［35］Hu S, Wu Q, Jin W, et al. Application value of echocardiography in transthoracic punctural closure of postoperative residual ventricular septal defect of congenital heart disease. Journal of Central South University（Medical Sciences）, 2021, 46（12）: 1380-1385.

［36］Schleiger A, Kramer P, Dreysse S, et al. Coronary Interventions in Pediatric Congenital Heart Disease. Pediatr Cardiol, 2022, 43（4）: 769-775.

［37］S Soquet J, Barron D J, d'Udekem Y. A Review of the Management of Pulmonary Atresia, Ventricular Septal Defect, and Major Aortopulmonary Collateral Arteries. Ann Thorac Surg, 2019, 108（2）: 601-612.

［38］Hamzah M, Othman H F, Peluso A M, et al. Prevalence and Outcomes of Balloon Atrial Septostomy in Neonates With Transposition of Great Arteries. Pediatr Crit Care Med, 2020, 21（4）: 324-331.

［39］Grossfeld P, Nie S, Lin L, et al. Hypoplastic Left Heart Syndrome: A New Paradigm for an Old Disease. J Cardiovasc Dev Dis, 2019, 6（1）: 10.

［40］Metcalf M K, Rychik J. Outcomes in Hypoplastic Left Heart Syndrome. Pediatr Clin North Am, 2020, 67（5）: 945-962.

［41］Ou-Yang W B，Qureshi S，Ge J B，et al. Multicenter Comparison of Percutaneous and Surgical Pulmonary Valve Replacement in Large RVOT. Ann Thorac Surg，2020，110（3）：980-987.

［42］Meca Aguirrezabalaga J A，Silva Guisasola J，Díaz Méndez R，et al. Pulmonary regurgitation after repaired tetralogy of Fallot：surgical versus percutaneous treatment. Ann Transl Med，2020，8（15）：967.

［43］Hiremath G，Qureshi A M，Meadows J，et al. Treatment approach to unilateral branch pulmonary artery stenosis. Trends Cardiovasc Med，2021，31（3）：179-184.

［44］Brida M，Diller G P，Nashat H，et al. Cardiac catheter intervention complexity and safety outcomes in adult congenital heart disease. Heart，2020，106（18）：1432-1437.

［45］Goldstein B H，Kreutzer J. Transcatheter Intervention for Congenital Defects Involving the Great Vessels：JACC Review Topic of the Week. J Am Coll Cardiol，2021，77（1）：80-96.

［46］Zablah J E，Morgan G J. Pulmonary Artery Stenting. Interv Cardiol Clin，2019，8（1）：33-46.

［47］Patel A B，Ratnayaka K，Bergersen L. A review：Percutaneous pulmonary artery stenosis therapy：state-of-the-art and look to the future. Cardiol Young，2019，29（2）：93-99.

［48］Law M A，Chatterjee A. Transcatheter pulmonic valve implantation：Techniques，current roles，and future implications. World J Cardiol，2021，13（5）：117-129.